Dr Georges MARTIN

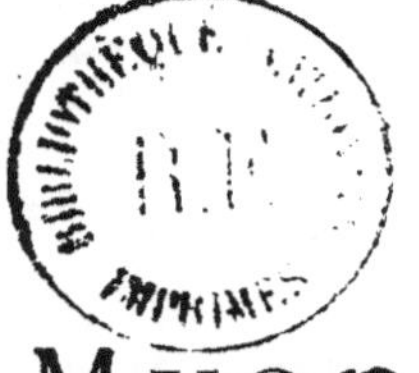

Myopie, Hypéropie

Astigmatisme

RUEFF et Cie, ÉDITEURS

106, Boulevard Saint-Germain, PARIS

BIBLIOTHÈQUE MÉDICALE

FONDÉE PAR MM.

J.-M. CHARCOT et G.-M. DEBOVE

DIRIGÉE PAR M.

G.-M. DEBOVE

Membre de l'Académie de médecine.
Professeur à la Faculté de médecine de Paris
Médecin de l'hôpital Andral.

Polin et Labit. Hygiène alimentaire.
Boiffin. Tumeurs fibreuses de l'utérus.
E. Rondot. Le Régime lacté.
Pierre Janet. État mental des hystériques. Les Accidents mentaux.
Ménard. Coxalgie tuberculeuse.
F. Verchère. La Blennorrhagie chez la femme. 2 vol.
P. Legueu. Chirurgie du rein et de l'uretère.
P. de Molenes. Traitement des affections de la plaie. 2 vol.
Ch. Monod et J. Jayle. Cancer du sein.
P. Mauclaire. Ostéomyélites de la croissance.
Blache. Clinique et thérapeutique infantiles. 2 vol.
A. Reverdin (de Genève). Antisepsie et Asepsie chirurgicales.
Louis Beurnier. Les Varices.
G. André. L'Insuffisance mitrale.
Guermonprez (de Lille) et Bécuc (de Cassel). Actinomycose.
P. Bonnier. Vertige.
De Grandmaison. La Variole.
A. Courtade. Anatomie, physiologie et séméiologie de l'oreille.
J. Duplaix. Des Anévrysmes.
Ferrand. Le Langage, la Parole et les Aphasies.
Paul Rodet et C. Paul. Traitement du lymphatisme.
H. Gillet. Rythmes des bruits du cœur (physiologie et pathologie).
Lecorché. Traitement de la goutte.
J. Arnould. La Stérilisation alimentaire.
Legrain. Microscopie clinique.
A. Martha. Des Endocardites aiguës.
J. Comby. Empyème pulsatile.
L. Poisson. Adénopathies tuberculeuses.
E. Périer. Hygiène alimentaire des enfants.
Laveran et R. Blanchard. Des Hématozoaires chez l'homme et les animaux.
   2 volumes.
Pierre Achalme. Immunité dans les maladies infectieuses.
Magnan et Legrain. Les Dégénérés.
M. Bureau. Les Aortites.
J.-M. Charcot et A. Pitres. Les Centres moteurs corticaux chez l'homme.
E. Valude. Les Ophtalmies du nouveau-né.
G. Martin. Myopie. Hypéropie. Astigmatisme.

<hr>

POUR PARAITRE PROCHAINEMENT

Capitan. Les Maladies infectieuses.
Achalme. La Sérothérapie.
Mauclaire et de Bovis. Des Angiomes.
J. Garel. Rhinoscopie.
A. Robin. Ruptures du cœur.
Denucé. Le Mal de Pott.
Legry. Les Cirrhoses alcooliques du foie.
Du Castel. Chancres génitaux et extra-génitaux.
Moure. Coryzas atrophique et hypertrophique.
Cahier. Des Occlusions aiguës de l'intestin.
Vigneron. Tuberculose urinaire.

MYOPIE

HYPEROPIE, ASTIGMATISME

PAR

Le Dr Georges MARTIN

Ancien chef de clinique du Dr de Wecker,
Lauréat de la Faculté de médecine de Paris,
de l'Académie de médecine et de l'Académie des sciences,
Officier d'Académie.

AVEC 58 FIGURES DANS LE TEXTE

PARIS

RUEFF ET Cie, ÉDITEURS

106, BOULEVARD SAINT-GERMAIN, 106

1895

MYOPIE
HYPEROPIE, ASTIGMATISME

PRÉFACE

Des études poursuivies depuis plusieurs années sur les maladies de la réfraction, en particulier sur la myopie et l'astigmatisme, nous ont préparé à écrire ce petit volume. Aux notions depuis longtemps connues, nous avons ajouté les connaissances récentes que des instruments pratiques, faisant tous honneur à la science française, ont permis d'acquérir.

L'étudiant trouvera dans ce livre des notions figurant dans son programme d'études et décrites dans un langage exempt de formules algébriques. L'histoire des trois anomalies visuelles y est exposée d'une façon aussi complète qu'un ouvrage élémentaire le comporte. L'étiologie, le diagnostic, le traitement absorbent une grande partie des chapitres. Les autres pages sont consacrées à une série de sujets connexes : ici, l'accommodation et la presbytie; là, les diverses maladies qu'engendrent les erreurs de réfraction (ophtalmies, strabisme, maux de tête, décollement de la rétine, etc.).

A propos de l'acuité visuelle, nous nous sommes étendu quelque peu sur les conditions physiques qui président au parfait développement de la sensibilité rétinienne.

En écrivant ces lignes, notre principale préoccupation a été de montrer que, si l'œil est un appareil d'optique, il est aussi un organe vivant au milieu d'un organisme dont il subit les variations et sur lequel il réagit de diverses manières. Nous nous sommes efforcé de préciser les phénomènes qui unissent, dans la souffrance et la maladie, la partie à son tout. Les actes anormaux, accomplis par les organes viciés dans leur organisation, conduisent aisément à un véritable surmenage fonctionnel qui les rend moins aptes à résister aux agents morbides.

Cette conception des maladies oculaires, qui crée une hygiène et une thérapeutique spéciales, sera appréciée, pensons-nous, des médecins, aussi bien de ceux qui s'adonnent tout particulièrement aux maladies des yeux que des praticiens dont l'unique souci est de se tenir au courant de la science. Ils en feront profiter leurs clients, auxquels ils donneront de sages conseils, tout en les détournant des préjugés nuisibles.

Nos confrères en oculistique rencontreront dans notre travail quelques pages qui pourront les intéresser, des recherches inédites sur l'astigmatisme, une étude sur les rapports existant entre cette anomalie et la myopie, des idées nouvelles sur la genèse de ces deux états oculaires.

Notre livre s'adresse également aux pères de famille et aux chefs d'établissements d'instruction, désireux de prévenir chez les enfants les désordres visuels auxquels conduit souvent une culture intellectuelle par trop intensive. Les yeux sont particulièrement les instruments du travail, et, sous prétexte d'orner le cerveau de nombreuses connaissances, il ne faut pas s'exposer à les affaiblir. Or, pour instituer une prophylaxie efficace, il faut qu'elle soit appropriée à chaque cas et bien comprise des personnes chargées d'en surveiller l'application. Ces pages, spécialement écrites au point de vue étiologique et prophylactique, fourniront tous les renseignements nécessaires.

Pour en faciliter la lecture aux hommes du monde, nous avons débuté par un *avant-propos* où les éléments d'optique, d'anatomie, de physiologie oculaires, sont brièvement rappelés. De plus, nous avons pris soin de mettre de côté tout langage par trop scientifique, d'expliquer immédiatement chaque mot dont la signification pourrait être inconnue, de renvoyer d'un paragraphe à un autre pour que le lecteur n'ignore aucun fait antérieurement décrit et indispensable à la compréhension d'un nouveau passage. Enfin, nous avons obtenu de notre éditeur de nombreuses figures qui feront mieux comprendre les démonstrations difficiles et fixeront plus profondément dans l'esprit les choses importantes.

La marche que nous avons suivie est bien différente de celle adoptée par nos devanciers : au lieu de traiter séparément les trois anomalies, nous les avons exposées simultanément. Cela nous a permis de mettre en relief leurs points de contact et leurs différences. Du reste, il nous était difficile d'agir autrement. Pouvions-nous parler des rapports unissant la myopie à l'astigmatisme sans avoir préalablement dit en quoi consiste cette dernière anomalie, que l'ordre successif nous conduisait à étudier en dernier lieu? Puisse cette manière de procéder avoir répandu de la clarté sur notre exposition, et, malgré la diversité du sujet, y avoir mis de l'unité, but suprême de toute œuvre, quelque minime qu'elle soit!

AVANT-PROPOS

DIFFÉRENTES ESPÈCES DE LENTILLES : LES SPHÉRIQUES ; LES CYLIN-
DRIQUES ; LEURS PROPRIÉTÉS. — NUMÉROTAGE DES VERRES ; DIOP-
TRIE. — ANATOMIE DE L'ŒIL. — VISION.

§ 1. — Les lentilles sphériques dont on se sert en optique
sont des corps transparents limités le plus souvent par deux
surfaces sphériques, parfois par une seule.

Ces verres ont la propriété de réfracter les rayons lumineux, c'est-à-dire de leur faire subir des changements dans
leur direction.

Le phénomène de la réfraction se produit toutes les fois
qu'un rayon arrive obliquement sur la surface d'une lentille ;
il est détourné de sa direction et semble être brisé au point
de contact. Il n'y a pas de réfraction quand un rayon tombe
perpendiculairement sur une lentille : il la traverse sans
être dévié.

Les déviations subies par la lumière sont soumises à des
lois :

Si le rayon passe d'un milieu moins dense dans un plus
dense, il se rapproche de la normale (perpendiculaire élevée
au point d'incidence) ; il s'en éloigne quand il passe d'un
milieu plus dense dans un milieu moins dense.

§ 2. — La forme convexe ou concave des surfaces lenticu-
laires a une très grande influence sur la marche des rayons
lumineux.

Les rayons parallèles venant de l'infini, — en pratique, on considère comme venant de l'infini des rayons émis par un corps situé au moins à une dizaine de mètres, — réfractés par une lentille convexe, convergent et se rencontrent en un point nommé *foyer* (fig. 1). Un écran, placé au niveau de

Fig. 1. — Marche des rayons lumineux à travers une lentille convexe; les rayons parallèles à l'axe *x, y* convergent en F.

ce point, y recueille une image nette et renversée des objets lointains. Si cet objet est le soleil et qu'on remplace l'écran par de l'amadou, cette substance prendra feu, d'où le nom de foyer donné à ce point.

Quand des rayons parallèles tombent sur une lentille concave, l'inverse a lieu; ils sont rendus divergents, et, dès lors, ne se rencontrant pas, ils ne peuvent former de foyer.

Si un observateur se trouve derrière la lentille, il reçoit dans son œil les rayons divergents et a l'impression que ces rayons viennent du point F' (fig. 2) où se rencontreraient

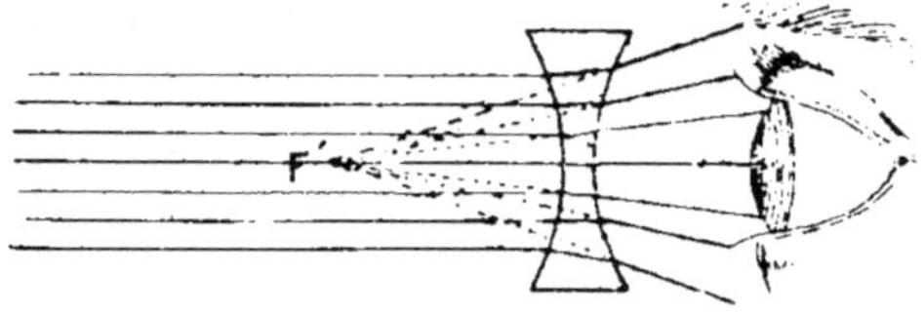

Fig. 2. — Dispersion des rayons parallèles par une lentille concave; l'observateur voit comme si ces rayons venaient de F'.

les rayons divergents prolongés. Il croit voir en ce point l'image de l'objet bien qu'en réalité il n'en existe nulle part; cette image apparente porte le nom *d'image virtuelle*.

§ 5. — Les lentilles convexes, vu leur propriété de réunir les rayons, portent également le nom de **convergentes**;

leur foyer étant réel, on les qualifie aussi de *positives*. Cette dernière dénomination explique pourquoi on les fait précéder du signe + quand on veut les désigner d'une façon abréviative.

Les lentilles concaves dispersant les rayons parallèles sont dites *divergentes*; incapables de réunir les rayons en un point, elles sont qualifiées de *négatives*. Le signe - - sert à indiquer leur nature.

Dans le groupe des lentilles convergentes (fig. 5), on compte :

Les *planes-convexes* : une des faces est convexe, l'autre

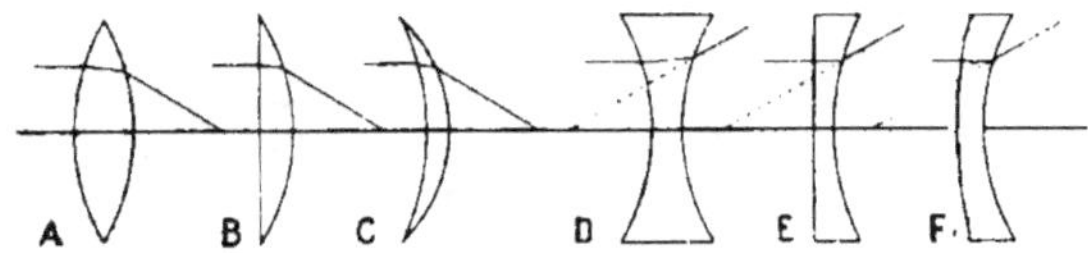

Fɪɢ. 5. — Les divers types de lentilles sphériques : A, lentille bi-convexe; B, l. plane-convexe; C, l. convexe-concave; D, l. bi-concave; E, l. plane-concave; F, l. concave-convexe.

plane; les *bi-convexes* : leurs surfaces appartiennent à des sphères à rayons de courbure le plus souvent de même longueur; les *convexes-concaves* (ménisques convexes) : la surface convexe offre un rayon plus court que celui de la face concave.

Parmi les lentilles divergentes, on trouve :

Les *planes-concaves* avec une face plane et l'autre concave; les *bi-concaves* dont les deux faces sont concaves et généralement de même courbure; les *concaves-convexes* (ménisques divergents) qui présentent une face concave à rayon de courbure plus petit que celui de la face convexe.

Les verres dont nous aurons le plus souvent l'occasion de parler sont les bi-convexes et les bi-concaves à courbures égales pour les deux faces. Nous les appellerons plus simplement verres convexes, verres concaves.

L'axe d'une lentille est la ligne droite indéfinie qui passe par les deux centres de courbure (ligne $x\,y$ fig. 1); si l'une des faces est plane, c'est la ligne qui du centre de la surface courbe tombe perpendiculairement sur l'autre. Le centre de courbure n'est autre que le centre de la sphère à laquelle appartient la surface.

La distance focale est la distance qui existe entre la lentille et son foyer.

§ 4. — Les lentilles cylindriques sont constituées par des segments de cylindre (fig. 4).

On obtient théoriquement un segment de cylindre en

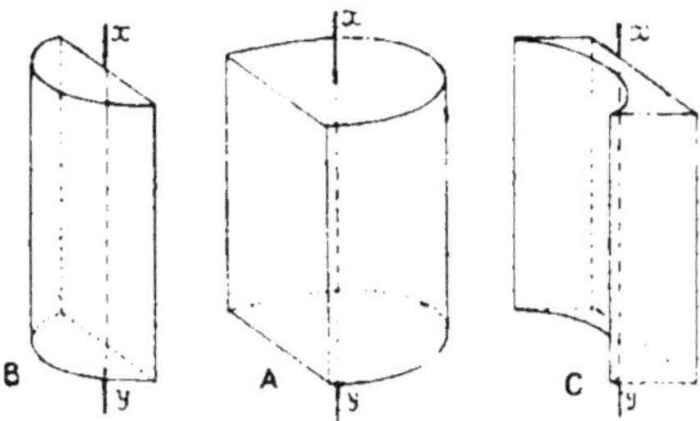

Fig. 4. — Lentilles cylindriques : A, cylindre duquel on a retranché le segment B, constituant une lentille cylindrique convexe; C, lentille cylindrique concave; x, y, axe du cylindre et des lentilles.

faisant une section selon son axe, à une distance plus ou moins rapprochée du bord : on a ainsi un verre cylindrique plan-convexe. Si l'on vient à mouler ce cylindre et qu'on fasse une section du moule dans les mêmes conditions que tout à l'heure, on obtient un verre cylindrique plan-concave.

Les rayons qui traversent ces lentilles dans la direction de leur axe (l'axe d'un verre cylindrique n'est autre que la ligne parallèle à l'axe du cylindre) ne subissent aucune déviation. Les rayons qui les pénètrent perpendiculairement à cet axe sont réfractés; enfin les rayons qui les traversent suivant les autres méridiens éprouvent une déviation intermédiaire et proportionnelle à la grandeur de l'angle que chaque méridien forme avec l'axe.

Les lentilles cylindriques diffèrent donc des lentilles sphériques par ce fait que, au lieu de réfracter également la lumière dans tous les sens, elles la réfractent d'une façon inégale.

Les verres cylindriques ont la même synonymie que les verres sphériques : les verres convexes sont dits convergents et positifs; les concaves, divergents et négatifs. On se sert également des signes + et —, mais qu'on fait précéder de la lettre C ou d'un chiffre indiquant le degré d'angle que fait avec l'horizon l'axe du verre cylindrique, ce dernier placé verticalement devant l'œil.

La surface plane des verres cylindriques peut être remplacée par une surface sphérique ou cylindrique; on a alors les verres sphéro-cylindriques ou les verres bi-cylindriques.

Pour abréger le langage, nous remplacerons le mot verre cylindrique par celui de cylindre.

§ 5. — Toutes les lentilles n'offrent pas la même courbure. Cette dernière est en raison inverse du rayon de la sphère à laquelle elle appartient : peu accentuée, si le rayon est long ; prononcée, s'il est court.

La force de réfraction d'une lentille, ou son pouvoir dioptrique [1], est variable selon la longueur du rayon de courbure; elle est d'autant plus grande que le rayon est plus petit et d'autant moindre qu'il est plus long.

La distance focale étant proportionnelle au rayon de courbure, la force réfringente d'une lentille est donc l'inverse de sa distance focale.

On a classé les lentilles d'après leur force : il existe deux systèmes, l'ancien et le nouveau. Tandis que, dans l'ancien, le numéro inscrit sur le verre indique la longueur focale exprimée en pouces, dans le nouveau, il représente le degré de force réfringente du verre. Comme, pour obtenir le degré de réfringence d'un verre, il faut connaître sa distance

---

1. La dioptrique est la science qui traite de la lumière réfractée, des phénomènes qu'elle produit en traversant des corps transparents d'une densité différente. La force dioptrique d'une lentille est la force plus ou moins grande qu'elle possède de dévier la lumière.

focale, il en résulte que les deux notations reposent sur une base identique.

Dans l'ancien système, une lentille de 12 pouces est celle dont le foyer est à cette distance; dans le nouveau, cette lentille sera dite de 5 dioptries par la raison qu'elle a une puissance réfringente trois fois plus forte que la *lentille prise comme unité et dite d'une dioptrie.*

En effet, *la longueur focale de la lentille unité étant de un mètre,* la lentille qui aura son foyer au tiers de cette distance, soit à 55 centimètres (12 pouces), doit avoir une force dioptrique trois fois plus grande, la force réfringente d'une lentille étant l'inverse de sa distance focale.

Pour trouver la force en dioptries d'une lentille, il suffit de diviser le chiffre 100 (distance focale de la lentille unité exprimée en centimètres) par la distance focale en question. Si le foyer est à 25 centimètres, elle aura une force réfringente de $100 : 25 = 4$ dioptries.

Dans le nouveau système, plus le numéro de la lentille est élevé, plus la force réfringente est puissante; dans l'ancien, c'est le contraire. Aussi la lentille d'un pouce de foyer possède une puissance de réfraction plus grande que celle de deux pouces, toujours par le même motif que la force réfringente est l'inverse de la distance focale.

Le numérotage en pouces a été abandonné parce que c'est une mesure qui varie d'un pays à l'autre. Il était du reste assez irrationnel, en France, pays d'origine du système métrique, de voir l'optique rester en arrière dans la voie des simplifications.

§ 6. — Lorsque les paupières sont écartées, on ne voit qu'une faible partie du globe oculaire. La notion qu'on aurait de la forme de l'organe serait bien imparfaite, si l'on se contentait de ce simple examen.

L'œil, débarrassé des muscles qui l'entourent, se présente sous la forme d'un globe à peu près parfait dont le volume égale celui d'une grosse cerise et dont le diamètre serait d'environ 24 millimètres.

L'œil peut être comparé à un appareil photographique ; comme dans ce dernier, on peut distinguer quatre parties distinctes :

1° Une chambre noire, constituée, latéralement et en arrière, par la sclérotique, doublée de la choroïde, et, en avant, par l'iris, percé d'une ouverture centrale destinée à laisser pénétrer les rayons lumineux dans l'intérieur de l'œil ;

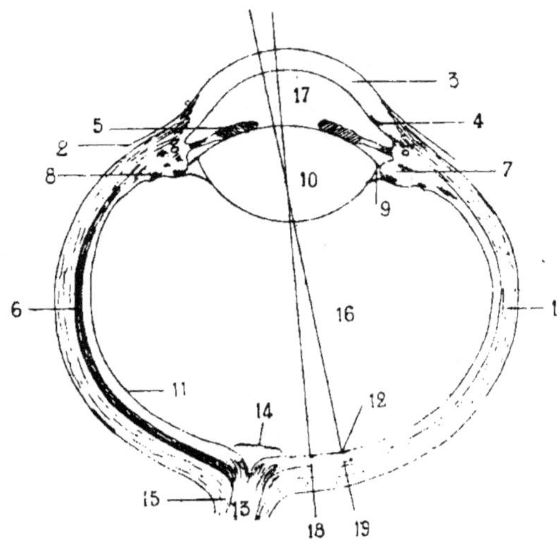

Fig. 5. — Coupe antéro-postérieure du globe oculaire : 1. Sclérotique. — 2. Conjonctive. — 3. Cornée. — 4. Membrane de Descemet. — 5. Iris. — 6. Choroïde. — 7. Procès ciliaires. — 8. Muscle ciliaire. — 9. Zonule de Zinn. — 10. Cristallin. — 11. Rétine. — 12. Macula. — 13. Nerf optique. — 14. Papille. — 15. Gaine externe du nerf optique — 16. Corps vitré. — 17. Chambre antérieure. — 18. Axe optique. — 19. Axe visuel.

2° Un objectif composé de deux organes, la cornée et le cristallin, qui font subir aux rayons lumineux les déviations nécessaires à la formation de l'image des objets extérieurs ;

3° Une membrane servant d'écran, la rétine, sur laquelle vient se peindre cette image ;

4° Un organe pour la mise au point, le muscle ciliaire.

§ 7. La *sclérotique* est la membrane d'enveloppe de la

sphère oculaire. Elle est épaisse, résistante et opaque; sa couleur est d'un blanc légèrement bleuâtre. Elle se continue, en avant, avec la cornée; en arrière, elle est percée d'une ouverture par laquelle passe le nerf optique; à sa partie antérieure, elle est recouverte par la conjonctive.

§ 8. La *choroïde* tapisse intérieurement la sclérotique; c'est une membrane mince qui loge une grande partie des vaisseaux nourriciers du globe oculaire: sa face interne est recouverte d'une couche de pigments noirs destinés à absorber les rayons lumineux qui ne prennent pas part à la formation de l'image. Elle est continuée en avant par le muscle ciliaire et par les procès ciliaires.

§ 9. — L'*iris* est une membrane verticale, distante de la cornée d'environ 4 millimètres. L'ouverture circulaire qu'elle présente à son centre se nomme *pupille*. Le diamètre de cette dernière est très variable suivant la quantité de lumière qui pénètre dans l'intérieur de l'œil : elle se contracte au grand jour, se dilate dans l'obscurité. Les changements dans la dimension de la pupille sont fréquents, rapides et d'ordinaire indépendants de la volonté. Ils sont dus à la contraction des fibres musculaires qui se trouvent dans l'épaisseur de l'iris. La face postérieure de cette membrane est tapissée d'une couche de pigments noirs dont le rôle est le même que celui de la choroïde.

C'est la coloration de l'iris, tantôt grisâtre, tantôt d'un bleu clair ou foncé, d'autres fois d'un brun jaunâtre, qui donne aux yeux leurs différentes couleurs.

§ 10. — La *cornée*, tout en constituant une partie de l'objectif de la chambre oculaire, complète en avant l'enveloppe extérieure de l'œil dont elle représente environ le cinquième. D'une dureté analogue à celle de la corne, elle est incolore et aussi transparente que le plus pur cristal. On l'a comparée à un verre de montre qui serait enchâssé dans l'ouverture de la sclérotique à laquelle elle est solidement unie. Plus épaisse à la périphérie qu'au centre, elle constitue un ménisque concave-convexe, circulaire, d'environ 12 millimètres de diamètre; une des couches profondes de la cornée porte le nom de membrane de Descemet.

§ 11. — Le *cristallin* est situé derrière l'iris et en contact avec lui par sa face antérieure. Il a tout à fait la forme, un peu la consistance et à peu près les dimensions de la lentille de nos tables. Son diamètre est d'environ 8 millimètres; son axe mesure d'avant en arrière 4 millimètres. Cette lentille organique a sa face postérieure plus bombée que l'antérieure.

Elle est constituée par une mince enveloppe transparente et élastique (cristalloïde ou capsule cristalline) et une substance propre également transparente dont la consistance va en augmentant vers le centre, où se trouve un noyau résistant. L'opacité de cette lentille donne lieu à la cataracte.

Le cristallin est supporté suivant sa circonférence par un ligament, plissé à la manière d'une collerette, se détachant de la région antérieure de la choroïde et nommé *zonule de Zinn*. Les fibrilles qui composent ce ligament viennent aboutir les unes à la face antérieure, les autres à la face postérieure du cristallin.

§ 12. — La *rétine* est la membrane la plus interne de la coque oculaire; elle se trouve appliquée contre la choroïde et lui adhère faiblement. C'est l'écran sur lequel vient se former l'image des objets extérieurs, c'est la membrane sensible de l'œil. Elle est pour le sens de la vue ce que la peau est pour le toucher, la muqueuse de la langue pour le goût, celle du nez pour l'odorat. La rétine est constituée par de nombreuses couches; la plus interne est formée par l'épanouissement des fibres du nerf optique qui, à leur entrée dans le globe oculaire, s'irradient dans tous les sens. Du côté de la face choroïdienne se trouve une couche d'éléments nerveux qui affectent, les uns la forme de bâtonnets, les autres celle de cônes. Ces éléments nerveux jouent dans l'acte visuel un rôle important, on le suppose du moins, car eux seuls existent au niveau de la tache jaune (macula), région de la rétine la plus sensible à la lumière. Les cônes et les bâtonnets sont entourés par une substance spéciale de couleur rouge, appelée *pourpre rétinien* que la lumière décompose, mais que la rétine reproduit au fur et à mesure de sa décoloration. La rétine, au lieu de conserver les impressions du monde extérieur comme le fait la plaque photographique, les transmet immédiatement au cerveau et reste apte à recevoir de nouvelles images.

§ 15. — Le *muscle ciliaire*, organe de la mise au point, est situé dans l'angle obtus formé, d'une part, par l'iris et, d'autre part, par la sclérotique. A sa partie interne se trouvent les procès ciliaires. Le muscle ciliaire est constitué par deux ordres de fibres : les unes suivent la direction des méridiens[1] de l'œil, les autres se dirigent parallèlement à la circonférence de la cornée. Les fibres méridiennes, encore appelées longitudinales, s'insèrent en avant par un anneau tendineux au pourtour de la cornée; en arrière, elles pénètrent bien au loin dans le tissu de la choroïde, certaines même arrivent près du nerf optique. Les fibres circulaires n'ont pas d'insertion bien déterminée. Les nerfs qui animent les fibres du muscle ciliaire sont au nombre de deux : l'un, le moteur oculaire commun, l'autre, le grand sympathique. Ce sont ces mêmes nerfs qui président au mouvement de l'iris.

L'intérieur du globe oculaire contient des liquides. L'espace compris entre la cornée et l'iris (chambre antérieure) est rempli par l'humeur aqueuse. Entre le cristallin et la rétine se trouve le corps vitré, substance transparente et d'une consistance gélatineuse.

---

1. Les méridiens de l'œil sont les cercles qui passent par ses deux pôles. Le pôle antérieur est situé au sommet de la cornée, le postérieur se trouve, selon les cas, au niveau ou dans le voisinage de la macula. La ligne qui réunit les deux pôles est l'axe optique; celle qui part de l'objet et se termine au centre de la macula constitue l'axe visuel (fig. 5).

§ 14. — Le *nerf optique*, d'une dimension de 3 à 4 millimètres, est le nerf de la sensibilité spéciale. Après avoir traversé la choroïde et la sclérotique, il se dirige vers la partie postérieure de l'orbite, dont les parois osseuses, écartées à ce niveau, offrent une ouverture pour lui livrer passage. Dans l'intérieur du crâne, les deux nerfs optiques vont se rejoindre, font un échange de fibres et ensuite gagnent le cerveau.

§ 15. — Le globe oculaire se meut dans l'orbite au moyen de six muscles (fig. 6) : quatre droits (supérieur, inférieur,

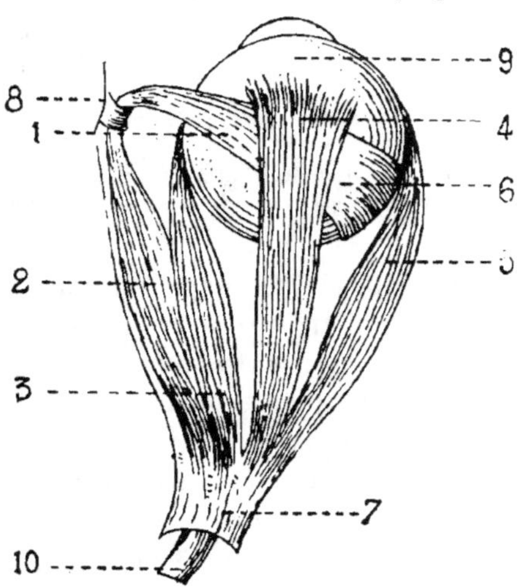

Fig. 6. — Muscles moteurs de l'œil vus par la partie supérieure de l'orbite. 1. Muscle grand oblique (portion réfléchie). — 2. *Idem* (portion directe). — 3. Droit interne. — 4. Droit supérieur. — 5. Droit externe. — 6. Petit oblique. — 7. Anneau d'insertion des muscles. — 8. Poulie de réflexion du grand oblique. — 9. Globe oculaire. — 10. Nerf optique.

externe, interne) et deux obliques qui contournent l'œil à la manière d'une sangle. Le grand oblique s'enroule sur sa face supérieure et le petit sur sa face inférieure. Tous ces muscles sont en relation avec des nerfs; le muscle droit interne est notamment innervé par le moteur oculaire commun, un des nerfs qui donnent le mouvement à l'iris et au muscle ciliaire.

§ 16. — On voit, parce qu'une image des objets, admirable de netteté, d'éclat, de coloris et de vérité, se forme sur la rétine. Comment a lieu la production de cette image ?

Les rayons lumineux, pour pénétrer dans l'œil, sont obligés de traverser l'ouverture étroite de la pupille. Grâce à cette étroitesse, il se passe dans l'œil le même phénomène que dans une chambre noire recevant la lumière par une petite ouverture (fig. 7). Le paysage, s'il est bien éclairé, vient se

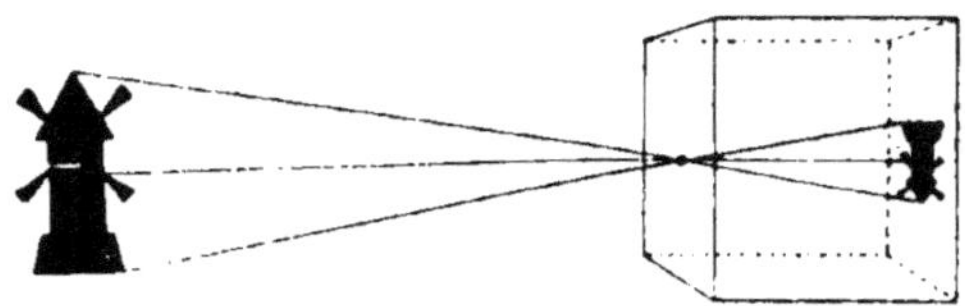

Fig. 7. — Chambre noire. L'image de l'objet se peint renversée sur la paroi opposée à l'ouverture par laquelle les rayons pénètrent.

peindre sur la paroi opposée. L'image est d'autant plus nette que l'ouverture est plus étroite et le paysage plus éloigné. Cette image est renversée : la propagation de la lumière en ligne droite explique le fait. Les rayons lumineux qui partent de l'extrémité inférieure du paysage passent par l'ouverture et arrivent sans déviation sur la paroi qu'ils rencontrent en un certain point. Les rayons émanés de l'autre extrémité suivent le même chemin, et, après avoir croisé les premiers rayons, se dirigent, eux aussi, en ligne droite vers la paroi qu'ils atteignent en un endroit moins élevé. Quant aux rayons intermédiaires, ils viennent aboutir entre ces deux parties extrêmes. L'image formée dans ces conditions ne peut donc être que renversée.

§ 17. — Mais les images qu'engendrent de simples ouvertures sont grandes et laissent toujours à désirer au point de vue de la netteté. Un œil aussi simplifié exigerait des dimensions considérables et serait un instrument d'optique bien imparfait. Fort heureusement l'œil humain est muni d'organes qui rapetissent l'image et qui lui donnent dans toutes circonstances des formes parfaites. Ces organes sont tout particulièrement la cornée et le cristallin (l'humeur aqueuse et l'humeur vitrée ont une importance moindre). Ils agissent en réfractant les rayons lumineux qui pénètrent dans l'œil, c'est-à-dire en leur faisant subir une série de déviations permettant à l'image de se former beaucoup plus tôt et de coïncider avec la surface rétinienne. Ce sont donc des organes de réfraction, et, en les traversant, la lumière obéit aux mêmes lois que celles indiquées pour les lentilles convexes (§ 2).

Rien d'étonnant qu'il en soit ainsi : le cristallin est une véritable lentille biconvexe. Quant à la cornée, au premier abord, le fait surprend. Cette membrane est plus épaisse à la périphérie qu'au centre ; dès lors, au lieu de produire les mêmes effets que le cristallin, elle devrait se comporter et engendrer un effet divergent comme les ménisques dont une des faces est convexe et l'autre, d'une plus forte courbure, concave. Si la cornée était séparée de l'œil et placée au milieu de l'air, la divergence serait réelle, mais minime, car la différence d'épaisseur de cette membrane est assez faible. Dans l'œil, la cornée possède une convergence très accentuée par le motif que, derrière elle, se trouve l'humeur aqueuse pourvue sensiblement de la même densité. Le tout forme un ménisque dont une des faces est concave et l'autre d'une courbure plus prononcée est convexe. Or, de telles lentilles sont le siège des mêmes phénomènes de réfraction que les verres convexes ; leur pouvoir est réellement convergent.

Quand un rayon lumineux venant de l'infini arrive sur la cornée, il subit en pénétrant dans cette membrane une première déviation (fig. 8). Passant, en effet, d'un milieu moins dense, l'air, dans un milieu plus dense (la cornée et l'humeur aqueuse), il se rapproche de la normale. Laissant l'humeur aqueuse pour traverser le cristallin dont la densité est plus grande, ce rayon subit une déviation de même sens. A sa sortie du cristallin, il s'éloigne de la normale (car la densité du corps vitré est moindre). Poursuivant sa marche désormais en ligne droite, il arrive, après avoir coupé l'axe visuel, sur la rétine en même temps que les autres rayons émanés du même objet et qui ont subi les mêmes

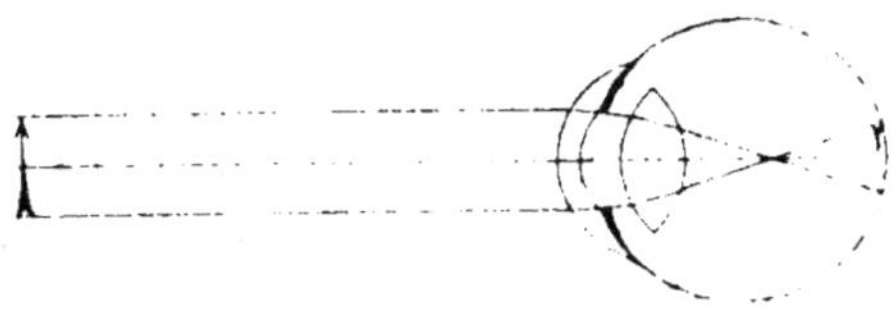

Fig. 8. — Marche des rayons lumineux dans l'œil. Après trois réfractions successives, les rayons dessinent sur la rétine une image renversée et très petite.

déviations. Leur rencontre donne naissance à une image d'une netteté parfaite et renversée comme celle de la chambre obscure.

§. 18. — L'impression que ressent la rétine au contact de cette image est transmise au cerveau, qui est réellement l'organe qui voit. Il faut remarquer que le cerveau voit non pas l'image, mais les objets eux-mêmes. Chaque point de la rétine correspond à un endroit déterminé de l'espace, et, lorsqu'un point est impressionné, le cerveau voit ce qui se trouve à l'endroit correspondant. Comme ce sont les objets qui sont vus, l'intelligence n'a pas à opérer de redressement d'image, ce qu'on a cru pendant longtemps.

CHAPITRE PREMIER

DIFFÉRENTS TYPES D'YEUX.

Classification des yeux suivant leur puissance de réfraction : emmétropes, myopes, hyperopes. — Asymétrie de réfraction ou astigmatisme ou mieux astigmie. — Causes anatomiques des amétropies ; leurs degrés. — Leur influence sur la vue.

§ 19. — On distingue trois variétés d'yeux : les emmétropes, les myopes et les hyperopes ; l'astigmatisme est une manière d'être spéciale que peut revêtir chaque variété.

L'œil emmétrope représente le type normal. Dans cet œil, l'image d'un objet situé à l'infini se fait sur la rétine (fig .9). La

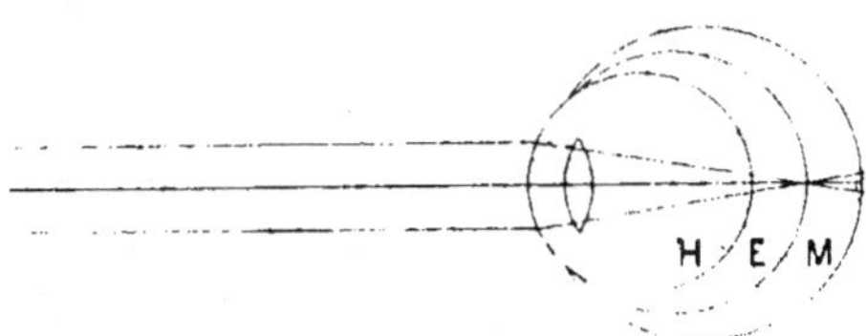

Fig. 9. — Les trois types d'yeux : H, œil hyperope ; E, œil emmétrope ; M, œil myope.

longueur de l'organe et sa puissance de réfraction sont dans le rapport le plus parfait ; c'est l'harmonie dans la forme et dans la force.

On l'appelle emmétrope parce que, réunissant juste sur la rétine le foyer des rayons parallèles, il est dans la bonne mesure (ἔμμετρος, ayant la mesure exacte, ὤψ, œil).

Tous les yeux anormaux sont dits amétropes et leur état est qualifié d'*amétropie*.

Dans l'œil myope, les rayons parallèles forment leur image en avant de la rétine ; leur prolongement va dessiner sur cette membrane une image diffuse rappelant vaguement la forme de l'objet.

Dans l'œil hyperope, ces mêmes rayons ne peuvent se rencontrer ni en avant ni au niveau de la rétine. Si le fond de l'œil était transparent comme sa partie antérieure, ces rayons convergeraient en arrière de l'organe. Interceptés au niveau de la rétine, ils y peignent, comme chez le myope, une tache circulaire diffuse.

Un œil est myope parce qu'il a un diamètre antéro-postérieur trop long. Parfois cette dimension est convenable, mais l'appareil réfringent est trop énergique. Dans les deux cas, l'effet est le même. L'entre-croisement des rayons parallèles s'effectue en avant de la rétine : la longueur axile est absolument trop longue dans le premier cas, relativement dans le second.

Pour rappeler cet état, on a proposé le mot de brachymétrope (βραχύς, court, μέτρον mesure, ὤψ, œil). Ce mot n'a pas fait fortune, celui de myope est resté. Il tire son origine de ce fait d'observation que le sujet, pour mieux voir, rapproche les paupières (μύειν, cligner).

Le plus généralement, l'œil hyperope est un organe qui possède un axe antéro-postérieur trop court. Le point où se rencontrent les rayons parallèles est trop éloigné, il se trouve au delà de la mesure, d'où le mot hypermétrope (ὑπερ, au delà, μέτρον, ὤψ) et celui plus abrégé d'hyperope. Cet œil était naguère appelé presbyte. Nous le verrons, la presbytie est tout autre chose et ne doit jamais être opposée à la myopie.

Il est tout à fait exceptionnel qu'une force réfractive au-dessous de la normale soit la cause de l'hyperopie. Quand il en est ainsi, l'organe est relativement trop court ; il l'est absolument si l'axe présente une mesure trop brève. Nous n'aurons à nous occuper que de l'hyperopie axile

Il n'en sera pas de même dans la myopie ; l'allongement axile est très souvent accompagné d'un excès de réfraction du cristallin (fig. 10) qui joue un grand rôle dans son his-

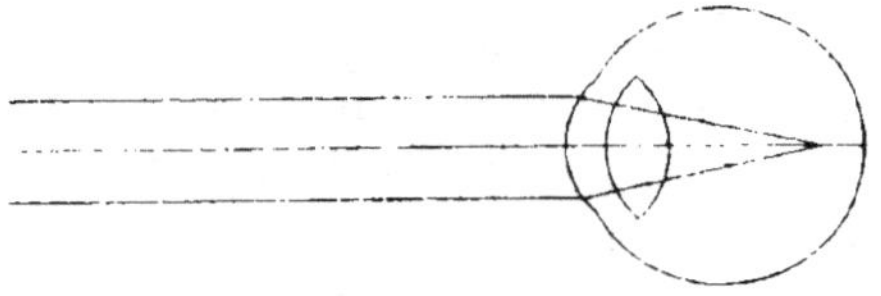

Fig. 10. — Myopie par excès de réfraction de la part du cristallin.

toire. Dès lors, nous aurons à parler de la myopie axile et de la myopie cristallinienne qui parfois existe à l'état isolé. Le mot myopie, sans qualificatif, se rapportera toujours à la véritable myopie, à celle que Boerhaave définissait ainsi : *Nimia longitudo oculi myopiam facit.*

§. 20. — L'œil astigmate est celui dont tous les méridiens n'offrent pas la même réfraction. Le méridien horizontal, par exemple, sera emmétrope, le vertical myope ou hyperope ; d'autres cas peuvent se présenter.

Dans l'astigmatisme, la différence de réfraction est minime dans deux méridiens rapprochés ; elle augmente graduellement à mesure que ceux-ci sont plus éloignés ; elle atteint son maximum lorsqu'ils sont perpendiculaires entre eux. Les deux méridiens qui présentent la plus grande différence de réfraction sont désignés sous le nom de *méridiens princi-paux.*

Tous les méridiens d'un œil peuvent présenter la réfraction maxima ; c'est ordinairement le méridien vertical ou un voisin.

La direction d'un astigmatisme est donnée par celle du méridien le plus réfringent.

Le siége de l'astigmatisme est tantôt dans la cornée, tantôt dans le cristallin. D'où deux variétés d'astigmatisme, le cornéen, le cristallinien. Le plus fréquent est le cornéen ; parfois les deux peuvent coexister dans un même œil.

Quand nous voulons faire comprendre à des personnes peu familiarisées avec l'optique ce qui constitue l'astigmatisme, nous prenons pour exemple une poire en caoutchouc dont la partie voisine de la queue représente la rétine, celle opposée l'appareil réfringent. Si l'on rapproche l'une de l'autre les deux faces opposées (inférieure et supérieure), on observe, du côté de l'appareil réfringent, une accentuation dans la courbure du méridien vertical, tandis que la courbure du méridien perpendiculaire (horizontal) devient moindre.

Ce changement de forme influence la marche des rayons lumineux émis par un foyer éloigné ; tous ne se rencontrent pas au même endroit. Si les rayons correspondant au méri-

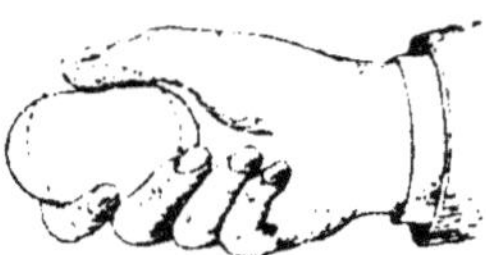

Fig. 11. — Poire en caoutchouc pressée pour faire comprendre la déformation subie par la cornée dans l'astigmatisme.

dien horizontal moins courbe s'entre-croisent directement sur la rétine, ceux qui passent par la courbure maxima forment leur foyer en avant. Il ne peut en être autrement ; le plus fort pouvoir de réfraction appartenant à la surface la plus courbe.

La comparaison de l'œil astigmate à une poire en caoutchouc aplatie n'est pas absolument théorique, elle est l'expression de ce que l'on constate chez un certain nombre de sujets assez fortement astigmates. L'exagération de courbure d'un méridien correspond à un aplatissement de l'organe au niveau de l'équateur [1].

Ainsi donc, tandis qu'un faisceau de lumière, traversant

---

1. L'équateur est le grand cercle de la sphère oculaire qui est perpendiculaire à l'axe.

un appareil de même réfringence dans toutes les directions, donnera lieu à la formation d'un *point* sur la rétine de l'emmétrope et à celle d'un cercle diffus sur la rétine d'un hypérope et d'un myope, il en sera tout autrement chez l'astigmate. Par suite de la différence de réfraction des méridiens, les rayons ne se rencontreront en aucun endroit sous la forme d'un point, d'où le nom d'astigmatisme (ἀ privatif, στίγμα, point).

Ils engendreront d'abord, si c'est le méridien vertical qui est le plus courbe, une ligne droite horizontale, puis une ellipse à grand axe dirigé dans le même sens, ensuite un

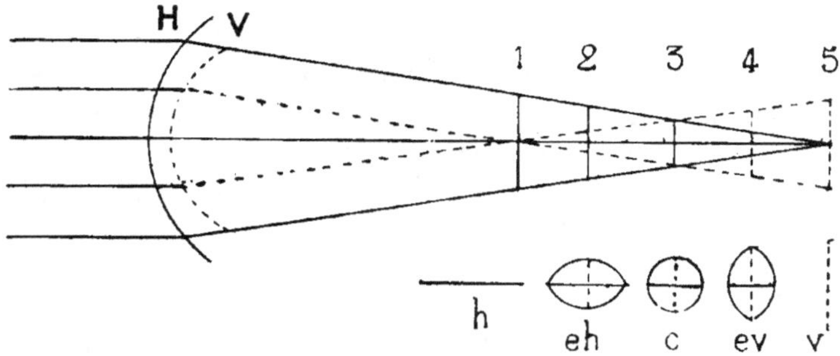

Fig. 12. — Marche des rayons lumineux dans un œil astigmate. La courbe H, à trait plein, représente le méridien horizontal d'une cornée; la courbe V, à trait pointillé, le méridien vertical. L'écran rétinien, placé successivement en 1, 2, 3, 4, 5, serait impressionné par la série des images suivantes : *h*, ligne horizontale; *eh*, ellipse; *c*, cercle; *ev*, ellipse; *v*, ligne verticale.

petit cercle, un peu plus loin une ellipse à grand axe vertical, enfin une ligne verticale. Si c'est le méridien horizontal qui présente le maximum de réfringence, la succession de ces diverses figures se présentera dans un ordre inverse : la ligne verticale, au lieu d'être la figure la plus éloignée de l'appareil réfringent, en sera la plus rapprochée. Selon le degré d'éloignement du fond de l'œil par rapport à l'appareil réfringent, ce sera l'une ou l'autre de ces formes qui impressionnera la rétine de l'astigmate.

§ 21. — A notre avis, le mot *astigmie* doit pour plusieurs motifs remplacer celui d'astigmatisme. A proprement parler, στίγμα, ατος, ne veut pas dire *point*, mais piqûre. Le véritable mot est στίγμή, ῆς, qui appelle à lui la terminaison *ie*, terminaison que l'on retrouve, par exemple, dans aboulie (ἀ, βουλή, absence de volonté) ou dans aphonie (ἀ, φωνή, sans voix). D'un autre côté, des expressions déjà existantes et relatives à l'amétropie en question dérivent de στίγμή et non de στίγμα. En effet, les instruments destinés à découvrir cette amétropie et à la mesurer portent le nom d'*astigmomètres*; les contractions musculaires susceptibles de les engendrer sont dites astigmogènes. De plus, astigmie présente la même terminaison que les deux autres amétropies. Enfin, ce qui est fort précieux dans le langage scientifique, c'est un mot plus court. L'innovation que nous proposons en entraîne forcément une autre. Le mot astigmate qui dérive du génitif d'ἀστίγμα doit céder sa place au mot *astigme*. De même qu'on dit un sujet aphone, on dira un sujet astigme, et, plus simplement, un astigme.

§ 22. — Les yeux emmétropes de même force réfringente offrent la même longueur axile; ceux de force différente, des longueurs diverses. Le diamètre le plus ordinaire, nous l'avons déjà dit, mesure 24 millimètres.

Les yeux amétropes présentent de très grandes variations. Il y a donc des yeux plus ou moins myopes, des yeux plus ou moins hyperopes. Tous les yeux amétropes de même longueur ne sont pas amétropes au même degré si leur force réfringente diffère.

Chez les myopes, l'axe antéro-postérieur peut atteindre 28, 30 millimètres et même plus; chez l'hyperope, il est rare que cet axe ait moins de 22 millimètres. L'œil myope est donc susceptible de variations axiles plus grandes que l'hyperope.

Le degré d'une amétropie s'exprime par la force du verre sphérique nécessaire pour amener sur la rétine le foyer des rayons parallèles. La myopie sera d'une dioptrie si le concave correcteur porte ce chiffre; l'hyperopie aura 2 dioptries si la correction est obtenue à l'aide d'un convexe de ce numéro.

Dans la myopie, les plus hauts degrés atteignent 25, 30 dioptries et même plus; dans l'hyperopie, 13 à 15 dioptries.

§ 23. — Comme la différence de réfraction entre les deux méridiens principaux n'est pas toujours la même, l'astigmie présente, elle aussi, des degrés divers mesurés par la force du cylindre qui rend la réfraction égale dans tous méridiens.

L'astigmie de la cornée atteint des chiffres plus élevés que celle du cristallin. Alors qu'une astigmie lenticulaire d'environ 2 dioptries doit être considérée comme un maximum, l'astigmie cornéenne peut atteindre et dépasser 5 dioptries. Des chiffres plus forts doivent être généralement considérés comme le résultat d'une opération, d'un accident ou d'une ulcération de la cornée.

§ 24. Ainsi qu'on l'a vu, les méridiens principaux peuvent revêtir diverses réfractions :

1° L'un peut être emmétrope, l'autre myope ou hyperope : dans ces cas, on a une *astigmie myopique simple ou une astigmie hyperopique simple ;*

2° Les deux possèdent le même type de réfraction (myopie ou hyperopie), mais à des degrés inégaux : on est alors en présence d'une *astigmie myopique composée* ou d'une *astigmie hyperopique composée ;*

3° Enfin, un des méridiens est myope et l'autre hyperope : l'astigmie est alors qualifiée de *mixte.*

L'astigmie que nous avons définie est la *régulière* : la réfraction diffère selon les méridiens d'une quantité régulièrement croissante. Dans l'astigmie *irrégulière*, la réfraction ne présente plus aucune uniformité, elle varie dans les différentes parties d'un même méridien et peut offrir des particularités qui échappent à toute analyse. Pour ce motif, nous ne nous occuperons pas de cette dernière variété.

Le terme *asymétrie* est parfois employé comme synonyme d'astigmie.

§ 25. — On a l'habitude de désigner en bloc les trois amétropies par les mots : *anomalies de réfraction*. C'est là une expression fautive ; l'exception ne peut servir à qualifier le fait le plus fréquent. Or, nous venons de l'établir, le plus ordinairement la myopie et l'hyperopie ne relèvent pas d'une erreur de réfraction, mais d'un excès ou d'une brièveté dans la longueur axile. Seule l'astigmie est toujours un défaut de réfraction ; dans aucun cas, on ne saurait lui reconnaitre une fausse mesure dans la longueur de l'œil. Donc, à proprement parler, l'expression en question ne devrait s'appliquer qu'à l'astigmie et à un certain nombre de cas de myopie et d'hyperopie. Mais l'habitude est prise, l'expression restera, englobant les trois amétropies. Javal, pour faire sentir combien la chose est illogique, s'exprime ainsi : « Reportons-nous à la comparaison classique de l'œil avec une chambre noire de photographe. Si cet instrument est trop long ou trop court, c'est à l'ébéniste que nous nous adressons pour la faire mettre en bon état. Il n'en sera plus de même, si, malgré la mise au point la plus soigneuse, nous ne pouvons pas obtenir d'images nettes sur le verre dépoli ; c'est alors à l'opticien que nous avons recours. »

La comparaison est parfaite ; il est évident que, dans le cas d'un œil trop long ou trop court, on ne donnera à personne le conseil d'aller trouver un chirurgien pour qu'il coupe ce qu'il y a de trop ou ajoute ce qui manque. L'intéressé devra conserver pour la vie le défaut que présente l'axe de son œil. Mais il n'en sera pas de même s'il est atteint d'un véritable vice de réfraction : ce dernier, en effet, comme nous le verrons, peut être traité avec avantage.

§ 26. — La position qu'occupe, dans les divers types d'yeux, l'image rétinienne formée par des rayons parallèles rend parfaitement compte des différences que présente leur vision lointaine.

L'œil emmétrope peut seul jouir d'une bonne vision éloignée, car, pour bien voir, il faut posséder des images bien formées en contact avec la rétine. Chez le myope et l'hypérope, l'image d'un objet lointain n'est jamais au point : elle est diffuse, floue pour nous servir d'une expression bien connue; dès lors le cerveau ne peut être impressionné par elle que d'une façon défectueuse. Le trouble visuel croît avec le degré de l'amétropie, par ce fait que *l'imperfection de l'image est proportionnelle à son éloignement de la rétine.*

§ 27. — La synonymie de « vue longue » et d'hyperopie ne s'explique pas. L'hyperope a beau voir plus loin que le myope, ce n'est pas une raison pour lui reconnaître une qualité visuelle dont il n'est pas d'ordinaire pourvu. Il n'y a que l'emmétrope qui jouisse d'une vue longue, perçante, capable de distinguer les plus fins détails à une très grande distance.

Chez l'astigme, l'image est également diffuse, même dans les cas où un des méridiens principaux est emmétrope. La vision lointaine, comme du reste la rapprochée, laisse donc toujours à désirer. Le trouble est léger si la différence de réfraction entre les deux méridiens principaux est minime; prononcée, si elle est grande. Il est évident que s'il existe en même temps de l'hyperopie ou de la myopie, ces anomalies viennent associer leurs effets à ceux de l'astigmie.

§ 28. — Pour se rendre compte pourquoi les myopes possèdent une bonne vision de près, rappelons-nous une des particularités de l'expérience de physique destinée à montrer la marche de la lumière à travers une lentille convergente.

Nous avons vu qu'un objet placé à une dizaine de mètres d'une lentille de cette variété fait son image au foyer de cette dernière; mais, lorsque cet objet se rapproche de la lentille, il ne saurait peindre son image au même endroit (fig. 15). Un écran révélera sa présence au delà du foyer, en un point d'autant plus éloigné que l'objet est plus rapproché.

Ce même fait a lieu chez le myope. A mesure que l'objet

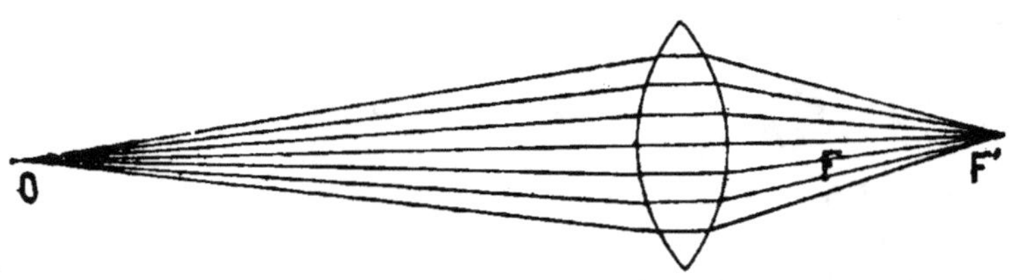

FIG. 15. — Les rayons divergents du point O, après avoir traversé la lentille biconvexe, vont faire leur image, non au foyer F, mais au delà, en F'.

se rapproche d'un œil trop long, l'image s'éloigne du foyer de l'appareil réfringent ; l'écran rétinien placé au delà est donc capable à un moment donné de la recevoir. Dès lors une vision nette devient possible.

L'éloignement de l'image, venons-nous de voir, est d'autant plus grand que l'objet se trouve plus près de la lentille ; inversement, un éloignement plus prononcé de l'écran nécessite, si l'on veut y recueillir une image nette, un plus grand rapprochement de l'objet. Ce même fait s'observe dans l'œil myope dont l'écran rétinien se trouve très éloigné (cas d'une très forte myopie axile) ; il faut alors, pour voir l'objet nettement, qu'il soit très voisin. Si l'écran rétinien est peu distant (cas de myopie axile légère), l'objet n'a pas besoin d'être aussi rapproché.

L'emplacement du point le plus éloigné (*punctum remotum*) où le myope voit encore très distinctement est donc variable suivant les cas, mais toujours le même pour un même degré de myopie La position de ce *punctum* est tellement constante pour chaque allongement axile qu'on utilise ce fait, comme nous le verrons, pour en déduire le degré de l'anomalie.

CHAPITRE II

DIAGNOSTIC DES AMÉTROPIES

Hyperopie; astigmie; amblyopie simulant myopie. — L'aspect extérieur
n'a rien de caractéristique. — L'épreuve des verres renseigne exactement. — Diagnostic de l'astigmie à l'aide du tableau éventail. —
Procédé du *punctum remotum*. — Méridiens de l'œil. — Astigmie
verticale, horizontale, oblique. — Astigmie subjective, objective. —
Ophtalmomètre. — Ophtalmoscope.

§ 29. — Il ne faut pas compter sur les particularités
visuelles propres à chaque amétropie pour les distinguer
les unes des autres, ni même pour les différencier d'avec
l'emmétropie.

Au premier abord, on croirait que la myopie, par exemple,
avec la netteté de sa vision voisine et le trouble de la vision
distante, est suffisamment caractérisée; ce n'est pas toujours
vrai. Un œil myope à vue faible — il ne faut pas confondre
une vue faible avec une vue courte — ne verra que fort
imparfaitement de près, et sera pris pour un organe astigme
ou hyperope.

Inversement des hyperopes ou des astigmes d'un fort
degré peuvent ressembler à des myopes à vue faible : comme
ces derniers, ils ne voient de loin que confusément, et, pour
lire, ils mettent le nez pour ainsi dire au contact du livre.
Chaque jour, on rencontre des sujets qui par leur manière
d'être se comportent exactement comme des myopes et qui
en réalité ne le sont pas.

Il y a quelques mois, un négociant bordelais nous conduisait son jeune fils, âgé de 8 ans, pour que nous déterminions les verres de myopes utiles à sa vue. Le père, la mère, les deux frères avaient d'excellents yeux. On croyait l'enfant myope parce qu'il ne voyait pas bien les objets distants et que dans son travail il rapprochait beaucoup. Un coup d'œil jeté sur les yeux et le haut de la face, nous porta à émettre quelques doutes sur la réalité de la myopie, doutes qui allèrent en s'accentuant quand le père nous eut dit : « Ce qu'il y a de bizarre dans la vue de cet enfant, c'est qu'elle est sensiblement améliorée par les lunettes de sa grand'mère qui est presbyte. »

L'examen ne tarda pas à transformer la probabilité en certitude : le moindre verre concave troublait la vision qui, au contraire, fut très heureusement influencée par un verre convexe. La correction fut obtenue avec le + 6 dioptries. Nous étions donc en présence d'un hyperope dont la vision était mauvaise et qui trouvait dans le rapprochement le moyen de mieux voir de près. Dans ces conditions, l'image rétinienne est plus grande et il en résulte qu'elle est mieux vue, bien qu'elle soit distante de la rétine et partant plus diffuse.

Voici un autre fait non moins curieux. Un receveur général, myope ainsi que sa dame, nous conduisait, en 1883, sa jeune fille âgée d'une dizaine d'années. Elle avait la vue courte, et, depuis un mois, elle portait des verres concaves d'un numéro assez fort déterminé par l'opticien. Ces verres amélioraient la vision, mais fatiguaient l'enfant. On nous consultait pour savoir si le numéro n'était pas trop fort. L'examen ne tarda pas à nous révéler 4 dioptries d'astigmie des deux yeux qui n'étaient nullement myopes. Nous ordonnâmes les cylindres correcteurs qui, tout en procurant une vision bien meilleure que les verres concaves, n'engendrèrent aucune fatigue. Ils furent portés depuis lors sans interruption, à la grande satisfaction des parents, qui constatèrent bientôt une sensible augmentation de la force visuelle.

Les amblyopes peuvent être pris pour des myopes. Qu'entend-on par amblyope? Tout simplement un sujet qui a la vue faible comme l'indique l'étymologie (ἀμϐλὺς, émoussé, obtus, et ὤψ, œil); le mot amblyopie est donc synonyme de vue faible.

Une amblyopie, pour revêtir les allures d'une myopie, doit être assez prononcée. Alors le sujet voit de loin confusément et ne peut distinguer les petits objets voisins que par le rapprochement, se procurant ainsi, comme l'hyperope de tout à l'heure, une plus grande image rétinienne.

§ 30. — L'aspect extérieur des amétropes ne renseigne pas non plus sûrement sur la nature de l'amétropie.

On dit que les myopes ont les yeux gros et saillants et qu'ils clignent. C'est parfaitement vrai pour certains, mais ces caractères sont loin de se présenter chez tous; d'autre part, il y a des sujets qui ont les yeux volumineux, hors de tête, ou qui clignent sans être myopes.

Dans l'hyperopie, le globe oculaire est relativement petit, aplati en avant, souvent peu enfoncé; les deux yeux sont écartés l'un de l'autre, les rebords orbitaires plats, la face sans relief prononcé, la partie supérieure du nez si peu accentuée qu'elle fournit difficilement un support aux lunettes. Tout cela est assez typique, mais il faut se rappeler qu'on ne le rencontre que chez les hyperopes d'un fort degré.

La plupart des astigmes n'offrent rien dans leur manière d'être qui frappe l'attention, de sorte que ni les personnes qui les entourent ni eux-mêmes ne se doutent de la présence d'un vice de réfraction. Ainsi que Javal le fait remarquer : « On peut avoir lu d'excellents mémoires sur l'astigmatisme sans penser qu'on est astigmate : plus d'un sujet s'est montré à l'examen plus astigmate que le malade qu'il conduisait, sous prétexte d'astigmatisme et qui présentait tout autre chose qu'un vice de réfraction. »

Néanmoins, certains offrent des phénomènes bien caractéristiques sur lesquels nous nous étendrons plus tard. C'est, par exemple, l'impossibilité de pouvoir distinguer nettement et en même temps des lignes verticales et des lignes horizontales ; si les unes sont noires et nettes, les autres seront troubles. Ce sont des erreurs commises dans l'appellation de quelques lettres : O souvent pris pour un G ou pour un 8, la lettre Y pour un T, etc. Il en résulte que, parmi les lettres de même grandeur, l'astigme distingue facilement les unes et ne parvient pas à reconnaître les autres ; il peut même lire des lettres beaucoup plus petites si elles ne donnent lieu à des déformations trop importantes. D'autres fois, c'est l'habitude de pencher la tête dans des directions détermi- nées, d'incliner le livre de manière à lire les lignes de haut en bas. Ces phénomènes divers sont intéressants à connaître ; ils permettent parfois de porter à coup sûr le diagnostic d'astigmie.

§ 31. — D'une manière générale, l'épreuve des verres est tout à fait indispensable pour différencier entre elles les diverses vues.

Pour déclarer un sujet myope, il faut que sa vue soit immédiatement et extrêmement améliorée dans son applica- tion aux objets distants par l'interposition de verres concaves de foyer plus ou moins court.

De même, on ne peut qualifier d'hyperope que celui dont la vision ne se trouvera pas troublée d'une façon non dou- teuse par l'interposition d'un verre convexe.

Le verre cylindrique qui produit des effets analogues prouvera l'existence de l'astigmie.

L'action de chacun de ces verres est très facile à com- prendre.

L'œil myope est un œil pourvu d'un pouvoir réfringent trop grand. L'interposition d'un verre concave approprié a pour effet de combattre l'excès de réfraction et de faire que l'image des objets qui se trouve en deçà de la rétine soit reportée sur la rétine même. Le système optique de cet œil est trop convergent, le verre donne aux rayons la divergence voulue.

Le verre convexe agit en sens contraire : il vient fournir de la réfraction à un œil qui n'en possède pas assez. Son action convergente rend possible la rencontre des rayons lumineux sur la rétine.

La correction de l'astigmie par le verre cylindrique n'est

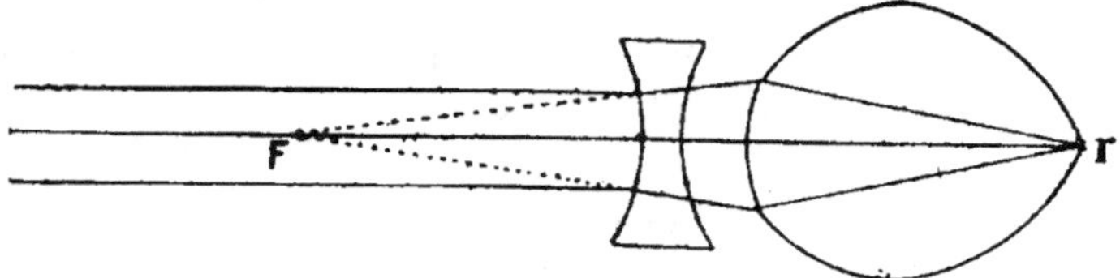

Fig. 14. — Correction d'un œil myope par un verre concave. Les rayons parallèles vont faire leur foyer sur la rétine *r*, comme si l'objet se trouvait en **F**, foyer virtuel du verre.

pas plus difficile à saisir. L'œil astigme, avons-nous vu (§ 20), est un organe qui présente plus de réfraction dans un sens (vertical par exemple) que dans le sens perpendiculaire. Il est évident que le verre cylindrique concave **qui**

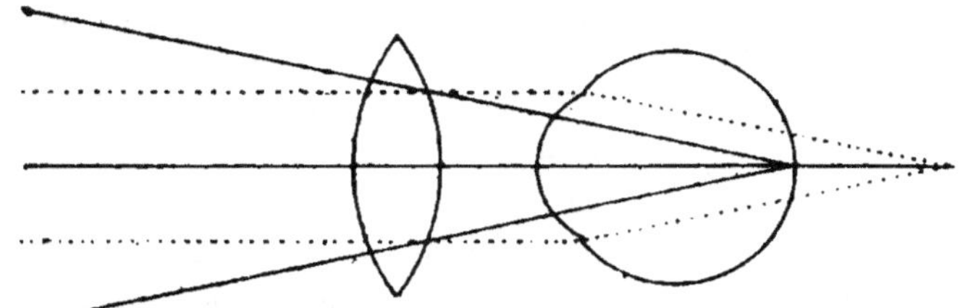

Fig. 15. — Correction de l'hyperopie à l'aide d'un verre convexe. Les rayons parallèles, au lieu d'aller se réunir au delà de la rétine, forment leur foyer sur cette membrane, exactement comme s'ils étaient pourvus d'un certain degré de convergence.

représente la différence existant entre les méridiens, corrigera le défaut visuel *si son axe se trouve dans la direction du méridien le moins réfringent*, s'il est horizontal dans le cas supposé. En effet, du côté de ce méridien, rien ne sera changé, mais, du côté du méridien perpendiculaire trop réfringent, le cylindre va agir de la même manière qu'un sphérique concave vis-à-vis d'un œil myope; par sa divergence, il va annihiler la trop grande convergence propre à ce méridien. Dès lors, tous les méridiens présenteront la même réfraction, la rétine sera impressionnée par une image homocentrique et la vision sera distincte.

Il va sans dire qu'on arrive à corriger une asymétrie à l'aide de cylindres convexes, mais alors il faut diriger l'*axe*

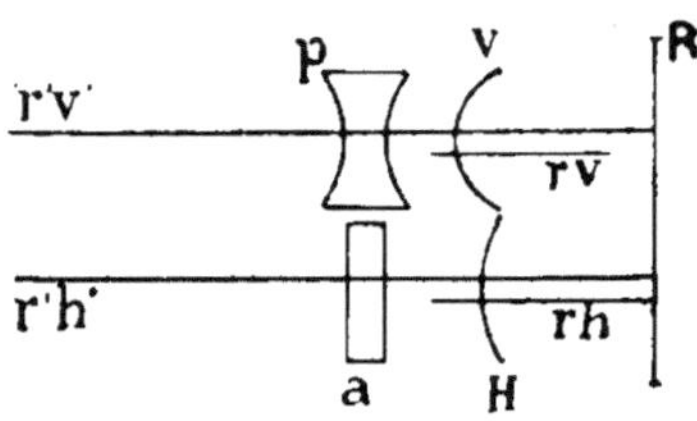

Fig. 16. — Ce schéma représente la correction d'un œil astigme par une lentille cylindrique : **V**, courbe verticale de la cornée; **H**, courbe horizontale; **R**, rétine; *a*, coupe de cette lentille selon son axe; *p*, coupe de cette lentille perpendiculairement à cet axe. Les rayons parallèles *rh*, passant par la courbe horizontale, vont faire leur foyer sur la rétine; les rayons *rv*, passant par la courbe verticale, plus réfringente par suite d'une courbure plus accentuée, se réunissent en avant de la rétine. La lentille cylindrique, mise devant cet œil axe horizontal, n'a aucun effet sur les rayons horizontaux *r'h'*, car ceux-ci la traversent selon l'axe; les rayons verticaux *r'v'*, par suite de leur passage à travers un milieu limité par des surfaces concaves, acquièrent de la divergence et vont former leur foyer, comme les horizontaux, sur la rétine. La réfraction de cet œil astigme est ainsi rendue symétrique.

du verre parallèlement au méridien le plus réfringent. Le cylindre fournit dans ce cas de la réfraction aux méridiens qui en sont le moins pourvus.

Le cylindre concave est tout particulièrement indiqué dans les cas d'astigmie myopique; le convexe, dans les astigmies hypéropiques. Pour les astigmies mixtes, on peut indifféremment employer l'une ou l'autre espèce.

Pour faciliter la recherche des verres correcteurs, on fait regarder au sujet, à une distance de 5 mètres environ, des lettres de plus en plus petites et qui par leur ensemble constituent le *tableau d'épreuve* (§ 80).

Le degré réel d'une myopie est indiqué par le verre concave le plus faible qui procure la meilleure vision lointaine; c'est le contraire dans l'hypéropie : son degré est donné par la valeur du verre le plus fort qui conserve ou améliore cette même vision. En ce qui concerne l'astigmie, sa force correspond au cylindre le plus fort qui égalise la réfraction des divers méridiens.

§ 52. — Le diagnostic de l'hypéropie est aussi simple que possible; le verre correcteur déterminé, le travail est fini. La myopie comporte parfois une autre recherche; il est des cas, en effet, où il est intéressant de savoir si le raccourcissement de la vue est dû à un allongement axile ou à l'excès de réfringence du cristallin. On trouvera au chapitre de la myopie spasmodique les éléments de ce diagnostic différentiel.

Une foule de questions se présentent au sujet de l'astigmie et rendent son diagnostic très complexe et très difficile. En effet, pour reconnaître la présence et le degré d'une astigmie, on ne peut procéder, comme pour les deux autres amétropies, en présentant des cylindres positifs ou négatifs selon toutes les orientations jusqu'à ce qu'on ait trouvé l'inclinaison et le verre préférés. Une telle manière de faire serait longue, fatigante et très peu sûre.

Lorsqu'on veut savoir si un sujet présente de l'astigmie et selon quelle direction, on le met en face d'un cadran horaire (fig. 17) placé à 5 mètres. On pose alors la question suivante : « *toutes les lignes de cette figure sont-elles également noires?* » Une réponse négative révèle l'existence de l'astigmie, et l'orientation de la ligne la plus noire indique la direction d'un des méridiens principaux. On peut également se servir du tableau éventail (fig. 18) que l'on place également à 5 mètres. Ici la question est autre. On demande à l'examiné : « *tous les groupes sont-ils vus d'une façon égale ou l'un d'eux est-il plus net, plus distinct du côté de sa petite extrémité?* » S'il n'existe réellement aucune différence dans la façon dont chaque groupe est vu, on conclura à l'absence de l'astigmie; si, au contraire, les trois lignes sont vues bien séparées sur une plus grande étendue dans un groupe — le groupe U par exemple — que dans tous les autres, l'astigmie est démontrée ainsi que la direction verticale d'un des méridiens principaux.

Le tableau éventail a toute notre préférence pour divers motifs et notamment parce qu'il nous permet de trancher un autre point de diagnostic. Il faut, en effet, savoir, avant d'aller plus loin, si le méridien correspondant au groupe le

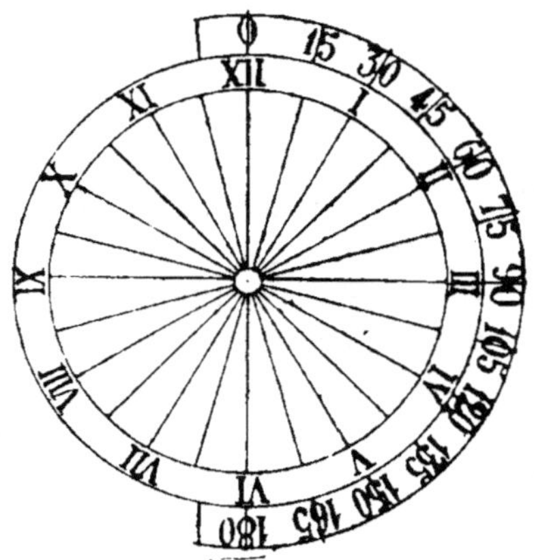

Fig. 17. — Cadran horaire pour la détermination de l'astigmie. Les lignes noires, espacées de 15 degrés, correspondent aux heures et demi-heures. La graduation commence au méridien vertical (midi) et marche dans le sens des aiguilles. Réduction au 1/10.

mieux vu est emmétrope. On le saura si le moindre sphérique positif, interposé devant l'œil, trouble la netteté de ce groupe, et si aucun sphérique négatif n'est susceptible de le faire voir mieux ou dans une plus grande étendue. Le méridien correspondant à ce groupe sera déclaré hyperope ou myope si l'un de ces verres produit de l'amélioration.

Après avoir constaté que le méridien en question est amétrope, naturellement ou par l'interposition d'un sphérique, on s'occupe d'égaliser la réfraction des autres méridiens, c'est-à-dire de les rendre tous emmétropes. Dans ce but, on présente successivement à l'œil un cylindre concave, puis un convexe, l'un et l'autre d'un numéro faible, axes perpendiculaires à la direction du groupe le mieux vu.

Un de ces cylindres donnera de la netteté aux groupes
troubles, tandis que l'autre agira en sens contraire, indiquant par là que ce n'est pas lui qui procurera la correction. Si, par exemple, le verre préféré est le cylindre concave,
cela montrera qu'on est en présence d'une astigmie myopique, on précisera le degré en cherchant le cylindre de

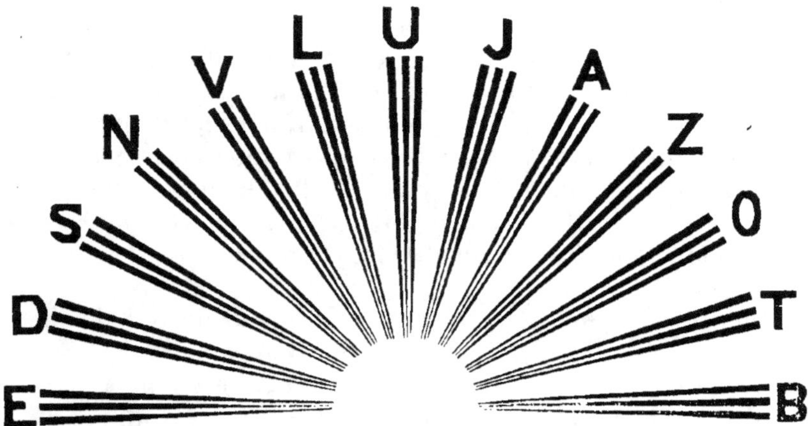

Fig. 18. — Notre tableau-éventail pour la détermination de l'astigmie. L'axe de
chaque groupe est distant de celui des groupes voisins de 15 degrés. Même
graduation que pour le cadran horaire. Réduction au 1/10.

même signe qui fera voir de la façon la plus égale possible
tous les groupes. Supposons qu'on ait trouvé l'œil emmétrope, l'astigmie dirigée verticalement, le cylindre correcteur de — 2 dioptries : alors, on sera en présence d'une
astigmie verticale myopique simple de 2 dioptries.

On verra bientôt que le méridien vertical est désigné par
0° (zéro); on pourra donc inscrire abréviativement le diagnostic de la sorte :

$$0^{\circ} - 2 \text{ D.}$$

Si cette astigmie s'était rencontrée chez un myope de
6 dioptries (astigmie myopique composée), le diagnostic
serait indiqué de la manière suivante :

$$0^{\circ} - 2 - 6 \text{ D.}$$

§ 55. — La méthode que nous venons d'indiquer pour arriver au diagnostic précis de l'astigmie est une des meilleures. On peut procéder plus simplement, mais à la vérité moins sûrement, par la détermination du *punctum remotum* des deux méridiens principaux. Nous allons indiquer cette méthode que le lecteur pourra utiliser pour savoir s'il est astigme et à peu près à quel degré.

Nous avons dit que, chez le myope, le point le plus éloigné de la vision distincte occupe une position constante (§ 28). On arrive au diagnostic du degré de la myopie, en déterminant à quelle distance ce point se trouve de l'œil et en recherchant ensuite à quelle force dioptrique correspond la distance focale notée. Pour cela, il suffit de diviser 100 par le chiffre de cette distance. Si, par exemple, le *punctum remotum* est à 55 centimètres, la myopie sera de 100 : 55 = 5 D.

On peut procéder de la même manière pour un œil myope atteint d'astigmie. Après avoir déterminé, ainsi qu'il vient d'être dit, le degré myopique du méridien le moins réfringent, on recherche de la même façon le degré myopique du méridien le plus réfringent, et, retranchant le chiffre le plus faible du plus fort, on arrive ainsi au degré de l'astigmie.

Pour déterminer le *punctum remotum* des méridiens principaux, on n'a qu'à prendre le cadran horaire. Ce cadran, avec les dimensions de la figure 17, est tout à fait propre aux recherches en question. On n'a qu'à le tenir verticalement devant un des yeux (l'autre couvert) et assez éloigné pour qu'il paraisse trouble dans son ensemble. Si, en rapprochant le cadran, toutes les lignes deviennent distinctes en même temps, cela indique une réfraction égale dans tous les méridiens. Si, au contraire, certaines lignes seulement apparaissent fines et noires, il faudra conclure à la présence d'une astigmie ; la direction de la ligne la plus noire indiquera l'orientation du méridien principal le moins myope. La distance extrême à laquelle ce méridien se montrera net révélera la distance du *punctum remotum* de ce méridien.

Pour déterminer la position du *punctum remotum* du méridien le plus myope, on rapproche le cadran jusqu'au moment où le méridien perpendiculaire est sur le point de se troubler.

Si le *punctum remotum* du méridien le plus myope est à 0,25 centimètres, celui du moins myope à 0,35, les myopies correspondantes seront de $100 : 25 = 4$ D et de $100 : 35 = 3$ D. L'astigmie, représentant la différence, sera de 1 D.

Ce procédé n'est applicable qu'aux myopes; mais rien n'est plus facile que de rendre myope pour un instant l'emmétrope et même l'hyperope. Il suffit de mettre devant l'œil un verre convexe : l'emmétrope, muni d'un sphérique convexe de 5 D, devient myope de cette quantité.

Pour produire le même effet chez un hyperope de 2 D, on n'a qu'à donner un convexe de 5 D : deux dioptries serviront à corriger le défaut préexistant; la force réfringente restant engendrera les 5 dioptries de myopie recherchées.

§ 34. — L'orientation d'une astigmie est indiquée par le degré d'angle que fait le méridien le plus réfringent par rap-

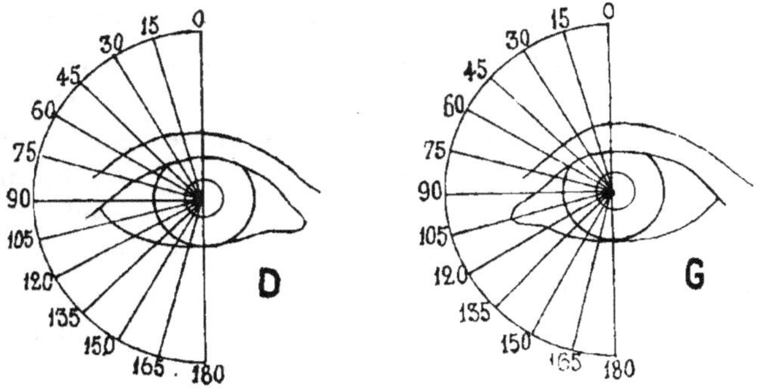

Fig. 19. — Graduations des méridiens de l'œil; elle est la même pour les deux yeux.

port à un diamètre oculaire. La plupart des ophtalmologistes placent le 0° de la graduation (fig. 19) à la partie supérieure du diamètre vertical et les degrés consécutifs, pour les deux yeux, à sa droite ; le 90° se trouve, dans l'œil droit, à l'extrémité externe du méridien horizontal, dans le gauche, à son extrémité interne, et le 180° sur le prolongement du méridien 0°. Une astigmie de 45° sera donc dirigée obliquement de haut en bas et de droite à gauche ; et une astigmie de 135°, toujours de droite à gauche, mais de bas en haut.

On doit regretter que tous les praticiens n'aient pas adopté cette graduation. A vrai dire, elle n'est pas la plus logique. L'astigmie est souvent symétrique, c'est-à-dire que si, chez un sujet, le méridien le plus réfringent de l'œil droit se trouve dirigé de haut en bas et de droite à gauche, celui de l'autre œil est incliné de haut en bas et de gauche à droite. Il est tout naturel, nous en convenons, de choisir une graduation symétrique dans laquelle, par exemple, le 45° est dirigé dans l'œil droit selon la direction indiquée, et dans l'œil gauche en sens inverse. Mais les vues théoriques ne doivent pas enchaîner la pratique. Avoir deux graduations, une pour chaque œil, obligerait à munir les divers instruments destinés à mesurer l'astigmie d'une double division, ce qui serait une cause perpétuelle d'erreurs.

Une entente est d'autant plus désirable que, en plus des manières de procéder dont il vient d'être question, il en existe plusieurs autres. Certains ophtalmologistes placent le 0°, non à partir du méridien vertical, mais à une des extrémités du méridien horizontal : les uns, toujours à la partie externe ; les autres, en ce point pour un œil, en un point opposé pour le congénère ; d'aucuns agissent autrement.

Comme on le voit, les systèmes les plus divers ont cours et cela au grand détriment de la science et de la pratique. Que de prescriptions très mal exécutées uniquement par ce fait que l'opticien ne connaît pas la manière de formuler de tel oculiste ! Que de travaux mal compris parce qu'on a oublié la notation adoptée par l'auteur ! Quand donc pourra-t-on, en disant astigmie 120°, être compris immédiatement et voir rapporter l'asymétrie en question au méridien incliné, de bas en haut et de droite à gauche, à 30° de l'horizontale ?

§ 35. — Si, lorsqu'il s'agit d'étudier cliniquement l'astigmie ou de formuler des cylindres correcteurs, il est important de savoir juste à quel méridien de l'œil correspond la réfraction la plus élevée, dans les études générales, une telle précision n'est pas nécessaire. On distingue alors seulement trois catégories d'astigmies : « Les conformes à la règle » ainsi nommées, parce qu'elles sont les plus fréquentes ; elles comprennent les cas correspondant à zéro et ceux s'étendant à 20° de chaque côté de la verticale ; « les contraires à la règle » englobant les méridiens depuis 70° jusqu'à 110° ; enfin « les obliques » qui réunissent tous les degrés non compris dans les deux premières catégories.

Dans ces derniers temps, pour abréger le langage, on a proposé de remplacer les deux premières désignations par les termes d'astigmie *directe* et d'astigmie *inverse*. Nous préférons de beaucoup le mot de *verticale* et celui d'*horizontale*. En effet, ces qualificatifs, en même temps qu'ils indiquent *grosso modo* la direction du méridien le plus réfringent, complètent la série commencée par le mot oblique, tandis que les expressions « directe » et « inverse » appellent à elles tout autre qualificatif.

§ 36. — Les procédés divers que nous venons d'indiquer ne révèlent que l'astigmie subjective, celle qui est diagnostiquée grâce aux réponses du sujet ; ces procédés sont incapables de renseigner sur la provenance de l'astigmie, si elle est due à une asymétrie de la cornée ou du cristallin.

Un instrument appelé ophtalmomètre et dont le modèle le plus précis et le plus pratique a été inventé par Javal et Schiötz permet de mesurer *objectivement* l'astigmie de la cornée, son orientation et son degré.

Il n'existe encore aucun instrument capable de donner la mesure de l'astigmie du cristallin. On induit l'absence ou la présence de cette astigmie et son degré en comparant le résultat de l'examen subjectif avec celui de l'examen objectif.

Quatre cas peuvent se présenter :

1° Les chiffres de l'astigmie subjective et ceux de l'astigmie objective sont égaux ; il n'y a pas alors d'astigmie cristallinienne :

2° L'astigmie subjective est supérieure à la cornéenne ; il faut en induire qu'il existe une astigmie cristallinienne de même sens que la cornéenne et venant la renforcer ;

3° L'astigmie subjective est inférieure à l'autre ; dans ce cas, une astigmie cristallinienne se dirigeant en sens inverse cohabite avec la cornéenne qu'elle annihile en partie ;

4° L'ophtalmomètre montre la cornée symétrique, tandis que l'examen subjectif révèle de l'asymétrie ; le seul coupable alors est le cristallin.

On comprend sous le nom d'astigmie cristallinienne divers états : les asymétries proprement dites de la lentille et ses obliquités.

Tscherning a observé, sur un certain nombre de sujets, à l'aide d'un instrument analogue à l'ophtalmomètre, que, sauf de rares exceptions, l'axe du cristallin ne coïncide jamais avec la ligne visuelle. Le bord externe de la lentille serait porté un peu en arrière, comme si la totalité de ce corps avait eu à subir une rotation d'environ 5 à 7 degrés autour de son diamètre vertical.

Cette obliquité du cristallin aurait pour effet de donner à l'œil un faible degré (de 0,25 à 0,75 D.) d'astigmie horizontale.

Nous n'entrerons pas dans la description de l'ophtalmomètre, nous fournirons seulement quelques données expliquant de quelle manière on arrive facilement au diagnostic de l'astigmie.

a. Lorsqu'on approche d'un œil deux rectangles, on voit se peindre dans cet œil deux images réfléchies par la cornée ; ces images, vues au travers d'un prisme bi-réfringent, seront au nombre de quatre (fig. 20).

b. Rapproche-t-on les deux rectangles de telle sorte que les deux images centrales soient mises en contact, ce contact sera conservé dans le cas de parfaite symétrie, quel que soit le méridien chargé de réfléchir les images.

c. Si, au contraire, cette membrane est asymétrique, si

son méridien vertical, par exemple, est plus convexe que
l'horizontal, les images en contact parfait lorsque les rec-

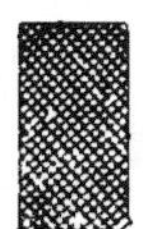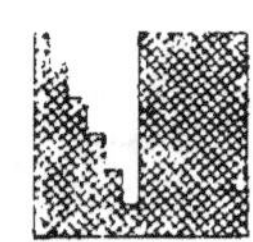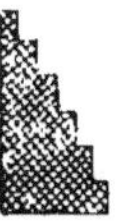

Fig. 20. — Images cornéennes dues à la projection des rectangles de l'ophtalmomètre Javal-Schiötz. Dans la position initiale de l'examen, les deux images
centrales sont au contact.

tangles sont disposés horizontalement l'un à côté de l'autre,
se superposeront plus ou moins quand la base des rectangles sera placée selon la verticale (fig. 21).

Le degré de superposition indique la différence de réfrac-

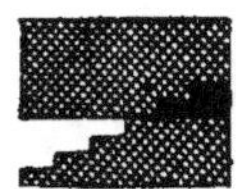

Fig. 21. — Lorsque les deux rectangles sont placés à angle droit de leur position
initiale, les deux images centrales se superposent d'un nombre de marches
égal au degré de l'astigmie. La présente figure indique une astigmie cornéenne de 2 dioptries.

tion des deux méridiens. Pour mesurer rapidement cette différence, Javal et Schiötz ont eu l'idée de découper un des
rectangles en forme d'escalier muni de gradins égaux. Un
gradin correspond à une dioptrie. Si l'on constate un empiétement de deux marches, comme cela est supposé dans la
figure 21, on doit en conclure que le méridien vertical de
la cornée a deux dioptries de réfringence de plus que l'horizontal. Partant on est en présence d'une astigmie de 2 D.

§ 37. — Nous ne dirons que deux mots de l'ophtalmoscope. Cet instrument, en même temps qu'il permet de sonder
les profondeurs de l'œil, de voir sous un grossissement de
plusieurs diamètres les détails de la rétine, donne la possibilité de déterminer d'une façon très exacte les anomalies de

réfraction et même leurs degrés. L'ophtalmoscope se compose essentiellement d'un miroir qui projette dans l'œil les rayons d'une lampe voisine, placée dans une chambre noire, d'où l'expression d'examen à la chambre noire comme synonyme d'examen ophtalmoscopique. Le centre du miroir est percé d'une petite ouverture à travers laquelle l'oculiste voit ce qui se passe dans l'œil. Les données relatives à la réfraction que fournit l'ophtalmoscope (données objectives) diffèrent assez souvent des données recueillies à l'aide des méthodes subjectives; nous aurons à nous étendre longuement sur ces différences.

CHAPITRE III

ACCOMMODATION ET PRESBYTIE

Organes de l'accommodation : Muscle ciliaire et cristallin. — Mécanisme de l'accommodation; sa force aux différents âges. — Époque d'apparition de la presbytie; ses signes révélateurs; sa correction chez les emmétropes et les amétropes.

§ 58. — L'emmétrope, recevant sur sa rétine le foyer des rayons parallèles, voit bien de loin; comment se fait-il qu'il possède la même faculté vis-à-vis des rayons divergents émis par des objets voisins? En effet, ces rayons devraient aller former leur image en arrière de la rétine et donner lieu à une vision d'autant plus trouble que l'objet est plus rapproché.

Or, pendant plus de la moitié de la vie, l'emmétrope a la possibilité de voir de près aussi bien que de loin. Il peut lire les caractères les plus fins, tracer les traits les plus minces, fabriquer les ouvrages les plus ténus; et, chose bien remarquable, il peut exécuter tous ces travaux à des distances rapprochées très diverses. Il a en face de lui un champ d'action très étendu qui contraste singulièrement avec l'exiguïté du foyer d'une lentille.

On comprendrait facilement le fait si la rétine changeait de place à mesure que l'objet se rapproche, mais cette idée, la première qui ait été mise en avant, n'est pas exacte.

En vertu de quel phénomène la rétine peut-elle recevoir les images nettes d'objets situés à diverses distances?

Dans la seconde partie de l'expérience précitée (§ 28), alors que la source lumineuse est rapprochée, si une seconde lentille est associée à la première, on constatera que l'image se peint à une distance moindre. Le fait s'explique aisément. Deux lentilles de même signe, accolées l'une à l'autre, représentent une lentille d'une force réfringente plus grande, capable par conséquent de réunir les rayons en un point moins éloigné (fig. 22).

Dans cette expérience, il est indispensable d'augmenter la

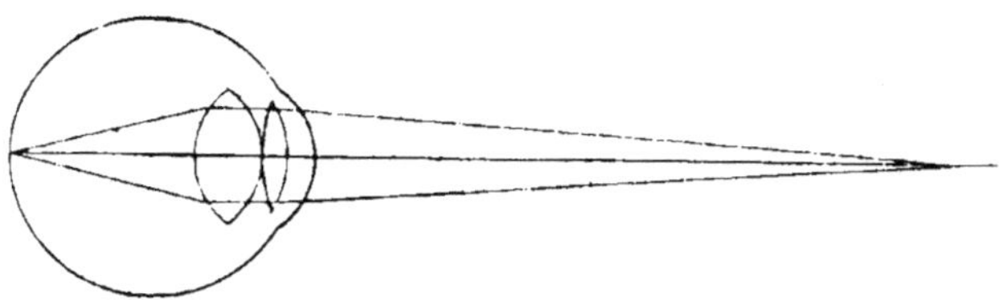

Fig. 22. — Une lentille additionnelle peut représenter l'accommodation.

force de la lentille surajoutée à mesure que la distance de l'objet diminue.

Dans l'œil vivant, au moment où un objet se rapproche, il se passe quelque chose d'analogue, la réfraction de l'œil subit une augmentation progressive qui demeure autant de temps que cela est nécessaire. Des deux organes qui ont de l'influence sur la marche des rayons lumineux, la cornée et le cristallin, ce dernier seul prend part à la manifestation du phénomène.

L'augmentation de réfraction d'un œil, dans la vision rapprochée, résulte tout particulièrement d'une exagération dans la convexité de la face antérieure du cristallin. Comme le bombement supplémentaire de cet organe peut atteindre des degrés bien différents, on s'explique la possibilité qu'a l'œil de pouvoir suivre aisément l'objet de son attention à diverses distances.

Cette propriété est connue sous le nom d'*accommodation*, fonction admirable tant par la précision que par la rapidité avec laquelle elle se produit. Aussitôt qu'un objet est visé, il est vu net; le déplace-t-on, il est encore bien vu.

La rapidité avec laquelle la vision se porte d'une distance à une autre est telle que, malgré l'autorité des faits cités, on peut penser qu'il est possible de voir en même temps de près et de loin.

Quelques expériences d'une exécution facile suffiront à lever tous les doutes.

Si l'on regarde, par exemple, une lumière éloignée à travers un verre transparent maculé d'une tache d'encre, on remarque qu'on peut fixer et voir distinctement tantôt la lumière, tantôt la tache d'encre, mais jamais les deux à la fois. Quand la lumière apparaîtra nette, la tache présentera des contours diffus; au contraire, si la lumière est confuse, la tache sera bien vue.

Ou encore, on pourra répéter l'expérience suivante : on tiendra verticalement, à environ 15 centimètres d'un œil (l'autre étant couvert), un voile transparent, et, plus loin, à 60 centimètres, un livre. On s'assurera alors que les lettres sont indistinctes, lorsqu'on essaiera de compter les fils et les détails du voile, et ceux-ci obscurs, si l'on veut lire.

§ 59. — Il ne faudrait pas cependant croire que la vision n'est absolument distincte qu'au niveau du point mathématique pour lequel l'œil est accommodé. En deçà et au delà de ce point, il existe une certaine étendue, appelée *ligne d'accommodation*, susceptible d'être encore vue nettement. L'existence de cette ligne d'accommodation est démontrée par une expérience qui consiste à tendre devant l'œil un fil dans la direction de l'axe optique (fig. 25). Un point *p* de ce fil pour lequel l'œil est accommodé sera vu nettement, mais il en sera de même des points compris entre *l* et *l*, tandis que, au delà et en deçà de ces points, il en sera autrement et la confusion s'accroîtra avec l'éloignement de ces points.

La ligne d'accommodation est due en grande partie, sinon uniquement, à cette circonstance, que les images diffuses sur la rétine n'altèrent pas la netteté de la vision lorsqu'elles ne dépassent pas certaines limites.

D'une manière générale, la ligne d'accommodation est d'autant plus longue que le point d'accommodation correspondant est plus éloigné de l'œil, et, *vice versa*, elle est d'autant plus courte que ce point est plus rapproché.

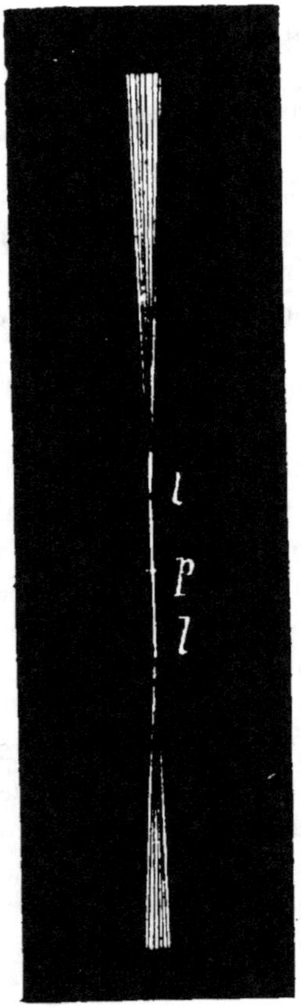

§ 40. — Quel est l'agent qui préside à l'accommodation et en vertu de quel mécanisme le cristallin devient-il plus bombé?

L'agent de l'accommodation est le muscle ciliaire. Lorsque ce muscle est au repos, les procès ciliaires pressent sur les fibres de la zonule de Zinn (§ 11) qui alors exercent une traction sur la périphérie du cristallin. Cette traction a pour effet de maintenir peu éloignées l'une de l'autre les deux faces du cristallin. Lorsque le muscle ciliaire est contracté, les procès ciliaires ne compriment plus la zonule qui, non tendue, n'agit plus à son tour sur le cristallin (fig. 24). Cette lentille obéit alors à l'élasticité de son tissu et la convexité de ses surfaces augmente.

Le muscle ciliaire est donc au repos complet et le cristallin présente sa convexité minime, lorsque la vision s'exerce le plus loin qu'elle peut, c'est-à-dire à son *punctum remotum*. Au contraire, la contraction du muscle et le bombement de la lentille atteignent leur plus haut degré, quand l'œil s'efforce de voir le plus près possible, à son *punctum proximum*.

Fig. 25. — Point d'accommodation (*p*) et ligne d'accommodation (*l. l*).

§ 41. — Le degré d'accommodation est exprimé par le numéro de la lentille convexe capable de porter la vision du *punctum remotum* au *punctum proximum*. Ainsi, un sujet

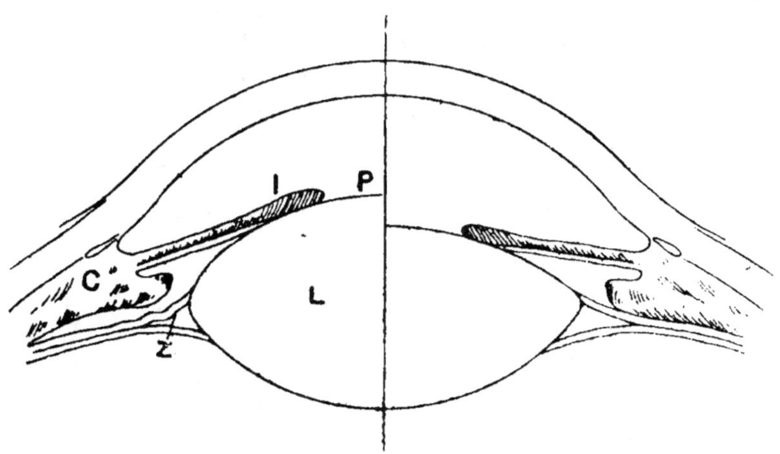

Fig. 24. — La partie gauche du dessin représente l'œil au repos; la partie droite, pendant l'acte de l'accommodation. A ce moment, le muscle ciliaire (C) est contracté et ne presse pas sur la zonule (Z) qui ne se trouve pas tendue; le cristallin (L) obéit à son élasticité et devient plus bombé; en même temps, l'iris (I) s'avance dans la chambre antérieure et la pupille (P) se rétrécit.

Nota. — Depuis l'impression de ces lignes, Tscherning a donné une nouvelle théorie du mécanisme de l'accommodation qui est bien séduisante. D'après cet habile physiologiste, lorsque le muscle ciliaire est contracté, une partie exercerait une traction en dehors et en arrière sur la zonule. Cette traction aurait une tendance à faire reculer le cristallin et changerait la forme des surfaces de cette lentille, surtout l'antérieure, en rendant ses parties centrales plus convexes. En même temps, une autre partie du muscle ciliaire tendrait la choroïde, de manière à empêcher le cristallin de se porter en arrière. Les différences entre cette théorie et celle d'Helmholtz, que nous avons décrite, résident dans ce double fait que, pendant la contraction du muscle ciliaire, la zonule serait tendue et non lâche, comme le représente la figure 24, et que la surface antérieure du cristallin aurait une forme plus bombée que notre dessin l'indique. Pendant l'accommodation, la tension diminuerait dans la chambre antérieure. La théorie de Tscherning cadre parfaitement avec le mécanisme producteur de la myopie que nous exposerons au chapitre xix.

qui verrait de l'infini à 20 centimètres posséderait une accommodation de 5 dioptries; car, dans le cas d'une paralysie totale du muscle ciliaire, ce serait à une lentille de 5 dioptries qu'il faudrait qu'il ait recours pour voir à cette distance.

Cette lentille ayant 20 centimètres de foyer est la seule qui soit capable de faire converger sur la rétine d'un emmétrope les rayons émis par un objet situé à 20 centimètres.

En effet, si les rayons parallèles reçus sur une lentille forment leur image au foyer de cette lentille, inversement les rayons émis par ce foyer deviendront parallèles après l'avoir traversée. On comprend dès lors que ces rayons devenus parallèles par l'interposition de la lentille, aillent faire leur foyer sur la rétine comme s'ils venaient de l'infini. Cette lentille, jouant le même rôle que la force accommodative, pourra donc en exprimer la mesure.

§ 42. — Par suite des modifications apportées par l'âge au muscle ciliaire et tout particulièrement au cristallin qui perd de son élasticité, la puissance de l'accommodation diminue, le *punctum proximum* s'éloigne.

Dans l'enfance, le *punctum proximum* est très rapproché de l'œil. Il se trouve chez l'emmétrope, âgé de dix ans, à environ 7 centimètres. Il s'éloigne peu à peu à mesure que viennent les années, si bien que, à 50 ans, il se trouve à 14 centimètres, et, à 60 ans, à un mètre.

L'accommodation suit les variations du *punctum proximum*. Les premières pertes qu'elle subit commencent de bonne heure et vont en s'accentuant avec l'âge, à un tel point que, à un moment donné, il ne lui reste plus rien.

Le tableau I, en même temps qu'il indique la distance du *punctum proximum* de l'emmétrope aux différents âges de la vie, montre la force accommodative que les yeux, de n'importe quelle réfraction, possèdent à ces mêmes âges.

La diminution de l'accommodation se fait dans tous les yeux d'une façon assez régulière, de telle sorte que, si l'on est initié à l'âge d'une personne, on peut dire à peu près l'accommodation qu'elle possède; et, inversement, la connaissance de l'accommodation existante révèle approximativement l'âge.

La diminution n'est pas régulièrement progressive. La perte subie par l'accommodation est plus accentuée dans les premières années de la vie que plus tard. Ainsi, elle faiblit de 4 dioptries de 10 à 20 ans, de 5 dioptries de 20 à 30 ans,

Tableau I

AGES	PUNCTUM PROXIMUM EN CENTIMÈTRES	ACCOMMODATION EN DIOPTRIES	PERTE subie dans une DÉCADE
10	7	14	
15	8	12	4 D.
20	10	10	
25	11	8,5	
30	14	7	5 »
35	18	5,5	
40	22	4,50	2,5 »
45	28	3,5	
50	40	2,50	2 »
55	57	1,75	
60	100	1	1,5 »
65	135	0,50	1 »
70	400	0	
75	»	»	0

et seulement d'une dioptrie de 60 à 70 ans. La dernière colonne du tableau I montre les pertes accommodatives éprouvées dans les diverses décades.

§ 45. — A égalité de force accommodative, le myope voit de beaucoup plus près que l'emmétrope. Cela se comprend. A une distance où le myope n'a pas encore fait appel à cette force (car il n'en a besoin qu'en deçà du point le plus éloigné de la vision distincte), l'emmétrope en a déjà utilisé une portion. Donc, au moment où celui-ci se trouve dans la gêne, celui-là possède encore une réserve susceptible de faire les frais d'une vision plus rapprochée. De même, dans les myopies fortes, l'emploi de l'accommodation commençant plus

tardivement que dans les faibles, il subsistera encore chez
celles-là une portion disponible de cette force, alors que
chez celles-ci il n'en existera pas autant. Plus la myopie
sera forte, plus le *punctum proximum* sera voisin de l'œil.

Le fait inverse se rencontre chez l'hyperope. Une partie
de l'accommodation est utilisée, comme nous le verrons
dans le chapitre suivant, à remédier à l'insuffisance de la
réfraction statique de l'organe. Dès lors, à égalité d'accommodation, l'hyperope verra moins près que l'emmétrope. Si
un emmétrope et un hyperope voient de près à la même
distance, cela prouve que ce dernier possède une accommodation plus grande que le premier.

§ 44. — La perte progressive de l'accommodation a pour
conséquence l'obligation d'éloigner de plus en plus les objets
de l'œil. Lorsqu'on cesse de voir distinctement à environ
22 centimètres, ce qui arrive à un emmétrope d'ordinaire
un peu après 40 ans, on devient presbyte.

Un emmétrope, pour voir à 22 centimètres, a besoin d'une
accommodation de 4, 5 D (100 : 22 = 4,5). S'il ne possède pas
cette quantité d'accommodation, il ne peut distinguer nettement les objets situés à cette distance; car alors l'image des
objets voisins va se faire en arrière de la rétine, exactement
comme cela a lieu chez l'hyperope pour les objets lointains.

Presbytie, nous l'avons dit, ne saurait être synonyme d'hyperopie; on ne doit pas lui opposer non plus la myopie, sous
prétexte que, dans celle-ci, les images vont se former en avant
de la rétine. Le pendant de la myopie est l'hyperopie; l'une
et l'autre sont des anomalies de réfraction, tandis que la
presbytie, longtemps considérée comme telle, n'est qu'un
trouble d'accommodation. La myopie et l'hyperopie relèvent d'états anatomiques; la presbytie (πρεσβυς, vieux)
résulte d'un phénomène de sénilité atteignant une fonction
de l'œil.

La presbytie ne répond pas, comme les termes de myopie
et d'hyperopie, à un état nettement défini. La distance de
22 centimètres qu'on a choisie est arbitraire. En réalité, la

presbytie n'a pas une limite d'âge bien fixe et ne correspond pas non plus à un éloignement bien déterminé du *punctum proximum*. Elle ne commence, en effet, que lorsqu'on ne peut plus travailler à la *distance habituelle*; elle varie donc selon la nature des occupations. Un homme, obligé de travailler à 50 centimètres, ne sent pas à 40 ans les atteintes de la presbytie, parce que à cet âge son *punctum proximum* est à 22 centimètres. Au contraire, un autre qui lit d'ordinaire à 20 centimètres aura à ce même âge déjà à en souffrir; il lui faudrait 5 D. d'accommodation ($100 : 20 = 5$), et il n'en possède que 4, 5.

§ 45. — La presbytie détermine certains phénomènes qui peuvent faire penser à l'apparition d'une maladie oculaire. Le sujet éprouve, surtout le soir à la lumière artificielle, de la difficulté à voir les petits objets. Il les éloigne à 50, 55 centimètres et même au delà, autant que l'exige le déplacement de son *punctum proximum*. Mais les objets très fins ne comportent pas un tel déplacement. Ils ne sauraient être vus au point pour lequel l'œil peut accommoder. Que fait alors le presbyte? Il appelle à son aide les vives lumières qui, en rétrécissant les pupilles, diminuent l'étendue des images diffuses; ou encore il contracte fortement son muscle ciliaire. Mais de tels efforts, s'ils produisent pour un instant l'accommodation nécessaire, conduisent à la fatigue et parfois engendrent de véritables douleurs. Enfin, un moment survient où l'éloignement, la vive lumière, les efforts ne suffisent plus, il faut absolument que le patient vienne au secours de la nature en interposant entre ses yeux et l'objet du travail de légers verres convergents.

Bien des personnes se figurent qu'elles ont tout intérêt à reculer le plus possible la prise des verres. Les raisons qu'elles invoquent sont multiples; aucune d'elles n'est valable. L'usage des verres bien choisis ne contribue nullement à accélérer la marche de la presbytie. Au contraire, c'est plutôt le moyen de ralentir ses progrès; c'est assurément un préservatif contre diverses maladies. A vrai dire, ces verres ont un inconvénient : s'ils font bien voir de près, ils troublent la vision lointaine. Mais c'est là un petit désagrément qu'on arrive, du reste, bien vite à écarter à l'aide de divers stratagèmes : on baisse la tête; on place les lunettes ou le lorgnon de telle manière que le regard n'ait plus à traverser les verres lorsqu'il se porte sur un objet éloigné.

§ 46. — Le numéro des verres utiles à un presbyte est facile à calculer. Tant qu'un emmétrope a son *punctum proximum* à 22 centimètres et que partant il possède 4, 5 dioptries d'accommodation, il n'y a pas besoin d'être aidé dans un travail qui ne présente rien d'exceptionnel. La presbytie commence lorsque la force accommodative est inférieure à 4,5 dioptries. Alors le problème est de déterminer le verre convexe qui fournit la force réfringente manquante pour pouvoir travailler aisément à 22 centimètres. L'âge connu, on cherche, sur le tableau II, l'accommodation cor-

Tableau II

AGES	ACCOMMODATION QUE L'ON DEVRAIT AVOIR	ACCOMMODATION QUE L'ON POSSÈDE	DEGRÉS de la PRESBYTIE
40	4,5	4,5	0
45	4,5	3,5	1
50	4,5	2,5	2
55	4,5	1,5	3
60	4,5	1,	3,5
65	4,5	0,50	4
70	4,5	0	4,5

respondante; on soustrait le chiffre trouvé de 4,5 qui représente en dioptries la force réfringente nécessaire pour voir à 22 centimètres. Le résultat de l'opération indique le numéro du verre qui corrige la presbytie et en même temps le degré de cette dernière.

Ou le voit, la presbytie, nulle à 40 ans, augmente d'une dioptrie tous les cinq ans jusqu'à 55 ans. A partir de cette époque, sa marche est moins rapide, elle ne progresse pour une même période de temps que d'une demi-dioptrie.

§ 47. — Tout ce que nous venons de dire est relatif à la presbytie chez un emmétrope. Mais l'hyperope et le myope peuvent devenir presbytes. C'est là une preuve de plus que l'hyperopie n'est pas la même chose que la presbytie et que la myopie n'est pas l'opposé de cette dernière.

La presbytie se comporte exactement chez les amétropes comme chez l'emmétrope : elle débute au même âge et son évolution consécutive est identique.

Le calcul théorique du verre correcteur de la presbytie chez un amétrope est fort simple.

S'il s'agit d'un hyperope, il faut d'abord rechercher le verre convexe qui corrige son hyperopie ; on lui ajoute ensuite le verre nécessité par la presbytie. Si l'hyperopie est représentée par 5 et la presbytie par 2 dioptries, le verre à prescrire est le + 5 dioptries.

Le sujet est-il myope ? on procède de la même manière. On recherche et le degré de son anomalie et celui de la force accommodative qui lui reste. Supposons qu'il ait 5 dioptries de myopie et que, âgé de 55 ans, il possède encore 1,5 dioptrie d'accommodation. Dans ce cas, les verres ne seront pas utiles. Que faut-il, en effet, de force réfringente pour que ce sujet puisse lire à 22 centimètres ? Une force de 4,5 dioptries comme à l'emmétrope. Or, il les a à sa disposition : myope de 5 dioptries, il a en plus de l'emmétrope 5 dioptries de réfringence statique. Si l'on ajoute 5 à 1,5 n'arrive-t-on pas au chiffre exigé ?

Le même myope, s'il a 65 ans, aura bien besoin d'un verre convergent pour corriger sa presbytie. A cet âge, il ne reste que 0,50 dioptrie d'accommodation. Si l'on ajoute ce chiffre aux 5 dioptries de réfringence sous la dépendance du degré de myopie, cela ne donne un total que de 5,50 dioptries. Il faudra donc parfaire la différence existant entre 3,50 et 4,50 à l'aide d'un verre convexe d'une dioptrie.

Un myope de 4,5 dioptries n'aura jamais besoin de verres convexes, parce que, même dépourvu d'accommodation, il dispose toujours d'une force réfringente de 4,5 dioptries de plus qu'un emmétrope, ce qui lui permettra, à n'importe quel âge, de pouvoir lire facilement à 22 centimètres. La différence entre son état actuel et celui d'autrefois, c'est qu'il ne peut voir en deçà de 22 centimètres, ce dont, du reste, il n'a pas besoin.

§ 48. — Que le lecteur ne croie pas que dans la pratique la correction de la presbytie soit une chose très simple, et qu'il suffit de connaître les relations existantes entre l'âge et la perte accommodative. C'est là une donnée générale, souvent vraie, mais parfois très inexacte. La marche de la presbytie présente, en effet, des variations individuelles, dont il faut absolument tenir compte dans la prescription des verres. Mieux vaut laisser de côté la question de l'âge, à la satisfaction de pas mal de gens, et aller à la recherche directe du verre qui donne la possibilité de lire à 22 centimètres. L'essai individuel s'impose, du reste, chez les personnes qui, par la nature de leurs occupations, sont obligées d'appliquer leurs yeux sur de très petits objets et par conséquent à de très courtes distances. Les verres dont ces sujets ont besoin seront donc plus forts que ceux indiqués par leur âge. Des verres plus faibles, au contraire, seront préférés par les peintres, les musiciens et toutes les personnes qui travaillent à une distance plus grande que celle exigée par la lecture ordinaire. A d'autres points de vue, l'essai direct s'impose. On se croit souvent emmétrope alors qu'en réalité on est atteint d'un léger degré d'hyperopie ou de myopie, états qui modifient sensiblement le numéro du verre de la presbytie. Ou encore, on peut être emmétrope d'un œil et amétrope de l'autre, ce qui nécessite des verres différents. Ou bien l'astigmie fait sentir ses effets en même temps que ceux de la presbytie; il convient alors de corriger les deux à l'aide de verres combinés. Parfois les premières fatigues de la vue qui surviennent vers la quarantaine, sont uniquement dues à l'astigmie, et combattues bien à tort, dans l'ignorance de la véritable cause, par des verres convexes. Les verres cylindriques triomphent bien mieux de cette fatigue et possèdent en outre l'avantage de ne pas troubler la vision éloignée. L'usage de ces verres commencé à temps permet de reculer de plusieurs années les atteintes réelles de la presbytie et le port des verres convexes.

Voilà bien des raisons pour ne pas traiter la presbytie sans avoir pris l'avis de spécialistes, tant pour la première détermination des verres que pour celles nécessitées dans la suite par l'affaiblissement progressif de l'accommodation.

CHAPITRE IV

CONTRACTIONS CORRECTRICES

Contractions générales rénitentes, élastiques. — Hyperopie latente, manifeste, facultative, relative, absolue. — Contractions partielles rénitentes, élastiques. — L'astigmie comporte les mêmes formes que l'hyperopie.

§ 49. — L'hyperopie et surtout l'astigmie se présentent assez fréquemment à notre examen, mais ces deux états se rencontreraient plus souvent encore sans l'intervention d'un phénomène correcteur qui dissimule un assez grand nombre de cas. La correction est due à une contraction du muscle ciliaire et à un bombement du cristallin. C'est une sorte d'accommodation qui a également pour but l'amélioration de la vision.

Mais, tandis que l'accommodation proprement dite sert à bien faire voir les divers objets rapprochés, le phénomène en question vient uniquement en aide à la vision éloignée de l'hypérope. Sous l'influence d'une contraction générale du muscle ciliaire et d'une convexité plus accentuée du cristallin, les rayons parallèles, qui, d'après la conformation anatomique de l'œil, devraient effectuer leur rencontre en arrière de la rétine, formeront leur image sur cette membrane, procurant ainsi au sujet une excellente vision éloignée. L'hyperope, pour voir au loin met donc en jeu une fonction que ce dernier n'utilise que pour les objets rapprochés. Il se donne ainsi les apparences d'un emmétrope.

Chez l'astigme, le phénomène correcteur peut intervenir et dans la vision lointaine et dans la vision voisine. Il se manifeste sous la forme d'une contraction partielle et d'un bombement limité à une zone du cristallin, le tout orienté perpendiculairement à la direction de l'astigmie préexistante.

On se rappelle que le muscle ciliaire possède des fibres dirigées d'avant en arrière, de la périphérie de la cornée aux parties profondes de la choroïde (% 15). Ces fibres peuvent se contracter indépendamment les unes des autres. D'autre part, le zonule (% 11) n'est pas, comme on l'avait cru jusqu'ici, une membrane continue, elle est composée d'une série de cordages dont chacun peut supporter une pression de la part du ciliaire sans la communiquer aux cordages voisins (Hocquard). On comprend donc que le cristallin puisse devenir plus convexe uniquement du côté où les cordages de la zonule ne seront pas tendus. Dans le cas d'astigmie verticale, c'est l'ensemble des fibres dirigées horizontalement — à la partie interne et externe de l'œil — qui deviendront le siège d'une contraction entraînant avec elle le bombement horizontal du cristallin.

Si l'astigmie préexistante réside du côté de la cornée, l'œil, malgré la présence de la contraction correctrice, continue à offrir à l'ophtalmomètre une construction asymétrique. L'astigmie réside-t-elle, au contraire, du côté du cristallin, la contraction partielle, si elle est absolument correctrice, a pour effet non seulement d'améliorer la vision, mais de faire disparaître l'asymétrie des courbures du cristallin. Cet organe, pendant tout le temps de la contraction, est absolument exempt d'astigmie physique et fonctionnelle.

On voit donc que la nature est tout à fait ingénieuse dans les procédés qu'elle emploie pour corriger les défauts visuels auxquels elle a pu donner naissance. Ses efforts tendent incessamment à rendre l'œil emmétrope et à lui donner une vision symétrique. On peut comparer cette action au réglage qu'on fait subir aux instruments d'optique avant de s'en servir. Mais c'est un réglage qui se fait d'une façon inconsciente et sans la moindre perte de temps.

§ 50. — Il existe deux espèces de contractions générales correctrices de l'hyperopie : les *rénitentes* et les *élastiques*.

Voici un exemple de contraction rénitente correctrice : un sujet possède, sans verre, une bonne vision éloignée, mais un verre convexe, léger, trouble la netteté de cette vision et un verre concave ne l'améliore nullement (§ 51). Cet examen tendrait à prouver que l'organe est emmétrope. Si, en effet, il était hyperope ou myope, sa vision aurait été augmentée par un des verres. Comme cet œil ne peut être déclaré ni myope ni hyperope, on doit penser que c'est un emmétrope. Il ne faut pas cependant conclure précipitamment. Avant de porter un diagnostic définitif, on instillera sur la surface de cet œil quelques gouttes d'une solution contenant de l'atropine, substance qui, tout en dilatant la pupille, jouit de la propriété de paralyser le muscle ciliaire et de réduire à néant l'accommodation.

Si, après quelques instants, en même temps que la vision rapprochée se trouble, il ne survient aucun changement dans la vision éloignée, si le verre convexe continue à être refusé par le sujet, on pourra en induire la présence d'une emmétropie. Mais, si l'on constate que la vision lointaine est moindre et qu'un verre convexe lui redonne sa force primitive, on diagnostiquera l'existence réelle d'une hypéropie qui, jusqu'alors, avait les apparences d'une emmétropie. L'atropine a pu troubler la vision éloignée parce que l'accommodation masquait le déficit de la réfraction statique. Le voile tombé, l'organe présente son défaut en entier, et l'on peut en apprécier l'importance par la force du verre convexe employé à le neutraliser. Chez ce sujet, l'hyperopie était corrigée par une contraction *rénitente*. Ce mot nous l'avons créé ainsi que celui d'*élastique*, à propos des contractions partielles astigmiques; nous avons cru pouvoir étendre l'emploi de ces deux mots aux contractions générales. En chirurgie, une tumeur est dite rénitente quand elle résiste à la pression du doigt qui veut la déprimer. Une contraction est rénitente toutes les fois qu'elle résiste à la puissance d'un verre convexe et qu'elle ne veut pas lui céder la place.

§ 51. — Supposons maintenant que, chez un sujet non atropinisé, la vision lointaine se trouve excellente sans le moindre aide, qu'elle continue à demeurer telle, malgré la présence d'un verre convexe, et qu'enfin elle reste toujours la même après le retrait du verre. Dans ce cas, l'hypéropie se révèle immédiatement; son existence est établie par ce fait que le verre convexe est bien supporté. Il y a également une correction, puisque sans verre la vision est parfaite; mais cette correction est due à une contraction ayant une tout autre nature que celle de l'exemple précédent. Elle disparait lorsque le verre est devant l'œil, elle revient aussitôt qu'il n'y est plus; cela indique de l'élasticité dans la contraction. Pour ce motif, nous l'appelons « élastique ». Cette contraction se comporte, en effet, vis-à-vis du verre comme les corps doués d'élasticité dont la forme est altérée lorsqu'une cause mécanique passagère intervient, et qui sont susceptibles de reprendre leur forme antérieure lorsque cette cause cesse d'agir.

Les contractions élastiques, de même qu'une très grande partie des contractions rénitentes, cessent de se manifester dans la chambre noire: il en résulte que tel sujet qui, à l'examen subjectif, parait emmétrope, est reconnu hypérope à l'ophtalmoscope.

§ 52. — On donne à l'hypéropie divers noms selon la présence ou l'absence d'une contraction correctrice, sa nature, et les circonstances dans lesquelles elle se produit.

Existe-t-il une contraction correctrice, l'hypéropie est dite « latente ». Si cette contraction est élastique, l'hypéropie est qualifiée de « facultative ».

Lorsque la correction est insuffisante, l'hypéropie est alors « manifeste ». Dans les cas où la correction n'a lieu que lorsque les yeux convergent comme s'ils voulaient regarder de près, l'hyperopie est « relative ». Elle est « absolue » si, malgré la convergence, sa correction est entièrement absente.

§ 55. — Ces variétés d'hyperopie sont comme les degrés d'un même état.

Dans le plus faible degré, le défaut se trouve complétement caché par une contraction rénitente (hyperopie latente). Au premier abord, l'organe paraît normal, et voit admirablement les objets distants. Il faut l'emploi de l'atropine pour révéler sûrement sa véritable conformation ; l'examen dans la chambre noire n'est pas toujours suffisant (§ 107).

Un degré un peu moins faible est celui où le vice de réfraction est encore totalement neutralisé, mais par une contraction élastique (hyperopie facultative).

Le degré qui vient après, est constitué par l'hyperopie relative. Ici, le défaut est assez élevé pour qu'il soit impossible à l'accommodation de le corriger spontanément ; elle y arrive néanmoins, grâce à un effort, en faisant appel à la convergence.

La contraction des muscles accommodateurs d'un sujet et celle des muscles droits internes, qui président au mouvement de convergence, sont tellement liées ensemble que, à un degré donné de convergence, correspond toujours un degré à peu près égal d'accommodation : si celle-ci est forte, celle-là est prononcée et inversement. Il semble que l'influx nerveux se partage entre les deux groupes musculaires. Un emmétrope, pour voir de près, met en jeu une quantité égale d'accommodation et de convergence. Quand, par exemple, il regarde un objet situé à 20 centimètres, il emploie dans chaque œil 5 dioptries d'accommodation et 5 unités de force convergente.

Pour voir à cette même distance, un hypérope de 5 dioptries devra dépenser 8 dioptries d'accommodation et sera obligé conséquemment de faire un effort de convergence égal à 8 unités. Mais, avec une convergence de 8 unités, les yeux ne fixent plus l'objet : l'entre-croisement de leur axe, au lieu d'avoir lieu à 20 centimètres où se trouve l'objet, se fait à 12,5 centimètres (100 : 8 = 12,5). Il en résulte qu'à 20 centimètres, l'hypérope en question ne voit pas l'objet parce que les yeux ne possèdent pas une accommodation suffisante, et que, lorsqu'il est dans les conditions nécessaires d'accommodation, c'est-à-dire lorsque ses axes visuels se rencontrent à 12,5 centimètres, il ne voit pas l'objet parce qu'alors il ne le regarde pas. Triste situation! il faut en convenir!

Ce sujet ne peut se tirer d'embarras qu'à l'aide d'un compromis entre ses deux yeux. L'un demeurera uniquement chargé de la vision sans avoir à intervenir dans l'acte de la convergence; il restera immobile en face de l'objet. L'autre abandonnera ses droits à la vision, et convergera de la quantité suffisante pour provoquer l'accommodation nécessaire à la correction de l'hypéropie pour une vision à 20 centimètres. En effet, un œil qui ne converge pas ne saurait être le siège d'une accommodation. Ce phénomène indispensable trouvera son motif d'apparition dans une convergence forcée de l'autre œil, en raison du lien physiologique qui unit les deux fonctions.

Grâce à cet artifice, la vision d'objets rapprochés est rendue possible, mais au détriment de la vision binoculaire.

Cette description du mécanisme intime de la vision rapprochée d'un hypérope d'un assez fort degré nous amène à comprendre comment s'effectue chez lui, dans la vision éloignée, une correction qui n'a pas de tendance à se faire spontanément. Un hypérope des deux yeux, par exemple de 5 dioptries, tiendra l'un d'eux dans la parfaite rectitude, tandis qu'il imprimera à l'autre une convergence de 10 unités. Comme à 10 unités de convergence correspondent 5 dioptries d'accommodation dans chaque œil, il en résulte que l'œil resté dans la rectitude verra bien les objets éloignés, puisque son hypéropie de 5 dioptries sera neutralisée par une contraction ciliaire de 5 dioptries.

La correction dont il vient d'être parlé s'effectue sans que la personne s'en doute. Elle n'a conscience ni de l'effort accommodateur qui lui procure une bonne vision éloignée, ni du mouvement de convergence, cause première du phénomène correcteur. C'est par pur instinct qu'elle arrive à remédier à son défaut visuel.

L'hypéropie absolue est le degré le plus élevé. Ici, l'accommodation, impuissante à corriger le vice de réfraction, n'essaye même pas de le faire et la vision éloignée reste indistincte.

§ 54. — L'importance de la correction d'une hypéropie ne tient pas seulement au degré de cette dernière, mais également à la puissance de l'accommodation. Chez l'enfant en bas âge, l'effort constant du ciliaire donne lieu à une contraction qui neutralise la totalité de l'hypéropie. Mais, au fur et à mesure que l'accommodation faiblit, les corrections diminuent : l'hypéropie de latente qu'elle était devient en partie manifeste, puis la portion manifeste augmente de plus en plus. Chez le vieillard, l'hypéropie la plus légère devient absolue.

On le voit, chez l'hypérope, la fonction accommodative joue un rôle beaucoup plus important que chez l'emmétrope. Elle préside non seulement au bon fonctionnement de la vision rapprochée, mais encore à celui de la vision lointaine.

§ 55. — Il existe deux variétés de contractions partielles correctrices de l'astigmie. Leur manière d'être correspond tout à fait à celle des contractions générales qui neutralisent l'hypéropie.

La première dénote un certain degré de tension du muscle ciliaire. Elle est permanente, résiste au verre cylindrique, et ne cède que sous l'influence d'une solution plus au moins active d'atropine : c'est la contraction rénitente.

La seconde variété indique un degré moindre de tension ; cette contraction n'est pas continue. Sa présence vient-elle à être utile à la netteté de la vision, elle se manifeste, corrigeant alors plus ou moins l'asymétrie existante. Le cylindre correcteur est-il employé, elle disparaît pour réapparaître

aussitôt que le verre est enlevé. On reconnaît à ces caractères la contraction élastique.

Jusqu'à ces dernières années, les contractions rénitentes
étaient seules connues. La présence des contractions élastiques chez les hyperopes nous a donné l'idée de rechercher
s'il n'existait pas quelque chose de semblable chez les
astigmes. Le phénomène prévu ne tarda pas à se révéler,
jouant un rôle correcteur important.

§ 56. — Les contractions partielles procurent le plus
ordinairement des corrections variant entre 0,25 et 0,75 dioptrie. Des chiffres plus élevés (1 et 2 D.) sont tout à fait
exceptionnels, tandis qu'ils sont la règle en ce qui concerne
les contractions générales des hyperopes.

Les plus fortes corrections astigmiques se rencontrent
dans le jeune âge ; elles diminuent peu à peu, à mesure que
la fonction accommodative perd de son pouvoir. La loi de
décroissance de ces contractions est bien difficile à établir.
En dehors de l'âge, il y a d'autres facteurs qui interviennent.
Le tempérament lymphatique, l'anémie, et toutes les maladies
qui affaiblissent l'organisme, agissent puissamment pour
s'opposer à leur manifestation. C'est ce qui explique pourquoi
les contractions partielles ne se rencontrent pas chez toutes
les personnes qui, vu leur âge, devraient en bénéficier ; leur
disparition prématurée est assez fréquente. Ces contractions,
anéanties par la maladie, peuvent, chez les jeunes sujets,
revenir avec la santé et les forces. Bien que l'amoindrissement apporté à la fonction accommodative vers 45 ans soit
prononcé, les contractions partielles existent encore à cet
âge et persistent pendant longtemps chez certains sujets
nerveux.

C'est surtout dans les faibles degrés d'astigmie, dans ceux
qui ne dépassent pas 1,25 dioptrie que se rencontrent les
plus fréquentes corrections. Au-dessus de ce chiffre, elles
sont fort rares.

Les corrections astigmiques s'observent tout particulièrement chez les hyperopes : la manifestation d'une contrac-

tion générale entraîne celle d'une contraction partielle.

§ 57. — Les contractions partielles sont tout à fait exceptionnelles dans la vision lointaine des myopes. On les rencontre 5 fois environ sur 100 cas. Et encore ne faut-il pas voir dans cette manifestation un acte quasi-physiologique : c'est une contraction morbide, spasmodique, comme tétanique, ainsi que l'atteste le peu d'action qu'a sur elle l'atropine. Celle-ci, au contraire, réduit facilement la contraction astigmique des emmétropes.

Si, dans les circonstances ordinaires, les myopes ne présentent pas de contractions partielles correctrices, cela ne veut pas dire qu'ils soient tout à fait incapables d'en produire. On rencontre ces contractions dans certains conditions où elles ont intérêt à se manifester. Pour leur forcer la main, il suffit de corriger la myopie à l'aide d'un verre concave un peu plus fort que celui réellement nécessaire. Que se passe-t-il alors ?

L'image des objets extérieurs est transportée plus loin que la rétine par la force divergente du verre : il survient aussitôt une contraction générale qui neutralise cet effet, mais l'image après ce déplacement devrait rester asymétrique. Or, on la retrouve, si l'astigmie est d'un assez faible degré, avec toutes les apparences d'une parfaite symétrie. Ne faut-il pas en conclure que la présence du verre a provoqué et une contraction générale et une partielle, qui ont neutralisé non seulement l'action trop divergente du verre, mais encore l'astigmie existante ?

L'apparition de la contraction partielle élastique dans les circonstances indiquées explique pourquoi les myopes ont une prédilection bien marquée à choisir pour leur usage des verres concaves trop forts. Ce faisant, ils arrivent à corriger, au détriment de la santé de leurs yeux, l'astigmie qui accompagne leur myopie. La correction ainsi obtenue est si fréquente que les statistiques, dressées pour savoir dans quelle proportion l'astigmie existe chez les myopes, n'indiquent en moyenne qu'un chiffre d'environ 25 pour 100, alors que nous avons montré que le chiffre réel est au moins de 95 pour 100.

§ 58. — Si les myopes sont capables dans les circonstances indiquées de corriger dans la vue de loin leur astigmie, il n'est pas étonnant qu'ils puissent le faire quand ils regardent de près. Ils y arrivent en procédant de la même façon que tout à l'heure.

Mais, ici, ils remplacent le verre concave, qu'ils ne portent pas d'ordinaire dans la vision voisine, par un grand rapprochement de l'objet. Un trop grand rapprochement lui aussi a pour conséquence de porter l'image asymétrique en arrière de la rétine. Le besoin de bien voir sollicite la mise en jeu d'une contraction irrégulière qui, comme tout à l'heure, ramène l'image sur la surface rétinienne et la rend parfaitement symétrique.

Voilà, selon nous, la principale raison de la mauvaise attitude de la plupart des myopes. On comprend dès lors pourquoi les préceptes de bonne tenue qu'on leur prodigue sont si rarement mis en pratique. On se heurte à une impossibilité physiologique. Tant que ces sujets trouveront dans le rapprochement le moyen d'améliorer leur vision, ils continueront à se mal tenir, malgré tout ce qu'on pourra leur dire sur les conséquences néfastes de cette habitude. Heureusement, on le verra plus loin, nous avons mieux à leur donner que des conseils impraticables.

La conduite des myopes est imitée par certains emmétropes qui ne corrigent pas spontanément leur astigmie, soit parce que leur tempérament est un peu débile, soit parce que leur asymétrie est relativement trop élevée.

§ 59. — Les contractions partielles ne neutralisent pas seulement l'astigmie cornéenne, elles arrivent également à remédier à l'astigmie cristallinienne. Dans ce cas, c'est d'ordinaire la variété élastique qui est l'agent correcteur. Il est intéressant de voir que, dans un même organe, siègent le mal et son remède, que l'asymétrie d'une surface réfringente soit neutralisée par une asymétrie en sens inverse de cette même surface.

§ 60. — Il est possible d'établir chez les astigmes les mêmes divisions que chez les hyperopes. On trouve d'abord l'astigmie absolument corrigée par une contraction rénitente (astigmie latente), puis vient l'astigmie entièrement neutralisée par une contraction élastique (astigmie facultative); ensuite existerait l'astigmie relative, celle qui, sans correction au loin, n'en possède que par le rapprochement; enfin, on constate l'astigmie absolue, celle où toute correction fait défaut, aussi bien dans la vision rapprochée que dans la lointaine.

§ 61. — Les contractions générales et les partielles ne sont pas toujours aussi utiles à la vision que nous venons de le montrer. On les rencontre parfois constituant de toutes pièces des états morbides.

La contraction générale entraine toujours une exagération de réfraction du cristallin qui se traduit chez l'emmétrope, et même chez l'hyperope si elle est assez intense, par de la myopie (§ 206). Cette même contraction se manifestant chez un myope — ce qui est très fréquent — vient augmenter le degré de la myopie due à un allongement axile.

Une contraction partielle peut également amener la déformation astigmique d'une cornée ou d'un cristallin jusqu'alors parfaitement symétrique (§ 177 et 178).

Un même phénomène, selon les circonstances, devient donc un agent bienfaisant ou un facteur morbide. Nous aurons à étudier plus tard la genèse de ces diverses contractions et l'influence qu'elles ont réellement sur la production de la myopie et l'astigmie.

CHAPITRE V

VISION DES AMÉTROPES

Vision des sujets amétropes. — Elle est en rapport avec le degré de l'anomalie. — Moyens utilisés pour mieux voir. — Mécanisme intime de la vision de l'astigme. — Astigmies moins gênantes. — Caractères latins, hébraïques, gothiques. — Écriture anglaise.

§ 62. — Sous l'influence de l'allongement axile et de l'accommodation, les myopes voient de très près : dans les hauts degrés de myopie, c'est à une distance moindre qu'on le suppose. Les muscles droits internes ne peuvent alors opérer le mouvement de convergence nécessaire à une vision très proche. Leur force est normale, mais, en présence d'un œil très allongé, et par suite de la résistance apportée par les droits externes relativement trop courts, il leur faudrait une puissance qu'ils ne possèdent pas. L'accommodation de ces sujets n'est pas en défaut, car, s'ils cessent de vouloir regarder avec les deux yeux, il leur est possible avec un seul de voir de beaucoup plus près.

La faculté, qu'ont les myopes de pouvoir distinguer nettement à une courte distance, leur procure divers avantages dont ils sont très fiers. Ils voient avec un éclairage moindre, distinguent des détails très fins qui échappent aux yeux normaux. Plus l'image rétinienne est grande, mieux on voit ; or les dimensions de celle-ci sont en raison directe du rapprochement imposé par la myopie.

§ 63. — Les myopes savent utiliser de la façon la plus intelligente la finesse de leur vue pour obvier aux inconvénients résultant du peu d'étendue en largeur du champ de leur vision.

En effet, en présence d'un livre à large justification, alors que la lecture des premiers mots d'une ligne est possible, ceux du milieu et, à plus forte raison, ceux de la fin sont confus. C'est là une infériorité. On a le plus grand avantage à voir, en même temps que le mot visé, les mots qui le suivent. Que font les myopes dans cette circonstance? Ils choisissent pour leurs occupations les objets les plus petits, recherchent des éditions diamants, tracent des caractères presque imperceptibles. Ils réunissent ainsi dans leur champ de vision un grand nombre de détails, de lettres et de mots.

L'instinct les guide d'une façon merveilleuse dans le choix des moyens pour améliorer leur vision. Comme les images diffuses augmentent d'étendue proportionnellement au diamètre de la pupille et que l'on ne peut diminuer à volonté la largeur de cette dernière, les myopes usent de moyens détournés pour empêcher la pénétration des rayons excentriques : ils clignent de manière à restreindre le nombre de ces rayons, ou se servent d'éclairages intenses qui rétrécissent l'ouverture pupillaire. L'amélioration qui résulte de ce dernier phénomène est telle que, lorsque cette étroitesse survient naturellement chez un vieillard, on croit à une véritable diminution de la myopie sous l'influence de l'âge.

§ 64. — Les plaintes des myopes au sujet de leur vision varient selon le degré de leur amétropie. Si cette dernière est légère (de 1 à 3 dioptries), la vision est peu distincte, mais généralement suffisante pour la presque totalité des occupations ordinaires; l'utilité des verres correcteurs ne se fait pas sentir. Avec un degré moyen de myopie (de 3 à 6 dioptries), les sujets n'ont pas encore à souffrir de leur état, et même parfois en paraissent très satisfaits; ils ne manquent pas de faire remarquer que, vers la quarantaine, les emmétropes, leurs compagnons d'âge, sont contraints de recourir aux verres de la presbytie; eux, au contraire, n'en auront jamais besoin ou seulement à une époque tardive.

Ce serait un avantage réel, si, dès le jeune âge, ils n'avaient pas à faire usage des verres propres à leur myopie, verres auxquels ils n'ont pas assez souvent recours.

Dans les hauts degrés de myopie, la vision éloignée et la vision voisine laissent toujours beaucoup à désirer. A mesure que la myopie progresse, il survient diverses complications qui ont toutes pour résultat d'amoindrir la force visuelle. On y voit par conséquent fort mal et par le fait de la myopie et par le fait des accidents auxquels elle peut donner naissance.

§ 65. — Les troubles visuels de l'hyperope dépendent d'une part, du degré de l'anomalie, et, d'autre part, du degré de correction dont le muscle ciliaire est capable.

La vision lointaine est bonne tant que l'accommodation arrive à maintenir sur la rétine l'image des rayons parallèles, mais le trouble de la vue apparaît lorsque la correction est insuffisante.

L'hyperopie forte, même dans le jeune âge, n'est pas corrigée, par le motif que le sujet a le sentiment de son impuissance; à cette même époque de la vie, dans l'hyperopie moyenne, susceptible d'ordinaire d'une correction complète, tout trouble de la vision manque le plus souvent; à plus forte raison, dans l'hyperopie légère, absolument latente, les yeux remplissent-ils leurs fonctions journalières comme des organes normaux.

Lorsque l'accommodation commence à faiblir, les hyperopies jusqu'alors neutralisées deviennent manifestes. Certains supportent avec résignation le trouble visuel qui en résulte; d'autres, au contraire, s'efforcent d'y remédier en appelant la convergence à leur aide (§ 35). En se plaçant dans la position du strabisme interne, l'œil arrive à distinguer plus ou moins nettement les objets éloignés. Plus tard, alors qu'aucune correction ne peut exister malgré les efforts déployés, la vision devient de plus en plus trouble, et, dans la vieillesse, elle laisse même à désirer dans les plus faibles degrés.

§ 66. La vision voisine de l'hyperope est d'ordinaire relativement plus mauvaise que la vision lointaine. Pour voir de près, il faut avoir de disponible, après la correction de l'anomalie, au moins 4 dioptries d'accommodation.

On conçoit le sort de ceux qui ne possèdent pas une telle réserve. Et encore 4 dioptries, c'est là un minimum souvent insuffisant. En effet, avec ce chiffre d'accommodation, on peut lire à 25 centimètres, mais on ne saurait le faire d'une façon prolongée si l'on ne possède pas quelques dioptries de renfort.

L'hyperope âgé de 30 ans, par exemple, qui se sert de verres qu'un emmétrope ne prendrait qu'à 45 ans, est dit *presbyte avant l'âge*. C'est là une expression inexacte. Chez cet hyperope, la presbytie n'existe pas encore. S'il ne peut accommoder à 22 centimètres, ce n'est pas que le cristallin ait perdu de son élasticité. L'accommodation est intacte, égale à celle d'un emmétrope de même âge, mais elle est employée à un autre usage.

Dans les hauts degrés de l'hyperopie, les sujets, pour voir de près, font appel pendant fort peu de temps à l'accommodation. Dès qu'ils s'aperçoivent que la lutte est impossible, ils se résignent à voir au milieu des images diffuses; mais, s'ils font l'abandon des images nettes, ils les recherchent grandes, absolument comme les amblyopes (§ 29). Du reste, l'amblyopie, plus ou moins forte, est presque la règle dans les hyperopies élevées, et même dans les moyennes limitées à un seul œil.

§ 67. — Les divers moyens qu'emploient les hyperopes pour améliorer leur vision ne sont autres que ceux connus des myopes; toutefois ils y ont recours moins fréquemment que ces derniers. On rencontre peu d'hyperopes qui clignent: ils rétrécissent leur pupille à l'aide d'une vive lumière, ou donnent à leur tête une attitude telle que le dos du nez joue le rôle d'écran et écarte de l'œil un certain nombre de rayons dont la présence augmenterait l'étendue des images diffuses.

§ 68. — Comme chez les hyperopes, la vision des astigmes dépend et du degré de l'anomalie et de celui de la correction. L'influence de cette dernière ne se fait d'ordinaire sentir que dans les astigmies faibles.

Dans le jeune âge, avec une astigmie inférieure à 1, 25 dioptrie, la vision est généralement normale et parfois même elle est tellement bonne qu'elle est supérieure à ce que l'on est convenu de considérer comme la moyenne des visions normales.

Quand l'asymétrie atteint un chiffre moyen (de 1, 50 à 5 D.) la vision est souvent altérée. Néanmoins, avec des astigmies de 1, 50 dioptrie, on rencontre même des visions supérieures à la moyenne. Un tel résultat paraît surprenant et ne peut s'expliquer que par l'intervention d'une contraction partielle correctrice.

Dans les astigmies fortes (supérieures à 5 D), la vision est toujours diminuée, plus ou moins suivant le degré de l'anomalie et celui de la sensibilité de la rétine.

La fréquence des corrections est telle que la moitié environ des jeunes astigmes présente une vision aussi parfaite que s'ils ne l'étaient pas. Chez les adultes, la proportion des bonnes vues diminue, et elle devient l'exception chez les vieillards.

§ 69. — La vision rapprochée de l'astigme est d'ordinaire meilleure que la lointaine, par suite de la présence d'une correction qui fait moins rarement défaut. Dans le cas où la correction n'intervient pas, le trouble visuel est surtout accentué lorsque les lignes sont voisines ou les lettres très petites et rapprochées.

Seuls les astigmes qui corrigent par des contractions rénitentes ont une bonne attitude dans le travail; tous les autres ont une grande tendance à se tenir à une faible distance de l'objet et cela pour des motifs différents.

Les sujets dont l'astigmie est légère rapprochent pour venir en aide aux contractions partielles correctrices. L'effort accommodateur qu'ils mettent en jeu pour voir à la distance choisie entraîne la manifestation de la contraction partielle.

Dans les astigmies fortes, compliquées ou non d'amblyopie, on se tient près du travail, afin de compenser ici encore par une grande amplification de l'image rétinienne son défaut de netteté.

§ 70. — Il est intéressant de connaître les divers artifices utilisés par certains astigmes pour mieux voir. Tantôt c'est à l'aide de leur nez qu'ils interceptent des rayons horizontaux dont le foyer s'éloigne de la rétine; tantôt ils recherchent les vives lumières qui rétrécissent le diamètre pupillaire. Ils se servent également du clignement dont le rôle diffère un peu de celui indiqué chez les myopes et les hyperopes. Si les rayons horizontaux se réunissent sur la rétine, le rapprochement des paupières supprime l'arrivée des rayons verticaux dont la présence augmenterait le trouble de la vision; au contraire, si les rayons verticaux viennent former leur foyer en arrière de cette membrane, la pression exercée de haut en bas par les deux paupières peut avoir pour effet de modifier en l'accentuant la courbure du méridien vertical et de la rendre semblable, ou à peu près, à celle du méridien horizontal emmétrope.

Certains sujets augmentent la courbure d'un méridien à l'aide d'une pression digitale. Veulent-ils exagérer la courbure horizontale, ils compriment de dehors en dedans la partie externe du globe oculaire. Est-ce sur la courbure verticale, ils produisent une pression de haut en bas, ou exercent une traction en dehors, au niveau de l'angle externe des paupières.

§ 71. — Nous avons vu qu'un astigme, mis en face d'un cadran rayonné (fig. 17), ne voit pas toutes les lignes avec la même netteté. Il semblerait que la ligne qui paraît la plus noire doit être celle qui correspond au méridien emmétrope de l'œil ou à celui le moins amétrope. Or il n'en est rien; c'est précisément la ligne dirigée parallèlement au méridien le plus amétrope qui est mieux vue. Il est possible d'expliquer la raison de ce fait qui tout d'abord semble être en contradiction avec les notions acquises. Pour cela il nous faut analyser le mécanisme intime de la vision de l'astigme.

Dans un œil parfaitement symétrique, un point lumineux se peint sur la rétine sous la forme d'un point. L'œil asymétrique qui ne corrige pas son défaut de réfraction, ne peut être impressionné, comme nous l'avons dit (§ 20), que par des images diffuses ayant la forme d'un cercle, d'ellipses ou de droites.

Considérant les déformations subies par un point lumineux, on a d'abord pensé que le cercle était l'image préférée des astigmes, et que ceux-ci s'efforçaient, dans la vision des objets, de faire arriver sur leur rétine l'image correspondant au cercle de diffusion (cercle C fig. 12). L'observation n'a pas tardé à montrer que ces sujets choisissent de préférence les images coïncidant avec une des droites de diffusion. C'est que la vision d'un objet, pour leur paraître suffisante, exige des conditions autres que celle d'un point lumineux. En effet, lorsqu'il s'agit d'un point, l'image diffuse la plus capable de leur révéler la forme de ce point est bien un cercle. La configuration des autres images (ellipses, droites) s'éloigne trop de l'aspect de ce point pour le révéler tel qu'il est. En face d'un point, l'astigme a donc avantage à faire arriver sur sa rétine l'image en forme de cercle et non une des images linéaires. Mais, si un objet vient à remplacer ce point, le sujet a tout intérêt à cesser d'accommoder pour le cercle et à diriger son accommodation, au contraire, comme si, en face du point, il avait voulu recevoir sur sa rétine une des droites diffuses. Ce faisant, il verra, tout au moins, certaines parties de l'objet d'une façon très nette; tandis que, adapté pour le cercle, il aurait vu dans le trouble la totalité.

Pour comprendre pourquoi, dans cette condition, certaines parties de l'objet apparaissent nettes à un astigme, rappelons-nous qu'un objet est un assemblage de lignes et qu'une ligne résulte d'une réunion de points.

Cela dit, isolons par la pensée deux lignes d'un objet,

l'une verticale, l'autre horizontale (fig. 25 A). De ces lignes partent des rayons lumineux qui abordent l'œil selon toutes les directions. Seuls les rayons qui traversent le méridien emmétrope vont faire leur foyer sur la rétine. Si c'est le méridien horizontal qui est emmétrope, on constatera que la ligne horizontale paraît élargie et d'un noir grisâtre, tandis que la ligne verticale est nette et d'un noir vif (fig. 25 B). Cela se passe ainsi pour trois motifs :

1° Chaque point des lignes subit une déformation linéaire ;

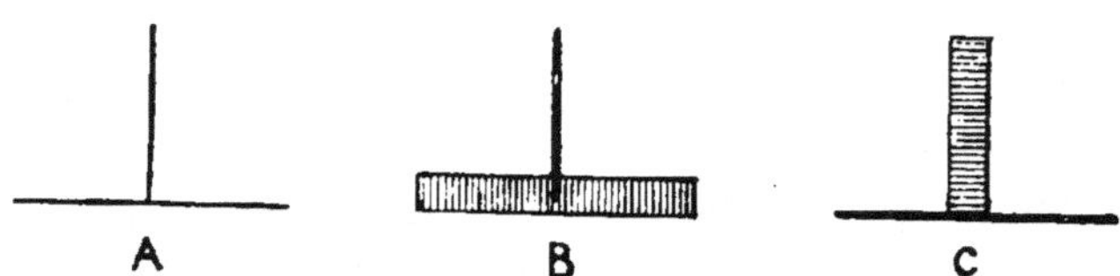

Fig. 25. — Images rétiniennes dans l'astigmie : A, deux lignes placées à angle droit ; B, leur image sur la rétine d'un astigme selon la verticale ; C, leur image lorsque l'astigmie est horizontale.

2° Dans le cas d'emmétropie du méridien horizontal, cette déformation prend la forme d'un trait allongé verticalement ;

3° La déformation verticale de chaque point a des conséquences autres pour la ligne horizontale que pour la verticale. L'allongement en hauteur de chaque point de la ligne horizontale produit une bande d'une certaine largeur et d'un noir atténué, par suite de l'éparpillement de la lumière sur une plus grande surface. Au contraire, l'allongement en hauteur des points de la ligne verticale donne lieu à une ligne peu large, nette et très noire ; ici, les traits résultant de la déformation de chaque point empiètent les uns sur les autres et se recouvrent mutuellement.

La ligne verticale, dans le cas supposé, sera donc mieux vue, uniquement par ce fait que la déformation de l'image des points constituant cette ligne s'opère dans la direction même de cette ligne.

Si, au contraire, l'œil est emmétrope selon le sens vertical, si, par conséquent, ce sont les rayons verticaux partis des deux droites perpendiculaires qui font leur image sur la rétine, la déformation de l'image de chaque point sera horizontale, et le sujet verra mieux les lignes horizontales, toujours par le motif que la déformation des images des points s'effectue parallèlement à la direction de ces lignes (fig. 25 C).

L'analyse des déformations subies par les points entrant dans la composition des lignes montre comment il se fait que ce soient les lignes dirigées perpendiculairement à la direction du méridien emmétrope qui apparaissent plus nettes et plus noires. On voit donc maintenant que ce qui nous semblait tout à l'heure contraire aux notions acquises se trouve expliqué grâce à d'autres notions.

§ 72. — Il résulte de ce qui vient d'être dit que les astigmes dont le méridien horizontal est emmétrope voient bien les détails verticaux des objets, et que, inversement, ceux dont le méridien emmétrope est vertical apprécient beaucoup mieux les détails horizontaux.

Comme les détails verticaux dominent dans la nature, dans les œuvres d'art, dans nos caractères d'imprimerie, il est avantageux que les astigmes aient leur méridien emmétrope dirigé horizontalement. Fort heureusement pour ces sujets, c'est ce qui a lieu le plus ordinairement. L'astigmie verticale étant de beaucoup la plus fréquente, la plupart des astigmes ont leur méridien emmétrope dirigé horizontalement.

Quand le méridien horizontal n'est pas naturellement emmétrope, les sujets font des efforts, faciles à analyser, pour le rendre tel.

C'est ce qu'on remarque dans l'astigmie hyperopique simple à réfringence maxima verticale. Dans ce cas, le foyer des rayons verticaux (V) arrive sur la rétine (R) et celui des horizontaux (H) en arrière (fig. 26 A). L'œil ne paraît pas satisfait de cet état de choses, puisqu'il a recours, autant que son accommodation le lui permet, à une contraction générale qui amène sur la rétine le foyer des rayons horizontaux et en avant celui des verticaux (fig. 26 B), d'où une transformation d'une astigmie hyperopique simple en myopique simple, et partant la possibilité de mieux voir les détails verticaux.

Il est tellement avantageux d'avoir le méridien horizontal emmétrope que les astigmes qui ne peuvent, comme dans l'exemple précédent, transporter l'emmétropie de leur méridien vertical du côté de leur méridien horizontal, prennent parfois des attitudes bien curieuses. Ainsi voit-on certaines personnes incliner la tête à droite ou à gauche pour mieux voir les aiguilles d'une horloge, ou les heures indiquées en

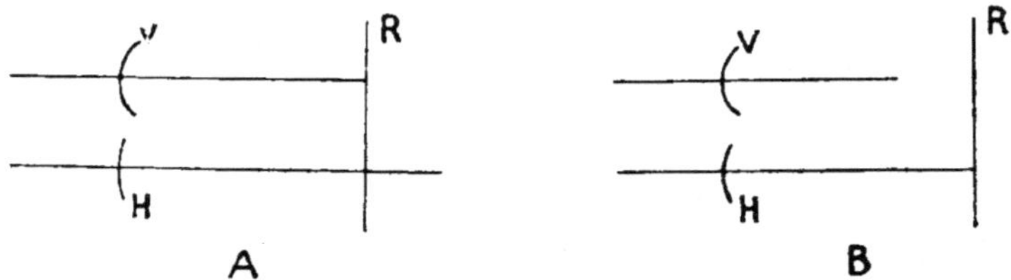

Fig. 26. — Ce schéma représente la transformation d'une astigmie verticale hyperopique simple (A) ou astigmie verticale myopique simple (B).

chiffres romains sur un cadran solaire. L'inclinaison de la tête a pour but de placer le méridien emmétrope perpendiculairement à la direction de l'aiguille ou à celle des traits caractéristiques des chiffres. De même, on rencontre d'autres personnes qui, en face des barreaux verticaux d'une grille ou de grandes lettres d'imprimerie collées sur un mur, penchent la tête de telle sorte que la ligne horizontale réunissant les deux yeux devienne sensiblement parallèle aux barreaux et aux caractères. Chez ces derniers, le méridien vertical de leurs yeux, transformé pour un moment en méridien horizontal, devient alors apte à faire arriver sur la rétine les rayons horizontaux émanés de ces objets. Dès lors, les barreaux de la grille et les lettres — caractérisées surtout par leurs traits verticaux — sont beaucoup mieux appréciés.

Giraud-Teulon cite le fait d'un officier de marine, à vue imparfaite pour la lecture, qui offrait l'organe le plus délié des officiers de son bord pour distinguer un mât de vaisseau à l'horizon. Il n'avait pour cela qu'à incliner la tête de 90 degrés sur l'épaule. L'officier en question était atteint d'une astigmie horizontale; son méridien vertical était emmétrope. En penchant la tête, il mettait ce méridien emmétrope perpendiculairement à la direction du mât et se plaçait ainsi dans les conditions visuelles décrites ci-dessus.

Le fait pour un astigme vertical de mieux voir les verticales ne le tire pas toujours d'embarras. S'il est peintre, il ne reproduira qu'imparfaitement la nature. On raconte que Cassas, peintre d'histoire, qui travaillait dans l'atelier de Gros, voyait avec désespoir que le maître ajoutait toujours des traits horizontaux sur ses dessins. Marchal, tourmenté par une vision, qu'une astigmie subjective rendait double, et empêché par là de peindre, se donna la mort.

§ 73. — On peut penser que les traits caractéristiques des lettres d'imprimerie, qui varient avec certaines races, sont l'expression d'un état astigmique différent. Les lettres latines seraient plus répandues par le motif que le nombre des yeux emmétropes horizontalement est plus grand. Les lettres hébraïques, dans lesquelles dominent les traits horizontaux, devraient leur origine à ce fait que les Juifs ont plus souvent le méridien vertical emmétrope. L'astigmie est héréditaire chez l'individu, et le fils présente tout particulièrement la variété d'asymétrie constatée chez le père. L'hérédité individuelle conduit à l'hérédité de race. Dès lors, il est à peu près certain que la plupart des Juifs d'autrefois étaient des astigmes horizontaux.

§ 74. — Il est réellement extraordinaire, étant données les obligations imposées à la vision par l'astigmie, que l'écriture la plus répandue parmi nous n'ait pas la même direction verticale que les caractères d'imprimerie. La chose est d'autant plus curieuse qu'autrefois notre écriture était droite. Si l'écriture anglaise a pu se généraliser, c'est qu'il est possible aux astigmes qui ne corrigent pas d'obéir à ces obligations en prenant certaines attitudes ou en faisant subir aux cahiers certaines inclinaisons.

En face d'un objet qui ne peut être déplacé, le sujet penche la tête; si l'objet est maniable, c'est ce dernier qui supporte une partie ou la totalité du déplacement. Ainsi, quand un astigme trace des caractères inclinés, ou il penche la tête sur l'épaule droite, ou il place le papier de manière que son bord supérieur soit incliné obliquement à gauche; quelquefois les deux mouvements sont combinés pour augmenter l'effet cherché, consistant à mettre la ligne qui réunit les deux yeux perpendiculairement aux pleins des lettres. Dans cette position, les lettres sont appréciées avec le plus de netteté, la déformation que l'œil astigme selon la verticale (nous raisonnons sur le cas le plus constant) fait subir aux points constitutifs des traits pleins s'opérant dans la direction même de ces traits. Si les astigmes n'avaient pas à leur disposition ces moyens, l'écriture anglaise n'aurait eu des adeptes que parmi ceux qui présentent une astigmie plus ou moins oblique ou parmi ceux exempts de toute asymétrie.

§ 75. — Dans notre pensée, les caractères gothiques seraient dus à une déformation des lettres latines par l'astigmie.

Supposons un œil atteint d'une astigmie verticale de 1 dioptrie. Si un tel œil essaye de lire des minuscules latines d'imprimerie, d'un corps moyen (9 à 12 par exemple), en rapprochant le livre le plus possible, il arrivera un moment où chaque lettre semblera avoir à ses côtés une figure ombrée rappelant grossièrement la lettre elle-même, et l'on observera en même temps une déformation très nette et très caractéristique de cette dernière. Ses dimensions en hauteur paraîtront accrues, ses parties arrondies deviendront angulaires, l'extrémité supérieure d'un jambage se déjettera à *gauche*, l'inférieure à *droite*. Cette déformation, s'étendant uniformément à toutes les lettres, on se croira en présence d'une page de gothique.

Un astigme myope d'au moins 5 dioptries devra répéter l'expérience précédente en plaçant le livre préférablement un peu au delà du punctum remotum.

Les personnes sans astigmie pourront produire la déformation en se rendant artificiellement astigmes à l'aide d'un cylindre positif de 1 dioptrie (axe horizontal). Elles pourront, à volonté, adjoindre à ce premier verre un sphérique convexe qui les rendra myopes.

La déformation que nous venons d'indiquer est tellement caractéristique que nous sommes porté à croire que l'écriture gothique si bizarre, si maniérée, si peu naturelle, a été enfantée par un copiste astigme et myope. Ou ce produit difforme d'une organisation vicieuse aurait vu le jour sans que son auteur s'aperçût qu'il créait quelque chose de nouveau ; il avait devant lui des caractères latins dont les images arrivaient altérées sur sa rétine ; en copiste fidèle, il reproduisit sous une forme anguleuse des caractères arrondis ; ou, ce qui est plus présumable, un savant, ayant eu la révélation gothique en plaçant un manuscrit aux distances extrêmes de la vision distincte, et, ayant remarqué les formes nouvelles que prenaient les lettres, eût l'idée de les reproduire telles qu'il les voyait et de proposer leur emploi.

CHAPITRE VI

MESURE DE L'ACUITÉ VISUELLE

Définition. — Unité de mesure : Angle visuel minimum; acuité moyenne. — Objets utilisés. — Différentes méthodes : Une seule lettre à diverses distances; lettres de grandeurs diverses à une même distance; méthode du trou d'épingle.

§ 76. — Jusqu'ici, en parlant de la vision des amétropes, nous n'avons fait allusion qu'à celle qu'ils possèdent naturellement, sans aucun secours de la part des verres. Nous devons également examiner leur acuité visuelle, c'est-à-dire la force dont ils sont réellement pourvus une fois leur vice de réfraction neutralisé.

L'acuité visuelle est donc la finesse du sens de la vue jugée en dehors de toute influence apportée par l'appareil réfringent ou par les dimensions anormales du globe oculaire.

Chez les amétropes, il y a acuité visuelle quand la rétine est impressionnée par une image nette; il y a simplement vision lorsqu'elle est en contact de cercles de diffusion. Comme la vision d'un œil dont les défauts sont neutralisés est généralement supérieure à celle qu'il possède avant la correction, il importe d'avoir des termes différents pour désigner deux manières d'être d'une même fonction. Chez l'emmétrope seulement, vision et acuité visuelle sont synonymes, car ils désignent une même chose.

Quand on désire apprécier les qualités d'une vision, on se sert d'un objet quelconque, du premier livre venu, d'un paysage lointain ; et, si l'on veut désigner les détails de cette vision, on dit qu'elle est excellente, bonne, moyenne ou mauvaise. Rien de précis, on le voit, ni dans l'examen ni dans le qualificatif. Au contraire, lorsqu'on recherche l'acuité d'un œil, on se sert d'un objet de forme et de grandeur convenues, placé à une distance et sous un éclairage déterminés. Le résultat obtenu est l'expression exacte du degré d'acuité.

Les recherches pour mesurer l'acuité sont les mêmes que celles employées pour déterminer la réfraction. Cela se comprend aisément. On ne peut être renseigné sur l'acuité visuelle qu'une fois l'anomalie corrigée. Le verre correcteur indique le degré de l'anomalie, et la finesse ou la distance des objets que l'on peut distinguer révèle l'acuité visuelle.

Le fait de déterminer simultanément dans la pratique l'acuité visuelle et la réfraction engendre parfois une confusion entre ces deux mots.

L'acuité visuelle est une propriété de l'appareil nerveux, la réfraction résulte de l'état anatomique de l'œil ; l'acuité visuelle peut être entière dans des yeux anormaux, la réfraction être normale dans un œil qui n'y voit pas ; l'acuité visuelle n'existe que dans un œil vivant, la réfraction subsiste après la mort.

§ 77. — Nous venons de dire que, pour la recherche de l'acuité visuelle, on se sert d'objets de forme et de grandeur convenues ; nous allons indiquer les principes qui ont présidé au choix de l'unité de mesure, les objets utilisés, et la manière de procéder à l'examen.

Le principe qui sert de base à la détermination de l'acuité visuelle est analogue à celui adopté pour la sensibilité cutanée. On cherche le plus petit écartement sous lequel deux objets cessent d'être perçus séparément.

L'unité de mesure de l'acuité visuelle est donnée par *l'écartement minimum* de deux points lumineux situés à une grande distance — de deux étoiles par exemple — et susceptibles d'être vus séparément. On est renseigné sur l'écartement de ces deux points par la mesure de l'angle limité par les deux droites appelées *lignes visuelles* menées de ces deux points à l'œil. Or il est toujours facile, connaissant un angle, d'arriver à la mesure de son arc.

L'angle en question porte le nom d'*angle visuel minimum* ; son arc mesure une minute (60 secondes).

La prolongation des côtés de cet angle dans l'intérieur de l'œil donnera lieu à un nouvel angle de même mesure que le précédent, car les angles opposés par le sommet sont égaux. Ces lignes prolongées limitent sur la rétine d'un œil emmétrope un arc de 0,004 millimètre, *distance minima* qui doit exister entre les deux points extrêmes d'une image rétinienne pour qu'ils soient distincts l'un de l'autre.

On considère comme ayant une acuité normale tout sujet qui se trouvera dans cette condition. Avec une sensibilité rétinienne atténuée, l'objet pour être vu devra posséder de plus grandes dimensions. Si celles-ci sont doubles, elles donneront naissance à une image rétinienne d'un diamètre deux fois plus grand : on sera en présence alors d'une acuité réduite de moitié.

On aurait la même acuité (1/2) si l'objet se trouvait à une distance moitié moindre.

Soit AB (fig. 27) le plus petit objet qu'un œil soit capable

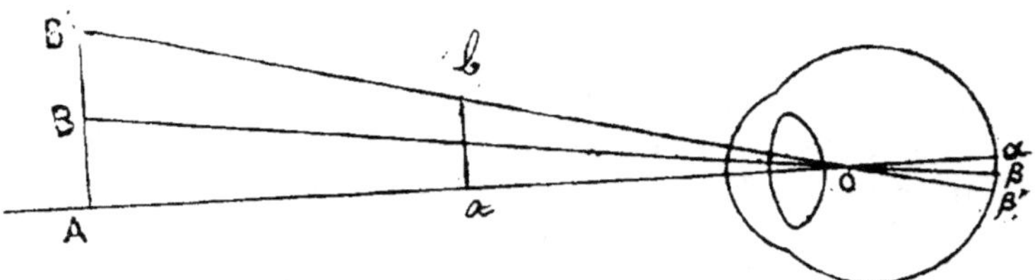

Fig. 27. — Angle visuel d'objets de grandeur et d'éloignement différents.

de voir à la distance OA. L'angle AOB sera d'une minute et l'image rétinienne α β aura une largeur de 0,004 millimètre. Si cet œil perd de son acuité et qu'il ait besoin d'une image d'un diamètre double, on arrivera à la lui fournir, soit en augmentant du double l'objet AB qui alors deviendra AB', soit en rapprochant de moitié l'objet AB (qui sera en a b). En effet, l'image $\alpha \beta'$ aura dans les deux cas la même dimension; car l'angle visuel b o a est exactement de même grandeur que l'angle B'OA.

Il résulte donc que l'acuité visuelle est inversement proportionnelle à la grandeur des objets ou directement proportionnelle à la distance à laquelle l'œil peut encore les voir. Si l'acuité est double, l'objet sera une fois plus petit ou une fois plus éloigné; si ce dernier est vu à une distance triple ou avec des dimensions triples, l'acuité sera trois fois plus forte.

Telles sont les données préliminaires qui ont servi à déterminer la grandeur des objets utilisés pour mesurer l'acuité visuelle.

§ 78. — On emploie comme objet des caractères d'imprimerie et tout particulièrement les lettres latines.

Chaque lettre devra être vue sous un angle plus grand qu'une minute. Un objet informe, un point noir sur fond blanc par exemple, sera parfaitement perçu sous un angle de cette mesure : mais il n'en sera plus de même d'une lettre qui se trouve composée de divers traits noirs séparés par des intervalles blancs. C'est chacune des parties de la lettre qui devra être vue sous un angle de 1 minute. Si une lettre n'était constituée que par deux traits égaux en épaisseur séparés par un intervalle de même grandeur, l'angle ne devrait avoir que 0,012 millimètre. Comme les lettres sont généralement formées de cinq parties distinctes (trois traits noirs séparés par deux intervalles blancs), il est de toute nécessité, pour que les traits soient vus sous un angle de 1 minute, que les lignes visuelles menées des extrémités de la lettre présentent un écartement de 5 minutes. La plus petite image rétinienne fournie par ses lettres mesurera donc environ 0,020 millimètre.

Pour la détermination de l'acuité, on écarte les lettres trop compliquées, telle que la lettre M. On dessine les lettres choisies dans un carré ayant des dimensions telles que, à

une distance donnée, elles soient vues sous un angle de
5 minutes. Les côtés de chaque carré sont partagés en
cinq parties égales par des lignes divisionnaires. C'est dans

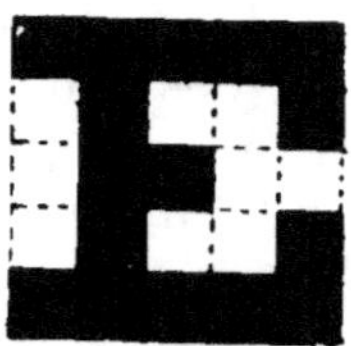

Fig. 28. — Lettre faisant partie du tableau d'épreuve ; vue à 5 mètres, elle
indique une acuité visuelle de $\frac{1}{2}$.

ces carrés secondaires qu'on dessine les traits qui composent les lettres (fig. 28).

§ 79. — On a vu plus haut qu'on augmente les dimensions d'une image rétinienne de deux façons différentes, soit
en rapprochant l'objet, soit en amplifiant ses dimensions ;
cela donne la facilité de procéder de deux manières différentes dans la détermination de l'acuité visuelle.

Si l'on a recours à la première méthode, une seule grandeur de lettres est utile ; on les éloigne de l'œil jusqu'au
moment où elles cessent d'être bien distinguées. Si les
dimensions des lettres sont calculées pour être vues à
50 mètres, et que l'observé ne fasse à cette distance aucune
erreur dans leur appellation, l'acuité sera de $\frac{50}{50} = \frac{1}{1}$,
c'est-à-dire entière. Si, au contraire, elles cessent d'être
bien distinguées à 25 mètres, l'acuité ne sera que de $\frac{25}{50} = \frac{1}{2}$;
à 10 mètres, de $\frac{10}{50} = \frac{1}{5}$.

L'acuité se représente donc par une fraction, dont le
numérateur est donné par la distance où se trouve le sujet,
et le dénominateur par la distance à laquelle la lettre doit

être lue. On fait précéder ces chiffres de la lettre V pour indiquer qu'ils sont relatifs à l'acuité visuelle.

A défaut de lettres, on peut se servir de la main ou des doigts. Une personne aura une acuité normale, si elle aperçoit la main d'un adulte se mouvoir sur un fond sombre à une distance d'environ 300 mètres. L'acuité devra être également considérée comme entière si les doigts écartés peuvent être comptés à 60 mètres. Elle ne sera que de $\frac{1}{10}$ si leur nombre n'est reconnu qu'à la distance de 6 mètres.

§ 80. — Dans la seconde méthode de détermination de l'acuité, au lieu d'employer des caractères d'une grandeur uniforme qu'on place à des distances diverses, on se sert de caractères de différentes grandeurs, tous vus à une même distance de 5 mètres. On recherche quels sont les caractères les plus petits reconnaissables à cette distance. Les divers caractères sont réunis sur un tableau, par ordre de grandeur décroissante. Chaque ligne est formée de caractères de même dimension, et surmontée d'un chiffre indiquant en mètre la distance à laquelle ces lettres doivent être reconnues par un œil normal. Les distances inscrites sont : 50, 35, 20, 15, 10, 7,5 et 5. Un œil qui voit seulement, à la distance choisie de 5 mètres, les lettres de la première ligne ne possède qu'une acuité visuelle de $\frac{5}{50} = \frac{1}{10}$; s'il n'arrive à lire que celles du chiffre 10, son acuité sera de $\frac{5}{10} = \frac{1}{2}$; reconnaît-t-il toutes les lettres, même celles de la dernière ligne, V sera de $\frac{5}{5} = \frac{1}{1}$.

§ 81. — L'angle visuel, qui sert de mesure fondamentale aux caractères dont il vient d'être question, ne correspond pas à l'acuité visuelle la plus forte. La plupart des yeux des jeunes gens voient le n° 5 à une distance de 6, de 8 et même de 10 mètres. Dans ce dernier cas, ils posséderaient une acuité deux fois plus forte $\left(V = \dfrac{10}{5} = 2\right)$. Toutes les fois que, chez des jeunes gens, V n'atteint pas $\dfrac{7}{5}$, il faut les considérer comme ne possédant pas une acuité normale. Chez les vieillards, au contraire, l'acuité diminuant peu à peu, en dehors de toute influence morbide, par le seul fait des années, la distance de 5 mètres est réellement trop grande.

Les lettres, vues sous un angle de 5 minutes aux distances indiquées, ne représentent donc pas l'acuité normale, mais *l'acuité moyenne*.

Quand on est en présence d'un sujet que l'on croit posséder une acuité supérieure à la moyenne, il faut reculer le tableau et voir à quelle distance les lettres de la dernière ligne peuvent encore être reconnues. On peut agir plus aisément si l'on possède des lettres plus petites construites suivant le même type, et pouvant être vues sous le même angle de 5 minutes, à une distance de 2 mètres.

§ 82. — On peut également déterminer l'acuité visuelle en se servant de fins caractères. Ces caractères, de plus en plus petits, doivent être déchiffrés à des distances de plus en plus rapprochées : le dernier numéro doit être lu par un œil normal, sous un bon éclairage, à 55 centimètres. Les lettres y mesurent une hauteur totale de 0,5 millimètre, par conséquent chaque trait de 0,1 millimètre d'épaisseur correspond, à la distance indiquée, au plus petit écartement angulaire.

Les sujets qui, une fois la réfraction corrigée, pourront lire les caractères de ce livre, par exemple à une distance de 1,25 mètre, le dos tourné à la lumière, de manière que la page soit bien éclairée, devront se considérer comme possesseurs d'une acuité visuelle entière. Si, au contraire, ils ne peuvent le faire facilement qu'à une distance d'environ 60 centimètres, ils n'auront qu'une demi-acuité.

§ 83. — Il existe une méthode simple pour reconnaître

l'acuité d'un sujet quelle que soit sa réfraction, c'est la méthode du trou d'épingle.

On fait regarder à travers un petit trou, pratiqué dans une carte de visite, tenue aussi près que possible de l'œil. Les rayons lumineux qui passent par cette ouverture arrivent en faisceaux serrés sur la cornée; ils la traversent, ainsi que le cristallin, dans un point très limité. Dans ces conditions, les surfaces de ces organes perdent en partie leur pouvoir réfringent. Que l'œil soit myope, hypérope, astigme, presbyte, peu importe, une image nette se fera sur la rétine et le sujet y verra selon le degré de sensibilité de son appareil nerveux.

Si les fins caractères de 0,5 millimètre sont vus à 55 centimètres comme cela doit l'être, le sujet aura une acuité entière. S'il ne voit qu'à une distance moitié moindre, il faudra penser à un affaiblissement proportionnel de l'acuité, à moins qu'on ne constate des troubles dans les milieux réfringents de l'œil.

§. 84. — Les verres ont une influence sur le parcours de l'accommodation et sur la grandeur des images rétiniennes.

L'hypérope, muni de son verre correcteur, pourra voir les objets rapprochés à peu près dans les mêmes conditions que l'emmétrope, si son accommodation est encore assez puissante. Sans verre, il ne pouvait distinguer d'aussi près que ce dernier, il lui manquait l'accommodation nécessaire pour ramener sur la rétine l'image des objets voisins; le muscle ciliaire employait toute son énergie à retenir sur la rétine l'image formée par les rayons parallèles. L'hypéropie corrigée, le sujet n'a plus aucun emprunt à faire à son accommodation pour la vision éloignée; cette accommodation reste entière pour les besoins de la vision rapprochée. Dès lors, il se trouve à peu près dans les mêmes conditions que l'emmétrope du même âge : il pourra voir aussi près que lui, s'il possède la même accommodation.

Chez le myope, l'adjonction d'un verre concave augmente sensiblement l'étendue du parcours de l'accommodation.

S'il est jeune, il distinguera de très près malgré la présence du verre, et, avec son aide, il pourra voir jusqu'à l'horizon. Le champ d'action de cet œil est donc accru dans de fortes proportions. Jusqu'ici, il n'avait vu que des espaces très limités ; maintenant, il peut embrasser l'ensemble d'un paysage, d'un monument ; des spectacles inattendus s'offrent à lui dans tous leurs détails.

Les verres concaves augmentent plus l'étendue du champ d'action des yeux que les convexes et agissent d'une façon différente. Ceux-là donnent la possibilité de sonder l'horizon, de mieux voir de loin ; ceux-ci permettent de distinguer de beaucoup plus près. Les derniers agissent surtout en rapprochant le *punctum proximum*, les autres uniquement en reculant le *punctum remotum*.

§ 85. — Les lentilles sphériques apportent des modifications aux dimensions des images rétiniennes.

Les verres convexes les augmentent, cela se comprend aisément : ces verres, en rendant les rayons plus convergents, les font se rencontrer plus près du cristallin, dès lors l'étendue qu'ils délimitent sur la rétine est plus grande.

Il est à remarquer que le bombement cristallinien provoqué par la contraction ciliaire change très peu le point d'entre-croisement des rayons lumineux. Il en résulte qu'un sujet atteint d'hyperopie facultative, corrigée par une contraction ciliaire, ne voit pas les objets agrandis, et qu'il est très étonné des dimensions qu'ils prennent subitement, lorsque pour la première fois on lui met devant les yeux des verres convexes correcteurs.

Les verres concaves modifient la grandeur des images rétiniennes, mais à l'inverse des convexes. Le point d'entre-croisement des rayons se trouvant rapproché de la rétine par le fait de la divergence imprimée à leur direction, l'image est réduite et les objets paraissent plus petits. En même temps, leur distance semble augmentée. Le myope, habitué à juger de l'éloignement des objets par la grandeur de leur image, croit voir plus distants qu'ils ne le sont les objets rapetissés par les verres. Aussi, certains préfèrent-ils ne pas faire usage de verres qui trompent leur jugement. Ils aiment mieux voir dans le brouillard que de voir les choses autrement qu'elles ne sont.

Tout ce que nous venons de dire sur les lentilles sphériques s'appliquent aux cylindriques. Ces dernières, selon leur nature, agissent de la même manière, mais plus faiblement. Comme les lentilles sphériques, elles déplacent le parcours de l'accommodation, mais dans des limites très restreintes; elles déforment également les images. Nous nous rappelons un astigme qui nous abordait, un jour, en nous disant : « Je suis très content des verres que vous me faites porter; j'y vois beaucoup mieux, mais il me semble que je suis devenu un ogre : au lieu de voir une assiette, il me semble avoir devant moi un vaste plat long ». C'était un hyperope atteint d'un degré élevé d'astigmie, et qui portait de fortes lentilles sphéro-cylindriques convexes. Le verre sphérique agrandissait l'objet, le cylindrique l'allongeait.

CHAPITRE VII

ACUITÉ VISUELLE DES AMÉTROPES

Leur acuité est très variable. — Amblyopie partielle des astigmes. —
Causes abaissant l'acuité : Effet diminutif des verres concaves: structure anormale: congestion intra-oculaire: défaut d'usage: anesthésie rétinienne. — Manière dont s'effectue l'éducation de la rétine:
l'usage fait la fonction. — Conseils pour favoriser le développement
de la sensibilité rétinienne.

§ 86. — L'acuité du myope est toujours inférieure à celle
de l'emmétrope. La diminution, à peine appréciable dans les
faibles degrés, devient considérable dans les forts. Avec une
myopie de 6 dioptries, il y a presque toujours une acuité
imparfaite; avec une myopie de 8 dioptries, l'imperfection
est la règle; si la myopie atteint 10 dioptries, cette règle est
sans exception.

Quand on assiste aux lectures des myopes, aux travaux
délicats auxquels ils se livrent, on serait tenté de les croire
pourvus d'une meilleure acuité. La perfection apparente de
leur vision voisine tient à ce fait qu'ils se rapprochent fort
près de l'objet; ils le voient alors sous un plus grand angle
visuel, ce qui permet à un plus grand nombre d'éléments
rétiniens d'être impressionnés par l'image.

§ 87. — L'acuité des hyperopes est souvent inférieure à la
normale. Dans les faibles degrés, elle est généralement la
même que celle des emmétropes, surtout si le sujet est jeune

et capable de neutraliser son défaut. Dans les hauts degrés, au contraire, elle subit presque toujours une diminution plus ou moins grande. Lorsqu'un seul œil est hyperope, son acuité tombe d'ordinaire assez bas. C'est également ce qui arrive du côté de l'œil le plus amétrope, lorsque l'anomalie porte inégalement sur les deux yeux. Si un œil louche en dedans — ce qui se présente assez fréquemment — il est parfois affecté d'une grande faiblesse.

Lorsque les hyeropes se mettent à porter d'une façon constante les verres qui font cesser les efforts correcteurs, il n'est pas rare de constater des améliorations visuelles : leur acuité peut doubler et même devenir entière. Dans le cas de strabisme, l'acuité ne subit souvent aucun changement malgré les exercices visuels. On peut prévoir à l'avance ce qui arrivera. Si l'œil dévié, après l'occlusion momentanée de son congénère, ne fixe pas l'objet présenté, le résultat sera nul. Nous ne connaissons que le seul fait cité par Javal qui fasse exception. Si, au contraire, pendant cet examen, il y a fixation bien franche, il est à peu près certain que des exercices systématiques, à l'aide de verres convexes appropriés, apporteront plus ou moins rapidement une amélioration sensible.

§ 88. — Jusqu'à ces dernières années, on était encore peu renseigné sur les particularités de l'acuité des astigmes. En 1862, Javal écrivait : « Nous sommes malheureusement hors d'état de chiffrer l'influence défavorable que l'astigmatisme exerce sur l'acuité de la vision. C'est un chapitre encore inexploré. » En 1890, nous fîmes paraître sur ce sujet une série de recherches que nous allons résumer.

Rien de plus variable que l'atteinte portée à l'acuité par l'astigmie : parfois elle est nulle, d'autres fois à peine appréciable, dans d'autres cas très prononcée.

D'une manière générale, on peut dire que le chiffre de l'acuité est en raison inverse de celui de l'astigmie.

Mais cette règle n'est pas sans présenter de nombreuses exceptions. Une acuité entière peut exister avec une astigmie de 2 ou 3 dioptries, et même des acuités de $\frac{7}{5}$ et de $\frac{8}{5}$ avec des astigmies de 1, 5 dioptrie; tandis que des acuités inférieures à la normale accompagnent parfois des astigmies d'une demi-dioptrie.

L'influence délétère de l'astigmie varie d'une façon différente suivant que l'anomalie est monolatérale ou bilatérale. Un même degré d'asymétrie aura des conséquences plus funestes dans le premier cas que dans le second. Ainsi, un œil astigme de 1,25 dioptrie dont le congénère est normal, présentera exceptionnellement une acuité de $\frac{5}{5}$; le plus souvent, cette acuité sera inférieure à ce chiffre. Au contraire, deux yeux astigmes également de 1,25 dioptrie seront pourvus d'ordinaire d'une acuité normale et parfois même supérieure. Il est, en outre, tout à fait exceptionnel de rencontrer une acuité inférieure à $\frac{2}{5}$ avec les plus forts degrés d'astigmie lorsque le défaut est bilatéral; tandis qu'on note généralement des acuités de $\frac{1}{10}$ ou inférieures quand des degrés forts ou même moyens d'astigmie n'existent que sur un œil.

Il en résulte qu'il faut, pour produire une même lésion de l'acuité, un chiffre moins élevé dans l'asymétrie monolatérale que dans la bilatérale. En réunissant les cas d'une acuité de $\frac{2}{5}$ par exemple, nous avons trouvé que la *moyenne astigmique* n'était que de 1,75 dioptrie lorsque le défaut siégeait sur un seul œil; *cette même moyenne* atteignait 2,50 dioptries si le défaut portait d'une façon à peu près égale sur les deux yeux.

§ 89. — Si l'on veut analyser les particularités de l'acuité des astigmes, il est important de se servir de notre tableau éventail édité par Steinheil (Paris) (fig. 18).

Sur ce tableau se voient des groupes radiairement disposés

autour d'un point central et composés de trois lignes progressives et équidistantes. Ces trois lignes, longues d'environ 33 centimètres, mesurent avec leurs deux intervalles, à la périphérie, 38 millimètres, et, vers le centre, 7,6 millimètres. La ligne médiane d'un groupe est séparée des deux autres par un intervalle blanc dont l'épaisseur est toujours égale, en un point donné, à celle correspondante des lignes. La lettre choisie, pour désigner un groupe, est celle dont les traits caractéristiques sont dirigés, ou à peu près, dans le sens des lignes.

Perpendiculairement à la direction des groupes, se trouvent des courbes pointillées qu'on ne voit pas sur le dessin de la figure 18 reproduisant en petit notre tableau éventail, mais qui sont indiquées dans le schéma de ce tableau (fig. 29). Ces courbes correspondent aux diverses

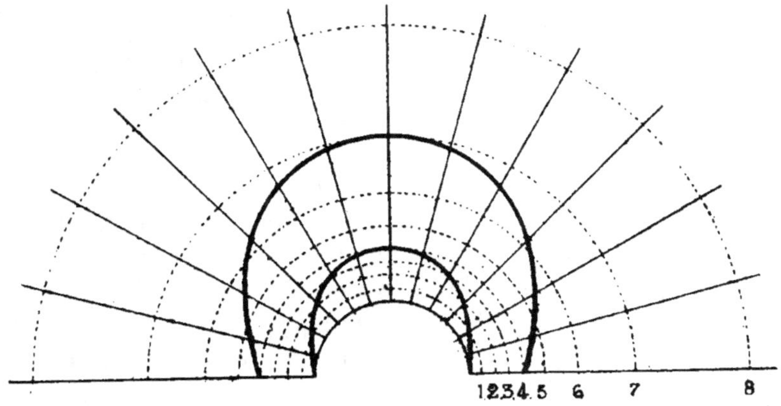

Fig. 29. — Schéma de notre tableau-éventail. Amblyopie limitée et amblyopie généralisée.

acuités. L'œil qui voit distinctement les trois lignes dans toute l'étendue d'un groupe possède en conséquence, selon un des méridiens principaux, une acuité de $\frac{5}{5}$; celui qui n'arrive à les voir que jusqu'à la première, la deuxième, etc., courbe concentrique, est seulement pourvu d'une acuité de $\frac{9}{10}$, de $\frac{8}{10}$, etc., par le motif que, au niveau de ces courbes, l'épaisseur de trois lignes noires et des deux intervalles blancs est égale à celle des lettres qui, à la distance indiquée, mesurent ces acuités.

Avec ce tableau, nous avons habitude de parler non d'acuité, mais d'amblyopie, ce qui revient au même, car le mot amblyopie, synonyme de faiblesse visuelle, est l'inverse de l'acuité. L'individu qui a $V = \frac{9}{10}$, $\frac{8}{10}$, $\frac{7}{10}$, etc., possède par ce fait une amblyopie de $\frac{1}{10}$, $\frac{2}{10}$, $\frac{3}{10}$, etc. Pour ne pas confondre les résultats visuels que fournit le tableau éventail avec ceux que procure l'épreuve des lettres, nous exprimons les amblyopies en chiffres décimaux; ainsi, au lieu d'écrire $\frac{1}{10}$, $\frac{2}{10}$, $\frac{3}{10}$, nous marquons, 0,1 0,2 0,3. Dans notre schéma, les chiffres qui se trouvent à l'extrémité des courbes, bien qu'ayant l'apparence des nombres entiers, représentent des dixièmes d'amblyopie.

§ 90. — En face du tableau éventail, un sujet atteint d'astigmie verticale, corrigée par le cylindre approprié, peut fournir quatre réponses différentes.

A. Il verra les trois lignes de chaque groupe jusqu'à leur extrémité. Dans ce cas, il n'y a pas la moindre amblyopie dans aucun méridien.

B. Il ne pourra voir, dans chaque groupe, les trois lignes que par exemple jusqu'à la troisième courbe pointillée; au-dessous, les lignes apparaissent confuses et comme réunies ensemble pour n'en former qu'une seule, d'une teinte peu accentuée. Il y a alors une amblyopie de **0,3** *généralisée* à tous les méridiens.

C. Les trois lignes du groupe correspondant à un des méridiens principaux, l'horizontal par exemple, seront vues nettement jusqu'à la petite extrémité; il n'y a donc pas d'amblyopie du côté de ce méridien. Mais il y en aura du côté du groupe perpendiculaire si la vision ne peut s'effectuer, par exemple, que jusqu'à la quatrième courbe pointillée. On sera donc en présence d'une amblyopie *limitée* dont la mesure est donnée par le chiffre correspondant à la courbe pointillée au niveau de laquelle commence le trouble visuel, soit une amblyopie limitée de 0,4 dans le cas supposé. Dans la figure 29, cette amblyopie limitée a la forme d'un croissant, circonscrit, d'un côté, par la courbe la plus accentuée, et, de l'autre, par la courbe moyenne à trait plein.

D. Enfin, aucun groupe ne sera vu dans toute sa longueur, mais le trouble commencera dans chacun d'eux à des hauteurs différentes ; ce sera, par exemple, dans le groupe horizontal, au niveau de la quatrième courbe pointillée, et, dans le vertical, au niveau de la septième. Cette amblyopie peut, en réalité, se subdiviser en deux parties : l'une, *limitée*, figurée par le croissant signalé en C ; l'autre, *généralisée* à tous les méridiens, et représentée par une zone comprise entre la moyenne et la moins accentuée des courbes à trait plein (fig. 29). On a la mesure de l'amblyopie limitée en retranchant, du plus fort chiffre trouvé, le plus faible. Ici donc on aurait 0,7 — 0,3 = 0,4.

§ 91. — Dans notre étude sur l'amblyopie limitée, voici les résultats auxquels nous sommes arrivé :

L'amblyopie limitée n'est pas toujours en raison directe de l'amblyopie généralisée. Les degrés varient entre 0,1 et 0,6 : le degré le plus fréquent est le 0,2; le plus exceptionnel le 0,6.

On peut avoir une acuité entière, bien qu'il existe une amblyopie limitée de 0,1 de 0,2 et même de 0,3.

Le degré d'amblyopie limitée est proportionnel à celui de l'astigmie, mais il y a des exceptions.

On peut trouver de l'amblyopie limitée avec une astigmie de 1 dioptrie et même moins, et ne pas en rencontrer dans une astigmie de 2 ou 3 dioptries.

L'amblyopie limitée ne siégeant que d'un côté est accom-

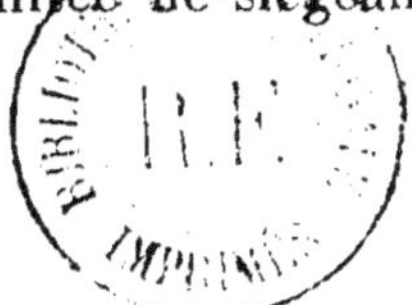

pagnée d'ordinaire d'une moyenne astigmique moindre que lorsqu'elle est bilatérale.

Si l'amblyopie monolatérale coexiste avec un faible degré d'astigmie, celle-ci siège d'ordinaire dans le cristallin.

§ 92. — L'amélioration immédiate apportée à l'acuité visuelle par l'interposition de cylindres correcteurs est très variable. Dans les astigmies d'un même degré, l'amélioration est tantôt évidente et très appréciée, tantôt presque nulle et sans avantage. Ces faits contradictoires dépendent d'ordinaire surtout de la présence ou de l'absence d'une amblyopie limitée. Quand celle-ci fait défaut, la différence entre la vision avant et après correction par les cylindres est généralement accentuée, surtout dans les forts degrés. Cette différence est presque nulle lorsqu'il existe une amblyopie limitée d'un chiffre élevé.

Le port continu du cylindre correcteur augmente d'ordinaire sensiblement l'acuité. Ce résultat heureux est sous la dépendance, non d'une diminution de l'amblyopie limitée, mais de la disparition d'un ou plusieurs dixièmes de l'amblyopie généralisée à tous les méridiens.

§ 93. Les causes qui interviennent chez les amétropes pour abaisser leur acuité visuelle sont au nombre de cinq :

1º La diminution de l'image rétinienne par le verre correcteur dans le cas de myopie ou d'astigmie myopique ;

2º Une structure anormale chez les myopes et chez les hypéropes ;

3º La congestion intra-oculaire sous l'influence des contractions du muscle ciliaire ;

4º Le défaut d'usage ;

5º L'anesthésie rétinienne.

§ 94. Après ce que nous avons dit (§ 85) de l'effet diminutif des verres concaves, on comprend l'influence nuisible qu'ils doivent avoir sur l'acuité. Le système optique qui résulte de la combinaison d'un œil myope et d'un verre concave abaisse l'acuité à la manière des jumelles de théâtre utilisées par la petite ouverture. Dans l'un et l'autre cas, l'image qui se peint sur la rétine est exiguë. Cette membrane recevant une stimulation moindre, l'acuité se montre inférieure à ce qu'elle est en réalité.

Comme la diminution de l'image est d'autant plus prononcée que le verre concave est plus fort, et que les altérations de structure se font surtout sentir dans les myopies élevées, il en résulte que c'est précisément dans les cas où les sujets auraient le plus besoin d'une acuité renforcée que celle-ci est amoindrie par les verres.

Les cylindres concaves engendrent chez les astigmes, à un degré moindre il est vrai, les mêmes inconvénients que les sphériques concaves chez les myopes.

§ 95. — Chez les myopes, la diminution de l'acuité sous l'influence de la structure tient à ce fait que l'organe visuel n'est pas primitivement trop long. En effet, on ne naît pas myope, on le devient dans les premières années de la vie. L'œil des myopes, pour arriver à des allongements antéropostérieurs de 25, 28, 30 millimètres et même plus, subit des distensions qui écartent les éléments nerveux les uns des autres, qui tiraillent et congestionnent les membranes profondes.

Dans ces conditions, il est aisé de comprendre que l'acuité doit être d'autant plus défectueuse que la distension de l'organe est plus prononcée.

La rétine a surtout à souffrir si la déformation s'effectue rapidement et de bonne heure. Un enfant qui présente à 8 ou 10 ans une myopie de 10 à 12 dioptries aura d'ordinaire une très mauvaise acuité, tandis qu'on peut rencontrer des acuités encore très bonnes chez des sujets porteurs des mêmes degrés de myopie, mais qui y sont arrivés au bout d'un temps beaucoup plus long.

La structure de l'œil hypérope influencerait l'acuité de deux manières. D'abord, les images qui se peignent sur le fond de l'œil hypérope sont relativement petites; c'est la conséquence de la courte distance qui existe entre le point d'entre-croisement des rayons lumineux et la rétine. L'agrandissement des images rétiniennes par les verres convexes ne compense qu'en partie leur petitesse primitive. Il n'y aurait compensation complète que si les verres convexes exigés sont forts et tenus assez loin de l'œil. D'après Donders, la structure laisserait également à désirer sous le rapport des fibres nerveuses et des éléments rétiniens dont le nombre serait inférieur à celui que l'on rencontre chez l'emmétrope.

§ 96. — La congestion intra-oculaire qui résulte des contractions du muscle ciliaire nous a été révélée, surtout ces dernières années, à la suite d'extractions ou de fontes du cristallin pratiquées dans des myopies très fortes et à marche progressive.

Chez les sujets opérés, on a constaté un relèvement plus ou moins sensible de l'acuité, tombée très bas chez la plupart. Une partie de l'amélioration n'est qu'apparente et due à ce fait que les verres utilisés après l'opération sont des concaves beaucoup moins forts ou même souvent des convexes. Mais il est hors de doute que la suppression des contractions du muscle ciliaire, qui n'ont plus leur raison d'être après la disparition du cristallin, amène peu à peu un calme profond du côté de la choroïde et de la rétine; la circulation s'y fait mieux, la congestion disparaît, et en même temps survient une augmentation progressive de l'acuité. On ne doit considérer comme relevant de l'action des verres que les améliorations constatées immédiatement après la disparition complète des débris cristalliniens; mais celles ultérieures ne peuvent être rattachées qu'à la disparition de la congestion engendrée par les mouvements accommodateurs.

Les augmentations d'acuité constatées chez les myopes à la suite d'une cure prolongée d'atropine, destinée à mettre au repos le muscle ciliaire, avaient déjà fait prévoir les conséquences nuisibles de ces mouvements incessants. Mais, comme l'atropine ne paralyse qu'imparfaitement les fibres ciliaires, les effets obtenus étaient minimes et dès lors peu saisissants.

La suppression presque complète des mouvements accommodateurs, consécutifs aux extractions ou aux fontes cristalliniennes, révèle l'importance du rôle que jouent ces mouvements dans l'abaissement de la force visuelle des myopes.

Chez les hyperopes comme chez les astigmes, une partie du trouble visuel est généralement sous la dépendance d'une congestion intra-oculaire due aux efforts correcteurs du muscle ciliaire. Cette congestion tombe chez les hypéropes par l'usage du verre convexe et chez les astigmes par celui des cylindres; il en résulte une amélioration de la vue.

Lorsque, chez les divers amétropes, le trouble visuel ne porte que sur un seul œil, la congestion ne peut être invoquée. En effet, l'œil qui reçoit des images diffuses, s'il est associé à un congénère bien organisé et disposé à faire toute la besogne, se livre à peu d'efforts pour y voir et dès lors fatigue peu. Mais, au contraire, un œil qui ne travaille pas est un organe dont la puissance visuelle diminue de plus en plus, d'où une amblyopie par défaut d'usage. Si tous les yeux qui se trouvent dans ces conditions n'arrivent pas aux extrêmes limites de l'amblyopie, c'est que l'inactivité n'existe pas chez eux d'une façon absolue et qu'elle varie selon la nature des occupations. A vrai dire, la déviation strabique, en écartant l'image rétinienne de la région de la macula, précipite la faiblese visuelle et conduit plus sûrement aux plus forts degrés d'amblyopie. Les exercices prolongés à l'aide des verres correcteurs peuvent remédier à ce qu'avait engendré l'inactivité. Chez les astigmes, nous l'avons vu, une partie ou la totalité de l'amblyopie généralisée à tous les méridiens disparait.

§ 97. — La cause la plus importante de la faiblesse visuelle est certainement celle constituée par une anesthésie de la rétine. Cette cause, nous l'avons mise en relief à propos de nos études sur la vision des astigmes.

Donders, il y a plus de trente ans, avait remarqué qu'après la correction complète d'un œil atteint d'hyperopie et d'astigmie, l'acuité demeurait généralement assez fort au-dessous de la normale. Cet auteur s'était demandé quelle pouvait être la cause de cette diminution visuelle. « Il est possible, écrivait-il, que des examens microscopiques de la macula faits avec soin nous en rendent compte ».

Le microscope est resté muet, mais l'étude de la fonction intime de cette région de la rétine nous a révélé la nature, les causes et le moment d'apparition de la faiblesse visuelle que n'améliore pas l'usage des verres appropriés.

L'anesthésie rétinienne doit d'abord être étudiée chez les astigmes.

L'amblyopie limitée, dont le tableau éventail nous a indiqué la forme, les degrés, l'orientation, est sous la dépendance d'une anesthésie partielle des éléments de la rétine. Quel est le mode de production de cette anesthésie ?

Il faut se rappeler que la lumière n'est pas seulement l'incitateur du sens de la vue, elle est également son éducateur. Un œil, pour qu'il acquière la faculté de voir, doit être impressionné par cet agent. Toute entrave à la marche des rayons lumineux, pendant le jeune âge, conduit à une amblyopie dont l'intensité est proportionnelle à l'épaisseur et à la persistance de l'obstacle mécanique. Une opacité cristallinienne, apportée en naissant, conduit fatalement à une faiblesse visuelle excessive si, par une intervention hâtive, on ne vient pas à ouvrir un passage aux rayons lumineux. Une cataracte épaisse, non congénitale, au contraire, peut demeurer en place vingt ans, et même plus, sans amoindrir la vision.

Un œil, pour apprendre à bien voir, ne doit pas seulement être librement pénétré par la lumière, il faut, de plus, que, lors de la période d'éducation du sens de la vue, tous les rayons qui concourent à la formation des images convergent exactement sur la rétine en un foyer unique. En d'autres termes, il faut que l'astigmie ne fasse pas sentir ses effets en altérant la forme de l'image rétinienne.

Cette obligation ne doit surprendre en aucune manière pour peu qu'on se souvienne des conditions qui président chez l'adulte à une bonne vision. Un œil pour bien voir doit concentrer sur sa rétine une image nette des objets ; cela ne peut exister qu'avec des milieux oculaires à courbures identiques. Si les courbures sont inégales, l'image sera forcément diffuse et l'objet imparfaitement vu.

Si la rétine du tout jeune enfant n'est impressionnée que par de semblables images, sa vision sera forcément mauvaise et restera telle, car bien voir dans l'âge adulte suppose une éducation parfaite dans le jeune âge au moment du développement fonctionnel des sens.

Pour que les éléments rétiniens arrivent alors à posséder une sensibilité égale dans toutes les directions, il faut qu'ils soient excités d'une façon égale par la lumière. Or, dans le cas d'astigmie, l'excitation n'est pas la même dans un sens que dans le sens perpendiculaire. Si les rayons qui traversent l'œil horizontalement vont faire leur foyer sur la rétine, chaque élément rétinien sera stimulé par une image vive dans le sens vertical et par une image diffuse dans le sens opposé (§ 71) ; ou ce sera le contraire si ce sont les rayons verticaux qui convergent sur la rétine.

Comme cette action inégale de la lumière est de tous les instants, que la stimulation parfaite porte toujours sur les mêmes points et que les autres sont toujours en relation avec une stimulation imparfaite, il en résulte que les éléments acquièrent définitivement un degré inégal de sensibilité selon les méridiens.

Une rétine constituée par la réunion d'éléments qui auront subi une telle éducation verra, comme eux, d'une façon asymétrique. Dans la suite, on aura beau corriger l'astigmie par des cylindres, on aura beau remplacer les images de diffusion par des images nettes, on ne parviendra pas à établir une vision égale dans tous les sens : l'anomalie de réfraction sera neutralisée, mais le trouble visuel persistera parce que la rétine est incapable de bien apprécier la bonne qualité de l'image qui vient se peindre sur sa surface,

L'amblyopie limitée est donc sous la dépendance directe

de l'astigmie ; c'est pour ce motif que nous avons cru devoir
lui donner le nom d'*amblyopie astigmique.*

§ 98. — On est étonné, au premier abord, que l'amblyopie astigmique ne soit pas toujours proportionnelle au
degré de l'anomalie qui lui a donné naissance, et qu'elle
fasse même défaut dans des astigmies prononcées alors qu'on
a rencontre dans des faibles.

Les astigmies prononcées sans amblyopie limitée s'expliquent par ce fait que l'asymétrie est survenue à une époque
de la vie où l'éducation de la rétine est déjà faite.

L'intensité plus ou moins forte des contractions partielles
correctrices rend compte des différences dans le degré de
l'amblyopie partielle.

Dans les astigmies élevées, les contractions fortes expliquent les amblyopies légères ; les contractions faibles, les
amblyopies prononcées. L'insuffisance de ces contractions
chez des sujets anémiés engendre forcément de l'amblyopie, même lorsque l'astigmie est peu importante.

Lorsqu'à un œil peu astigme et voyant bien se trouve
associé un organe plus astigme, la contraction partielle
n'existe pour ainsi dire que dans le premier ; l'autre fait peu
d'efforts pour arriver à bien voir.

Cela explique pourquoi chez un astigme d'un seul œil
l'amblyopie est toujours plus prononcée que celle qui
accompagne l'astigmie binoculaire du même degré.

Si l'astigmie cristallinienne, légère, engendre de l'amblyopie, c'est que le cristallin éprouve une certaine difficulté
à corriger par un bombement partiel l'asymétrie dont il est
le siège.

On voit donc que l'amblyopie est proportionnelle, non au
degré d'astigmie statique, mais bien à la partie d'astigmie
restée sans correction.

§ 99. — Si une mise au point défectueuse est la cause,
chez l'astigme, d'une anesthésie rétinienne limitée, le même
phénomène chez un jeune hyperope doit entraîner une am-

blyopie de même nature généralisée à tous les méridiens. La clinique nous en fournit des preuves.

Il existe en effet des cas d'hyperopie dont le degré exact nous est révélé par l'ophtalmoscope et que n'améliore en aucune manière la présence de sphériques convexes. Les rétines qui, mises en rapport avec des images nettes, ne voient pas mieux, sont les analogues des rétines d'astigmes qui ne reçoivent aucun bénéfice de l'emploi des cylindres. Dans l'un et l'autre cas, la membrane nerveuse présente de l'anesthésie.

L'amblyopie astigmique se présente dans deux circonstances bien différentes :

1° Lorsque le degré d'astigmie à corriger est supérieur au degré de correction dont le muscle ciliaire est capable.

2° Lorsque la correction, bien que possible, n'a pas lieu par paresse de ce muscle.

C'est également dans les mêmes circonstances que les hypéropes deviennent amblyopes.

Mais il est à noter que, si dans l'amblyopie monolatérale des astigmes, la présence d'une astigmie de moins d'une dioptrie suffit pour y localiser le trouble visuel, il faut un degré d'hyperopie plus élevé pour conduire au même résultat. Néanmoins, le défaut existant est d'ordinaire de ceux que l'accommodation est capable de corriger, pour peu qu'elle soit pourvue de bonne volonté.

Sous prétexte que l'hyperopie, même forte, dépasse rarement un degré qui ne peut être couvert par l'accommodation dont dispose le tout jeune enfant, il ne faudrait pas en conclure que la mise au point a existé dans le jeune âge et que, pour ce motif, l'amblyopie par anesthésie n'a pu s'y établir.

Qu'on veuille bien le remarquer, il ne suffit pas qu'une chose soit possible pour que son existence soit réelle. Nous venons de voir à l'instant que, dans l'amblyopie monolatérale, l'hyperopie qui est en cause aurait pu être complètement corrigée dans la majeure partie des cas. Elle l'aurait été sûrement si, pour une raison ou une autre, le congénère était venu à perdre la vue de bonne heure. De plus, il faut faire une différence entre l'existence momentanée d'une chose et la permanence de cette même chose. L'accommodation peut neutraliser pendant un instant un fort degré d'hyperopie et ne saurait le faire continuellement. Elle doit ménager ses forces et les tenir en réserve pour le moment opportun. Or des images nettes, si elles ne sont que temporaires, ne peuvent faire l'éducation d'une rétine.

Si l'acuité d'un astigme emmétrope devient meilleure sous l'influence du cylindre, cela résulte de la disparition progressive de l'amblyopie généralisée à tous les méridiens; mais l'amblyopie limitée à certains d'entre eux, celle due à l'anesthésie rétinienne, ne subit aucune modification (§ 92).

Chez les hyperopes, l'amblyopie généralisée subit parfois le même sort que l'amblyopie limitée et présente la même persistance.

§ 100. — On peut rencontrer l'anesthésie rétinienne chez le myope, si les conditions suivantes sont réunies : myopie monolatérale forte et coexistant avec une vision normale de l'autre œil. En effet, un œil atteint d'une myopie de 10 diop. tries par exemple ne reçoit que des images diffuses de la majeure partie des objets environnants, qui, en réalité, ne sont vus que par l'autre œil. Les occasions étant fort rares où des rayons réunis en foyer impressionnent la rétine de cet œil myope, il est forcément atteint d'une paresse fonctionnelle.

A la vérité, pour accepter la théorie de l'anesthésie rétinienne chez les myopes, il faut être pénétré de sa valeur chez les hyperopes, de même que pour l'admettre chez ces derniers, il faut l'avoir trouvée vraie chez les astigmes. Ce sont eux qui fournissent la clef de l'énigme.

§ 101. — On devra s'abstenir, pendant la période d'éducation du sens de la vue, de toute pratique de nature à contrarier la formation d'images nettes ou à augmenter le trouble de celles qui laissent déjà à désirer. Ainsi pensons-nous qu'on doit renoncer aux instillations d'atropine prolongées pendant des mois et même des années dans le but de combattre une déviation strabique. Si l'on y a recours, il sera prudent de mettre des interruptions dans leur emploi et de ne pas s'en servir pendant trop longtemps. Il conviendra de corriger le plus tôt possible les défauts optiques qui conduisent à l'anesthésie rétinienne.

Il faut pratiquer de bonne heure les pupilles artificielles nécessitées par les taies consécutives aux ophtalmies des nouveau-nés; redresser immédiatement les yeux qui dès les premières années de la vie louchent par le fait d'un spasme, opérer sans retard les cataractes congénitales à l'aide du procédé qui expose le moins à une astigmie cornéenne consécutive. Par suite de l'absence du cristallin, il n'y a pas de correction possible : toute astigmie conduit alors fatalement à l'amblyopie limitée. L'opération faite, il convient d'ordonner immédiatement, pour éviter une amblyopie généralisée, les verres qui correspondent à la force du cristallin.

CHAPITRE VIII

DE L'ASTHENOPIE

Sa définition. — État fréquent et pénible. — Quatre variétés d'asthénopie : l'hypéropique, l'astigmique, la musculaire, la nerveuse. — Doutes sur l'existence réelle des deux dernières variétés. — Symptomatologie et traitement des diverses espèces.

§ 102. — Le mot asthénopie (ἀσθενής, faible; ὤψ, œil) est synonyme de fatigue oculaire. Il indique un état dans lequel les yeux, au bout d'un temps qui varie entre quelques minutes et plusieurs heures, deviennent incapables de se livrer à un travail de près, bien que la vision soit intacte et qu'il n'existe aucune apparence morbide.

L'asthénopie est un état fréquent, d'ordinaire pénible, qui plonge parfois dans l'épouvante : on se croit à la veille de devenir aveugle.

Mackensie reçut la visite d'une dame venue tout exprès des Indes à Londres pour le consulter : elle était simplement asthénope, mais fortement torturée par cette pensée qu'elle perdait la vue. Donders cite le cas d'un Révérend Père qui, dans sa jeunesse, obsédé par l'idée que les douleurs et la fatigue oculaire du travail le conduisaient à la cécité, ne contracta pas un mariage auquel tenait le bonheur de sa vie. Nous avons connu un jeune notaire dont la carrière fut brisée, parce que, chaque fois qu'il voulait lire ou écrire, il avait une sensation d'épuisement, de tension dans les globes oculaires, phénomène qui lui faisait présager à tort une perte prochaine de la vue. Nous pourrions multiplier les exemples d'actes importants motivés chez les asthénopes par l'appréhension de la cécité, et que le port de verres bien choisis aurait pu empêcher.

§ 103. — La cause de l'asthénopie réside dans une fatigue de l'accommodation résultant des efforts correcteurs nécessités ou par l'hypéropie ou par l'astigmie. A cette cause, les auteurs en ajoutent deux autres : l'une provenant de l'insuffisance des muscles droits internes; l'autre, d'une extrême sensibilité des globes oculaires. Il y aurait donc trois variétés d'asthénopie : l'accommodative, la musculaire, la nerveuse. Il n'y a pas par conséquent une asthénopie correspondant à chaque amétropie. L'hypéropie et l'astigmie ont chacune la leur; mais la myopie n'en possède pas une spéciale.

Beaucoup d'auteurs mettent encore la fatigue éprouvée par les myopes sur le compte de l'insuffisance des droits internes. Cela peut être vrai dans de rares circonstances; mais, sans aucun doute, la cause la plus ordinaire de l'asthénopie chez ces sujets est l'astigmie.

Nous pensons également que l'asthénopie nerveuse n'est qu'une forme de l'asthénopie astigmique.

§ 104. — Pour quelles causes les hyperopes ont-ils à souffrir d'asthénopie? C'est qu'ils demandent à leur muscle ciliaire un travail exagéré. Déjà, dans la vision éloignée, ce muscle est mis à contribution; impuissant qu'il est à satisfaire sans effort aux conditions physiques en face desquelles il se trouve, il se contracte outre mesure et se surmène. D'où une fatigue croissante, et, à la longue, un épuisement complet.

L'asthénopie ne se rencontre que dans les degrés faibles ou moyens de l'hyperopie; les forts en sont exempts. Le fait est facile à expliquer. Dans les hyperopies élevées, la vision au loin absorbe une grande partie ou la totalité de l'accommodation; il n'en reste plus pour les besoins de la vision de près. Or, où il n'y a pas d'efforts il ne peut exister de fatigue.

Dans les degrés moyens d'hyperopie, plus le sujet est jeune, plus il est capable de correction; la lutte est possible, mais elle épuise et conduit à l'asthénopie. Dans les cas légers, l'apparition de cette dernière est également fatale, mais plus tardive. Elle ne survient qu'au moment où l'accommodation ne peut que difficilement suffire à l'adaptation de la vision de près.

§ 105. — Dans l'asthénopie hyperopique, on voit très bien au début du travail; il n'existe aucune sensation douloureuse. Mais au bout de quelque temps, le canevas, le dessin, les caractères d'imprimerie deviennent troubles, comme couverts d'un léger brouillard. Cela tient à ce que le muscle cilaire fortement tendu se trouve dans l'obligation de se reposer; alors l'œil cesse d'être adapté à l'objet. Il suffit, pour rendre possible la reprise des occupations, de quelques minutes de repos pendant lesquelles les sujets passent la main sur les paupières et le front, regardent au loin, ou ferment les yeux, pour les soustraire à toute stimulation accommodative. Mais bientôt le brouillard reparaît et oblige à une nouvelle interruption. Ces troubles de vision durent d'autant plus longtemps et se représentent d'autant plus souvent que le travail se prolonge davantage. A ces symptômes s'ajoute une sensation de tension douloureuse ayant surtout pour siège la région qui se trouve au-dessus des sourcils. Il est à remarquer que la douleur dans les yeux eux-mêmes, après un travail même longtemps continué, est une chose exceptionnelle (Donders). Si le sujet persiste dans son travail, la fatigue précédente ne tarde pas à augmenter, parfois même elle prend le caractère de mal de tête continu que l'on confond souvent à tort avec la migraine. En même temps l'œil devient quelquefois larmoyant, rouge, et donne une impression de chaleur.

Dans les premiers temps de la maladie, les phénomènes douloureux décrits ne se produisent qu'après un travail prolongé et tout particulièrement le soir. A une époque plus avancée, ils apparaissent plus rapidement, au bout de quelques minutes. Le repos du dimanche rend la force à ces yeux qui peuvent alors, les deux ou trois premiers jours de la semaine, se livrer assez facilement à leurs occupations, tandis que le travail des autres jours se fait avec la plus grande difficulté et au milieu des plus pénibles sensations.

§ 106. — Il y a quelques points de ressemblance entre l'asthénopie des hyperopes et la fatigue oculaire qui s'observe au début de la presbytie; mais les troubles de cette dernière sont toujours d'une intensité moindre et l'on n'observe jamais, comme chez les jeunes asthénopes, ces tensions orbitaires et frontales, ces douleurs qui nécessitent la suspension du travail. Cela se comprend : le presbyte n'a aucune puissance accommodative à appliquer à des distances rapprochées; il lui est donc impossible de se fatiguer. Il n'y voit pas en deçà d'une distance donnée, voilà tout ! Il en est autrement chez l'hyperope, et c'est le fait même d'avoir en sa possession une force accommodative encore notable, cependant insuffisante, qui crée chez lui la possibilité de l'asthénopie (Giraud-Teulon).

§ 107. — Des verres convexes bien choisis font cesser comme par enchantement tous les tourments des asthénopes. Combien reconnaissants doivent-ils être envers l'homme illustre qui est venu montrer la cause de leur mal ! Que la notion actuelle fait contraste avec celle qu'enseignait Sichel par exemple ! Pour ce maître, l'asthénopie était le premier pas vers la cécité. Quelle différence dans le traitement ! Avant Donders, purgatifs, sédatifs, toniques, contre-stimulants, altérants, tout était employé et toujours en pure perte. On finissait par conseiller le repos absolu des yeux, ce qui était loin d'être une solution pour ceux qui devaient vivre du labeur quotidien.

En général, le verre à porter est un peu plus fort que le degré de l'hyperopie manifeste. Il est des cas où, par le fait d'une contraction rénitente, l'hyperopie peut passer inaperçue. Lorsqu'on soupçonne le fait, il convient d'examiner le sujet à l'ophtalmoscope : dans la chambre noire, la contraction tombe d'ordinaire et la nature du mal se dévoile immédiatement. On prescrit alors des verres légers que l'on remplace peu à peu par de plus forts ; on s'arrête quand tous les symptômes d'asthénopie cessent de se montrer. Les instillations d'atropine constituent un moyen plus expéditif : la contraction est rapidement vaincue et la réfraction se dévoile complètement ; mais l'atropine a un inconvénient, c'est que, pendant huit à douze jours, elle met dans l'impossibilité de travailler. On ne doit y avoir recours que dans les cas où la douleur empêche le malade de se livrer à ses occupations, ou si l'on suppose l'existence d'une contraction ne disparaissant pas dans la chambre noire.

§ 108. — Un bon nombre de cas que l'on croyait relever de l'hyperopie, dépendent réellement de l'astigmie. Dès 1884, nous avons montré que l'astigmie légère était souvent prise pour de l'hyperopie. En effet, tous les sujets qui, dans l'épreuve à 5 mètres, n'avaient pas la vue troublée par l'interposition d'un verre sphérique convexe faible, étaient déclarés hyperopes (§ 51). Or, nombre d'emmétropes, légèrement astigmes, acceptent un tel verre avant la correction cylindrique qu'ils refusent, au contraire, lorsque l'astigmie est neutralisée. Quand des sujets supportent la présence d'un verre convexe léger, il convient de pousser plus loin l'examen. On apprend souvent qu'ils voient plus gros, mais pas mieux, et que, en réalité, le verre fait apparaître un léger brouillard. On est conduit à soupçonner une fausse hyperopie, diagnostic confirmé par les cylindres. Ces cas viennent donc grossir le chiffre des asthénopies qui relèvent réellement de l'astigmie.

§ 109. — L'observation qui suit, et que nous empruntons à Donders, est un exemple d'asthénopie astigmique d'intensité moyenne. Cet auteur la qualifiait d'asthénopie apparente.

Mme N..., 53 ans, femme nerveuse et faible, se plaint de ne pas pouvoir continuer ses occupations. Elle se fatigue rapidement et éprouve en même temps des douleurs. Les yeux se mettent à pleurer, et elle est incapable de reprendre son travail pendant le reste de la journée. Dans la soirée surtout, elle est contrainte d'éviter toute application. De temps à autre, elle éprouve de la photophobie (aversion de la lumière). Elle est myope de 1,25 ; son acuité est normale ; l'opthtalmoscope révèle une congestion du nerf optique.

Ce cas, ajoute Donders, diffère sous bien des rapports de l'asthénopie hypéropique. La douleur siège dans les yeux mêmes, elle est continue et exaspérée par l'exercice ; la tension sus-orbitaire caractéristique fait ici défaut. La vision est distincte jusqu'au dernier moment ; ce ne sont que les douleurs qui obligent à interrompre le travail. De pareils faits ne sont pas rares et se rencontrent surtout chez les myopes, mais parfois aussi chez d'autres sujets. C'est une forme d'hyperesthésie (sensibilité excessive) encore mal définie dans sa nature, liée à des symptômes congestifs. L'usage de verres bleuâtres, le repos, les dérivatifs stimulants restent souvent sans efficacité. Désigner l'ensemble de ces phénomènes sous le nom d'asthénopie, c'est appliquer un même terme à deux faits qui diffèrent sensiblement dans leur essence et leur manifestation.

Depuis que Donders a écrit ces lignes, la science a marché et la nature astigmique de cette asthénopie apparente s'est dévoilée à nous ; grâce à de meilleures méthodes, on a pu découvrir plus facilement l'astigmie et lui attribuer des asthénopies qu'on mettait auparavant sur le compte d'une insuffisance musculaire ou d'une vive sensibilité de l'œil.

§ 110. — Dans le principe, nous n'accusions que les astigmies d'au moins 0,75 dioptrie ; mais, peu à peu, constatant chez des astigmes de 0,50 et même 0,25 D. des symptômes identiques à ceux observés chez des sujets plus astigmes, nous eûmes l'idée de poursuivre ces phénomènes avec des cylindres. Grâce à cette idée, des états très pénibles et résistant à des traitements variés disparurent rapidement.

Donders considérait comme une quantité négligeable une

astigmie d'une dioptrie. Il en était résulté que le plus faible cylindre qui figurait autrefois dans nos collections de verres était de 0,75 dioptrie, aujourd'hui toutes contiennent des cylindres d'un demi et d'un quart de dioptrie. « Si l'on me donnait le choix, écrivait Javal en 1891, de renoncer dans mon cabinet aux cylindres supérieurs à 1.50 ou aux cylindres faibles de 0.50 à 1.50, je n'hésiterais pas une seconde à sacrifier les premiers, non seulement à cause du nombre beaucoup plus grand de personnes qui bénéficient de l'emploi des cylindres faibles qu'à cause de cette circonstance tout à fait inattendue, mise en lumière par G. Martin, que l'astigmatisme faible est souvent une cause d'asthénopie intolérable, tandis que l'astigmatisme fort entraine seulement une amblyopie qui est tolérée beaucoup mieux qu'on ne le pourrait croire. »

Notre manière de voir n'a pas été acceptée seulement en France, elle a traversé l'Océan, et nous voyons un Américain certainement plus royaliste que le roi, qui, dans une année, a prescrit avec avantage 600 cylindres d'un quart de dioptrie !

§ 111. — Il est une école, peu nombreuse il est vrai, qui ne croit pas aux corrections astigmiques et qui estime que le seul souci des astigmes est d'accommoder de telle sorte qu'ils aient la vision nette d'une des lignes focales, la verticale de préférence (§ 71). Dans ces conditions, l'asthénopie serait due à des efforts semblables à ceux dont les yeux hyperopes sont le siège.

Nous ne pouvons acquiescer à cette manière de voir ; nous comprenons, en effet, difficilement l'existence d'une asthénopie due à une contraction générale, quand le sujet emmétrope possède une ou deux fois plus d'accommodation qu'il ne lui en faut pour adapter une des lignes focales à la distance ordinaire du travail. Nous pourrions citer des centaines d'observations d'asthénopie astigmique chez de jeunes emmétropes qui étaient pourvus de la force accommodative correspondant à leur âge. A nos yeux, l'intervention des contractions partielles est tellement utile pour expliquer ces cas que, bien des fois, à leur propos, nous avons répété que, si les contractions partielles n'existaient pas, il faudrait les inventer.

Mais la raison principale qui nous porte à combattre l'idée d'une accommodation pour une des lignes focales, c'est que, maintes fois, il nous est arrivé de constater, à la suite de l'usage de cylindres, une amélioration rapide et une guérison complète de phénomènes asthénopiques qui avaient résisté au port prolongé de simples verres convexes. Néanmoins, il faut avouer que, parfois, ces derniers verres conduisent à la guérison certains astigmes emmétropes ou hyperopes. Les verres concaves parviennent également, dans quelques circonstances, à faire cesser l'asthénopie de myopes astigmes. A cela, il est facile de trouver une explication : il est démontré que les sphériques, inclinés d'une certaine façon devant l'œil, arrivent à produire un effet cylindrique et partant à remédier à une asymétrie.

§ 112. — On se le rappelle, il y a trois variétés de contractions partielles : les rénitentes qui remplissent exactement le rôle d'un cylindre ; les élastiques qui, pour résister à une application prolongée, ont besoin d'être soutenues par une contraction générale ; enfin, celles qui ne se produisent que dans la vision rapprochée, sous l'influence de la convergence et de l'accommodation.

Seules, ces deux dernières variétés semblent donner lieu à l'asthénopie. Une contraction partielle qui se fait sans effort n'est pas une cause de fatigue pour l'œil ; il n'en est pas de même des contractions qui ont besoin pour se manifester ou pour persister d'une tension plus ou moins forte de l'accommodation. Au travail intra-oculaire, imposé à un certain groupe de fibrilles, s'ajoute celui résultant d'une contraction généralisée à toute la périphérie du muscle ciliaire. Un œil qui se surmène pour avoir une vision symétrique des objets fins est un organe dont la nutrition souffre et dont la nervosité augmente.

Ainsi que Javal l'a fait remarquer dès 1868, l'asthénopie

s'établit quelquefois presque subitement, et le médecin est aussi étonné que le malade de trouver à ce mal une cause congénitale. A cette époque, l'apparition subite d'un mal lié à un état qui remonte d'ordinaire à la naissance pouvait paraître singulière. Mais, à l'heure actuelle, grâce à nos connaissances des contractions partielles et des atteintes que leur portent les divers états morbides, nous pouvons comprendre les changements subis d'un jour à l'autre par la tonicité musculaire et les conséquences qu'ils ont sur le fonctionnement de la vision rapprochée.

Les premiers débuts de l'asthénopie astigmique ne surviennent parfois que vers la quarantaine. On se croit en présence des signes précurseurs de la presbytie. Si l'on a la précaution d'ordonner alors le cylindre correcteur, on peut parfois retarder de plusieurs années (7 et même 8 ans) le port des convexes de la presbytie.

§ 113. — Les jeunes astigmes qui ont besoin de renforcer leurs contractions partielles par des contractions générales sont les lymphatiques dont le système musculaire manque de ton, les débiles depuis la tendre enfance, les exténués par des habitudes secrètes et des excès vénériens.

Toutes les maladies locales ou générales capables d'affaiblir profondément l'organisme sont des causes d'asthénopie. Parmi ces dernières, nous citerons la fièvre typhoïde et la rougeole. Nous avons étudié tout particulièrement le fait à la suite de cette dernière maladie. Que d'enfants qui, avant de la contracter, se tenaient à une bonne distance de l'objet de travail! Et combien, à la reprise des études, s'en rapprochaient outre mesure pour provoquer ces contractions partielles!

A la suite des épidémies d'influenza que nous venons de traverser, il nous a été donné d'observer nombre de cas d'asthénopie astigmique, même chez des personnes légèrement atteintes de cette maladie. En 1890, nous avons publié un article sur ce sujet dans l'*Écho médical* de Toulouse.

Les lumières artificielles et surtout le gaz sont journellement accusés d'être une cause d'asthénopie. Il y a, selon nous, plutôt de mauvais yeux que de mauvaises lumières. A vrai dire, les lumières artificielles, même suffisantes, ont des effets nuisibles sur les organes de la vision : elles engendrent trop de chaleur, exhalent de l'acide carbonique qui, absorbé par les poumons, occasionne de la céphalalgie et augmente la nervosité des sujets en les anémiant. Les flammes sont souvent vacillantes, trop distantes, mal placées. Ce sont là autant de conditions défavorables, mais tout à fait incapables de conduire à l'asthénopie; elles peuvent seulement l'aggraver. Les lampes incandescentes ne sont pas passibles de tous ces reproches, si l'on prend la précaution de se garantir des rayons directs émis par leur foyer; néanmoins les asthénopes les rendent encore responsables de toutes leurs souffrances. Les personnes qui se plaignent des mauvaises qualités d'une lumière feraient bien mieux d'accuser leurs yeux et leur tempérament. Les yeux qui ne supportent que difficilement les lumières du soir sont astigmes et fatigués déjà par le travail de la journée. Lorsque, sans examen, nous voulons savoir si un écolier est astigme et s'il vit en bonne intelligence avec son astigmie, nous l'interrogeons sur la manière dont ses yeux se comportent lors d'un travail exécuté le soir. Ou encore, nous lui demandons si la réverbération d'une route blanche est pour lui une cause de fatigue et s'il se trouve dans l'obligation, l'été, de porter des conserves fumées. Lorsque la réponse à ces deux questions est affirmative, nous en concluons que nous avons affaire très probablement à un astigme nerveux qui ne corrige pas spontanément. Rarement l'examen nous amène à modifier ce diagnostic anticipé.

Il est un fait prouvant indirectement que la nervosité des sujets joue un grand rôle dans l'apparition de l'asthénopie. Nombre d'élèves atteints d'astigmie non corrigée, et qui rapprochent beaucoup l'objet de l'attention, ne se plaignent en aucune façon après de longues heures d'étude; le travail du soir ne les fatigue pas. Nous avons constaté ce fait en procédant à des examens en masse d'yeux bien portants. Ces sujets nous ont paru d'un tempérament mou, d'une nature indolente; au contraire, ceux qui se plaignent d'asthénopie appartiennent à des tempéraments où l'élément nerveux prédomine.

§ 114. — L'asthénopie astigmique est parfois susceptible de guérison complète, et l'on peut mettre de côté les cylindres que l'on avait portés pendant des années avec le plus grand avantage. Cela arrive dans le cas de retour des contractions partielles rénitentes. L'asthénopie disparaît parce que les motifs du rapprochement et de la fatigue cessent.

Le médecin oculiste, en présence d'une asthénopie astigmique, ne se contentera pas d'ordonner le cylindre approprié; il devra prescrire un traitement général qui tonifie le muscle et apaise le nerf. Le médecin non spécialiste, de son côté, ne peut uniquement compter sur une médication fortifiante dont les effets sont parfois inutiles, souvent insuffisants et toujours trop lents à se manifester. Ce qu'il faut, dans la majorité des cas, c'est l'association des deux traitements.

Parfois l'asthénopie hyperopique peut se trouver associée à l'asthénopie astigmique; dès lors, pour remédier aux accidents, il conviendra d'utiliser les verres sphéro-cylindriques.

Roosa prétend que, dans ces cas, la correction de l'astigmie cornéenne déterminée à l'ophtalmomètre suffit pour faire disparaître l'asthénopie. Il y a là deux idées auxquelles nous ne pouvons souscrire. La force du cylindre correcteur n'est pas toujours égale au degré de l'astigmie révélé par l'ophtalmomètre; elle peut lui être inférieure ou supérieure; l'examen objectif, très utile à divers titres, doit toujours être suivi d'un examen subjectif. En second lieu, il est contraire à l'observation que des cylindres seuls, non combinés à des sphériques convexes, suffisent pour faire cesser l'asthénopie survenant dans les cas d'astigmie hyperopique composée. Risley, qui combat les idées de Roosa, reconnaît néanmoins que, dans les faibles degrés d'hypéropie, la correction de l'astigmie suffit. Nous nous expliquons parfaitement le fait : on est en présence alors, comme nous l'avons fait remarquer plus haut (§ 108), d'une fausse hypéropie.

§ 115. — Autrefois, presque tout le domaine de l'asthénopie était occupé par la variété nerveuse. Donders est venu montrer qu'il fallait faire une part à l'accommodation ; de Græfe, à l'insuffisance musculaire des droits internes. Ces temps derniers, de divers côtés on a revendiqué les droits incontestables de l'astigmie. A l'heure actuelle, nous voulons déposséder d'une façon absolue le premier propriétaire. Selon nous, en effet, l'asthénopie nerveuse n'existe pas en tant que variété spéciale. C'est tout simplement, comme nous l'avons déjà dit, une forme de l'asthénopie astigmique.

La débilité nerveuse ou bien l'hyperesthésie n'était admise autrefois que pour le besoin de donner une cause à un état morbide. C'est après avoir écarté l'influence d'un vice de réfraction ou d'une insuffisance musculaire qu'on portait le diagnostic d'asthénopie nerveuse. « Peut-être l'avenir, disait Liebreich en 1865, nous réserve-t-il de voir enlever à cette classe d'asthénopie un bon nombre de cas par la découverte d'une nouvelle espèce. »

Le fait entrevu par cet auteur est devenu une réalité qui même a dépassé ses prévisions. Depuis une dizaine d'années que nous nous livrons d'une façon toute spéciale à l'étude de la réfraction, tous les cas d'asthénopie nerveuse que nous avons rencontrés présentaient de l'astigmie. Plusieurs de ces cas, traités par ailleurs depuis longtemps sans succès, sont arrivés assez rapidement à la guérison par le port des cylindres correcteurs d'une astigmie jusqu'alors méconnue.

§ 116. — Il est un fait à remarquer, c'est que les cas d'asthénopie astigmique ne sont que des diminutifs de ceux classés parmi l'asthénopie nerveuse. Qu'observe-t-on, en effet, dans la forme ordinaire ?

Pendant la journée, ces sujets ne se plaignent nullement ou fort peu de leurs yeux, mais, à la veillée, les cuissons, les démangeaisons arrivent, une impression désagréable de la lumière se produit, le tout indiquant indirectement la congestion de la rétine.

Le premier degré de l'asthénopie nerveuse résulte d'une exagération de cet état. La crainte de la lumière est plus intense, les douleurs plus vives, leur apparition plus rapide. On n'arrive à travailler le soir qu'en ayant recours aux éclairages très doux de lampes à huile, en les entourant d'abat-jour, ou en garnissant les yeux de lunettes foncées.

À un degré plus avancé, on retrouve les mêmes symptômes, mais plus intenses. Le travail du jour s'accompagne de vives douleurs ; celui du soir est impossible par suite de l'horreur de la lumière.

Parfois s'ajoutent divers autres signes révélateurs de l'état d'exaspération dans lequel se trouve la rétine. C'est tantôt l'apparition de phénomènes lumineux tels que des éclairs, tantôt la suspension subite et momentanée de la vision ; les yeux présentent souvent de la rougeur et du larmoiement.

§ 117. — L'astigmie est la cause initiale de l'asthénopie, mais le tempérament, suivant ses diverses modalités, imprime à la maladie oculaire des allures toutes spéciales. L'asthénopie nerveuse emprunte ses caractères essentiels à la nervosité du sujet. On retrouve, parmi les causes de cette asthénopie, la chlorose, l'anémie, l'hystérie, la faiblesse, suite de maladies aiguës ou d'excès vénériens, une trop grande application à un travail d'esprit, enfin une forte dépression morale.

Deux faits sont de nature à écarter les idées d'une bonne interprétation sur la cause initiale de ce mal : d'une part, la difficulté de faire un bon examen subjectif de l'astigmie, vu l'état douloureux des yeux ; d'autre part, l'impossibilité qu'on éprouve, à une certaine période, d'améliorer l'état morbide par les cylindres correcteurs. Il est évident que le cylindre employé dès le début du mal, alors que le travail est encore possible, peut triompher de l'asthénopie; mais, quand la maladie est à son apogée, que l'hyperesthésie est extrême, que peut faire un cylindre? Ce qu'il faut alors, c'est le repos complet des yeux, c'est une atropination qui paralyse le muscle ciliaire, c'est aussi une médication locale qui décongestionne les membranes profondes, c'est enfin, et surtout, un traitement de l'état général et de tous les organes dont l'état de souffrance est capable de retentir sur la nervosité du sujet.

Pendant la période aiguë de l'asthénopie, le traitement général doit primer le traitement optique. Ici, en effet, comme dans maintes circonstances, la cause efficiente d'un mal est une conséquence infiniment moindre que l'influence qui l'a préparé et le perpétue. Lorsque l'hyperesthésie est tombée, le cylindre montre alors de nouveau son utilité : il permet la reprise du travail et s'oppose aux rechutes.

§ 118. — Lorsque deux yeux regardent ensemble un objet situé à la distance ordinaire du travail (30 centimètres environ), et qu'ils continuent à le regarder malgré l'interposition devant l'un d'eux d'un verre dépoli, on peut conclure que la force des droits internes équivaut à celle des droits externes. Si, au contraire, l'œil caché sous le verre se dévie, cela prouve que les muscles externes ont une prépondérance sur les internes: on dit alors qu'il y a insuffisance des droits internes.

Qu'on le remarque, ce n'est pas un état de faiblesse dans lequel se trouvent les muscles. En dehors de l'acte de la convergence, ils sont pourvus généralement de force normale; mais, lorsqu'il s'agit de maintenir les yeux sur un objet rapproché, ils sont insuffisants pour la besogne à remplir.

Pour prévenir pendant le travail (lecture, écriture, couture, etc.) une déviation semblable à celle qui s'opère sous le verre dépoli, il faut que le sujet fasse un effort constant ; cet effort serait la cause de l'asthénopie musculaire.

D'après les auteurs, cette asthénopie se reconnaîtrait aux symptômes suivants :

La vue nette, au début du travail, est bientôt plus ou moins pénible ; les lettres dansent, miroitent, paraissent doubles pour se fusionner l'instant d'après. En même temps, le sujet éprouve de la douleur dans les yeux, particulièrement dans les régions internes et autour de l'orbite. S'il persiste à vouloir lire, ces organes deviennent rouges et larmoyants ; il arrive un moment où il est obligé d'interrompre.

Les caractères distinctifs de l'asthénopie musculaire résideraient dans ce fait que les symptômes précités persisteraient plus longtemps après la cessation du travail que ceux qui dépendent de l'asthénopie hyperopique, et dans cet autre fait que l'exclusion d'un œil suffirait pour les prévenir, l'absence de convergence supprimant tout effort de la part des droits internes.

§ 119. — Le traitement de l'insuffisance des droits internes est palliatif ou curatif.

Le traitement palliatif consiste dans l'emploi de lunettes munies de prismes à base dirigée du côté du nez. Dans un œil qui, travaillant de près, a une tendance à se dévier en dehors, l'image de l'objet regardé par l'autre œil va se faire dans l'œil louchant en dehors de la macula. Le prisme interposé comme il vient d'être dit (base tournée en dedans) ramène l'image rétinienne sur la macula ; car on sait que la lumière qui traverse un prisme est réfractée du côté de sa base.

Un coup d'œil jeté sur la figure 30 montre la direction donnée aux rayons lumineux par le prisme. L'objet O va se reproduire dans l'œil droit en I (macula) ; il ferait également son image dans l'œil gauche en I, si cet œil n'était pas dévié en dehors par le fait d'une insuffisance des droits internes. Par suite de cette déviation, l'image va se former en I' ;

mais, si l'on met le prisme P devant cet œil, les rayons lumineux, au lieu de converger vers I', iront se réunir en I. Dans ces conditions, le sujet ne verra par double et l'insuffisance sera corrigée.

On donne aux verres sphériques une action prismatique en les faisant monter de telle sorte que le centre du verre

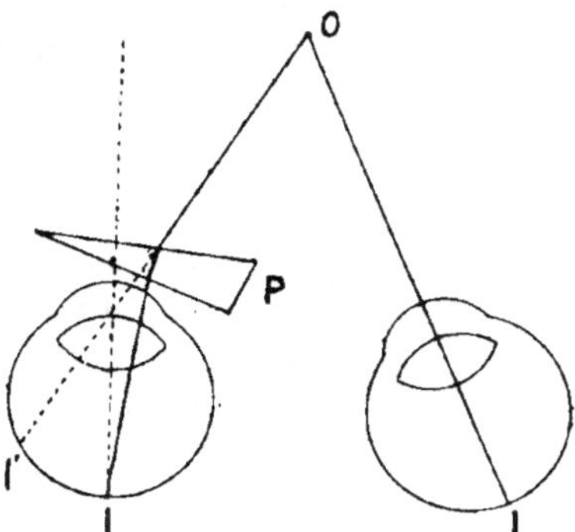

Fig. 30. — Schéma indiquant l'effet d'un prisme (base interne) dans le cas d'insuffisance des droits internes.

ne coïncide pas avec le degré d'écartement des deux pupilles; on rapproche de la ligne médiane les verres convexes, et l'on en écarte les concaves.

Dans le cas de myopie, le verre concave agirait d'une autre manière pour remédier à l'insuffisance, en permettant au sujet de voir de plus loin; la nécessité d'une forte convergence disparaît et avec elle une partie du travail de convergence imposé aux droits internes.

Le traitement curatif est constitué par une opération ayant pour but soit de reculer le tendon d'un des muscles externes pour les affaiblir, soit d'avancer un des muscles droits internes pour augmenter leur pouvoir.

§ 120. — Il ne faut pas conclure de toutes les améliorations ou guérisons consécutives à ces divers traitements que réellement l'asthénopie dépend de l'insuffisance musculaire. En effet, si à des prismes on vient à associer des verres sphériques, ces derniers peuvent agir à la manière des cylindres, et, dès lors, corriger des astigmies restées inaperçues.

De même, une opération sur les muscles de l'œil peut provoquer des corrections ciliaires qui changent absolument l'état des choses. C'est ainsi qu'un malade, jeune encore, opéré à l'étranger d'une insuffisance qu'il conserva, vit cesser son asthénopie. L'avancement musculaire avait provoqué la production de contractions partielles rénitentes. Chez un autre sujet, nous avons observé consécutivement à un reculement tendineux, la transformation d'une astigmie hypéropique en myopique. La possibilité de travailler sans la moindre fatigue avec les anciens verres ($90° + 1$) pouvait aussi bien tenir à ce fait qu'à la guérison de l'insuffisance. Ce qui nous ferait admettre plutôt la première interprétation, c'est que, un an après, la fatigue reparut, et fut heureusement combattue par l'adjonction au cylindre d'un sphérique convexe d'une dioptrie.

Dans les cas d'insuffisance des droits internes, il ne faut pas porter le diagnostic d'asthénopie musculaire toutes les fois que des verres prescrits pour corriger l'amétropie co-existante n'ont pas fait cesser la fatigue du travail. Ces verres peuvent avoir été déterminés trop à la hâte, ou mal montés, ou portés peu convenablement : ils peuvent n'être plus appropriés à la vue. C'est ce qui est arrivé dans le cas suivant : un sujet, porteur depuis des années de verres cylindriques, vit un jour apparaître les symptômes de l'asthénopie. On lui proposa une opération dans le but de guérir une insuffisance manifeste des droits internes. Il vint nous trouver ; nous lui conseillâmes, avant de se soumettre à l'opération, de changer ses cylindres négatifs pour des positifs de même force. Notre conseil fut suivi, et, à partir de ce moment, nous n'eûmes plus la peine de discuter l'opportunité de l'opération proposée. L'asthénopie était donc de nature accommodative.

C'est toute une série de faits de cette nature qui nous a

rendu assez sceptique sur le rôle joué par l'insuffisance musculaire dans la fatigue oculaire. A l'heure actuelle, nous sommes tout à fait de l'avis de Javal quand il dit : « Pour ceux qui corrigent exactement les défauts de réfraction, les asthénopies rebelles deviennent une rareté. »

CHAPITRE IX

OPHTALMIES ET MALADIES AMÉTROPIQUES

L'astigmie est le principal coupable. — L'effort correcteur constitue pour l'œil un *locus minoris resistentiæ*; il localise les manifestations diathésiques. — Preuves principales. — Traitement rationnel. — Migraine vulgaire. — Migraine ophtalmique. — Épilepsie et autres névroses.

§ 121. — Les amétropies sont souvent la cause de maladies oculaires. Avant nos recherches, l'hyperopie était le grand coupable; nous avons démontré que ce rôle revenait à bon droit à l'astigmie.

Si les confrères qui nous ont précédé dans cette étude n'ont accusé qu'exceptionnellement cette dernière, c'est qu'ils ne l'avaient rencontrée que fort rarement. Ainsi que nous l'avons vu (§ 49), les faibles degrés de cette amétropie prennent parfois l'apparence de l'hyperopie, ou échappent souvent à une observation subjective pendant la période dans laquelle le muscle ciliaire est capable de correction (§ 108). Pour rencontrer l'astigmie, il faut aller à sa recherche avec l'ophtalmomètre, et, pour ne pas être exposé à noter de l'hyperopie qui n'existe pas, il convient de ne déterminer la réfraction qu'après avoir corrigé l'asymétrie. Même, si l'ophtalmomètre et l'examen subjectif restent muets, il ne faut pas en induire qu'il n'y a pas d'astigmie en cause; le défaut peut siéger du côté du cristallin et être neutralisé par une contraction.

Voici un fait qui prouve qu'on ne doit pas, en face de résultats négatifs, écarter l'idée d'astigmie : M. P., fils d'un vétérinaire de notre ville, était, depuis l'âge de six ans, atteint de fréquentes inflammations de paupières. Traité de diverses manières sans le moindre succès, il vint nous consulter en avril 1888. Il était alors âgé de quatorze ans, ses cornées étaient exemptes de toute asymétrie ; placé en face du cadran rayonné, toutes les lignes lui semblaient également noires. Le sphérique + 0,75 dioptrie, mis devant chaque œil, en même temps qu'il révéla de l'emmétropie, fit apparaître une ligne horizontale plus noire. Le cylindre — 0,75 dioptrie, à axe vertical, ne troubla ni la vue ni l'harmonie dans la teinte des lignes du cadran, harmonie qui cessa d'exister dans toutes les autres inclinaisons du cylindre. Depuis cette époque, ce jeune homme se sert des cylindres indiqués, et, bien qu'il ait continué ses études et qu'il n'ait été soumis à aucun autre traitement, il n'a pas eu la moindre inflammation palpébrale. Cette observation, malgré sa brièveté, est pleine d'enseignements : elle prouve l'existence de contractions partielles corrigeant l'astigmie cristallinienne, l'effet nuisible de ces mêmes contractions et enfin l'utilité des cylindres.

§ 122. — Ce n'est pas l'astigmie statique qui est la cause directe des manifestations morbides, mais bien l'absence ou l'insuffisance des contractions partielles. Le sujet, dans la vision rapprochée, fait des efforts ciliaires qui amènent à la longue des désordres dans la circulation et dans la nutrition du globe. L'irritation peut retentir sur les annexes de l'œil (paupières et voies lacrymales).

Divers faits font toucher du doigt les liens qui rattachent différentes ophtalmies à l'astigmie.

C'est d'abord ce phénomène, maintes fois constaté, qu'une ou plusieurs de ces maladies se sont reproduites *à diverses reprises, toujours sur le même œil, le seul atteint d'astigmie* ; c'est ensuite les *merveilleuses guérisons obtenues dans certains cas à l'aide de l'atropine* qui, comme on le sait, paralyse les mouvements du muscle ciliaire ; c'est enfin la *vertu souvent préservatrice des cylindres correcteurs portés sans interruption*.

Dans l'étiologie des maladies astigmiques, nous ne voulons pas remplacer l'influence attribuée jusqu'à ce jour à l'état général par l'action toute locale des contractions partielles. L'une et l'autre interviennent ; la première comme cause prédisposante, l'astigmie comme cause déterminante. L'état général, variable selon les individus, explique pourquoi l'effort ciliaire se révèle par des phénomènes d'ordres divers. Chez les scrofuleux, il engendre surtout les inflammations graves de la cornée (kératites) ; chez les lymphatiques, les inflammations légères de cette membrane et de la conjonctive ; chez les herpétiques, l'inflammation des paupières (blépharites) ; chez les anémiques, les mouvements spasmodiques de ces dernières (blépharospasmes).

Bien d'autres maladies sur lesquelles nous n'insisterons pas (mouches volantes, orgeolets, kystes des paupières, larmoiements, etc.), reconnaissent comme cause déterminante l'effort ciliaire. On peut dire, d'une façon générale, que les états morbides oculaires qui ne sont dus ni à une infection, ni à un accident, ni à des maladies des centres nerveux, sont plus ou moins liés à l'astigmatisme. Une généralisation est toujours nuisible à une idée ; ce n'est pas ici le cas. La théorie astigmique, tout en soutenant ses droits à la vie, ne veut en aucune façon se mettre au lieu et place des causes généralement admises. Un œil asymétrique doit être considéré comme un *locus minoris resistentiæ* dont profitent pour se manifester au dehors, sous diverses formes, les maladies générales. Si la vitalité des organes visuels n'était pas amoindrie par le surmenage auquel les soumet la correction astigmique, les maladies diathésiques n'auraient aucun motif à les choisir pour théâtre de leur action. De même que l'influenza et bien d'autres maladies épidémiques frappent les organismes les moins résistants, de même les diathèses installent leurs manifestations sur les organes fatigués.

C'est une vieille croyance populaire que le plus grand nombre des maladies des yeux serait la conséquence d'un fonctionnement exagéré.

Certains opticiens, pour montrer la valeur de leurs marchandises, exhibent à leurs vitrines des peintures de sujets non munis de verres, ayant les yeux rouges et enflammés, et, à côté, ces mêmes yeux encadrés de lunettes et absolument guéris. La réclame de ces industriels s'appuie sur un fait absolument vrai ; il est à regretter qu'ils fournissent rarement les verres capables d'amener les résultats annoncés. Ils ne le peuvent, car le nombre des opticiens aptes à déterminer exactement la réfraction est fort restreint. Si le public veut avoir les verres qui préservent et guérissent, il faut qu'il prenne l'habitude de les faire déterminer par des spécialistes connus, et qu'il s'adresse à de bons opticiens pour l'exécution des ordonnances.

§ 123. — Dans les ophtalmies astigmiques, il ne faut pas compter, pour mettre le mal à la porte, sur les traitements généraux indiqués par la diathèse ; ils sont à eux seuls tout à fait impuissants. Les soins locaux, au contraire, inspirés par la présence de l'asymétrie et par l'effort ciliaire, amènent rapidement une guérison. Il n'y a pas d'ophtalmie où l'état général semble avoir plus d'influence que la kératite dite scrofuleuse. Or, c'est précisément elle qui nous a amené à placer en première ligne le traitement local constitué surtout par les instillations fréquentes d'atropine dans les deux yeux. Les nombreuses guérisons obtenues à l'aide de cette pratique nous avaient conduit, en 1885, à terminer notre première communication sur la kératite astigmique par cette prédiction que douze nouvelles années d'observation ont pleinement confirmée :

« Il est permis de penser que, désormais, la physionomie de la kératite scrofuleuse sera complètement transformée ; au lieu d'une forme grave, on sera en présence d'une forme atténuée. On n'observera plus ces ophtalmies interminables, douloureuses pour le patient, compromettantes pour sa vision, retardant ses études, les empêchant même, et toujours d'un effet nuisible sur la santé. Elles seront remplacées par des kératites légères, bénignes, d'un traitement facile et sûr. On aura même en son pouvoir le moyen de les éviter. »

Qu'on n'aille pas croire que, dans ces cas, nous mettons de côté l'hygiène et la médication tonique antiscrofuleuse. Nous l'utilisons, mais plutôt en vue de prévenir les rechutes, car il serait imprudent de compter uniquement sur le port des verres, dont l'utilité a certainement des limites.

§ 124. — Les amétropies ne se contentent par d'appeler vers les organes de la vue les ophtalmies diathésiques ; elles sont également un motif d'irritation du côté des nerfs voisins, et la cause de maux de tête et même de migraine. Ici encore, intervient surtout l'astigmie.

D'après les faits que nous avons observés, l'hypéropie et la myopie n'occasionnent que de fausses migraines (maux de tête sans périodicité et de durée variable). Seule l'astigmie préside à la genèse des véritables migraines.

C'est la présence des contractions partielles qui localise vers les régions orbitaires et temporales une des manifestations de l'arthritisme.

Qu'on nous permette d'emprunter à la physique une ou même deux comparaisons. La contraction ciliaire, chez un diathésique, c'est la lentille convergente qui peu à peu met le feu à une matière inflammable, ou, si l'on veut, c'est la pile qui, à chaque moment, produit l'électricité et qui en charge la lame de plomb de l'élément secondaire. La prédisposition, c'est le corps inflammable, c'est la lame qui est apte à condenser l'électricité.

Les contractions partielles pourraient également être appelées causes préparantes des accès. Le travail accompli par l'œil d'une crise à l'autre est bien le facteur préparant tout ce qu'il faut pour amener la révolte qui n'éclate qu'au moment même où le complot morbide est suffisamment tramé. Qu'une cause occasionnelle d'une crise survienne, qu'une femme migraineuse ait ses règles, qu'un dyspeptique (également diathésique) fasse un repas un peu trop copieux, cette cause n'ébranlera pas le système nerveux des deux côtés ; un seul d'ordinaire sera atteint, et ce sera celui qui, quelque temps auparavant, était sorti sain et sauf de la bagarre. Les crises de migraine sont, en effet, alternantes : elles siègent tantôt à droite, tantôt à gauche. Ce fait clinique montre que la crise éclate lorsque l'œil a fourni une certaine dose de travail. Et cette observation que la migraine est beaucoup plus tardive à reparaitre lorsque les deux côtés ont été envahis pendant la durée d'une même crise, ne vient-elle pas donner du poids à cette idée que le travail prépare les crises?

Un autre fait qui semble justifier cette expression de cause préparante est celui-ci : si, par un médicament quelconque, on vient à retarder l'explosion d'une crise, on peut être certain que la crise sera plus violente. Il pourra même arriver que l'attaque, loin d'être limitée à une moitié de la tête, se généralisera. Pourquoi? Sinon que, à droite, comme à gauche, les préparatifs de la douleur étaient faits.

La cause occasionnelle de l'accès, au lieu de résider dans l'estomac ou dans un autre organe éloigné de la tête, peut partir de l'œil ou résulter d'une influence agissant sur cet organe. C'est quelquefois le travail oculaire (lecture prolongée, lecture de quelques instants seulement, mais faite en marchant au moment de la digestion, longue séance de micrographie) qui fait éclater la crise. Dans ces circontances, la cause occasionnelle se confond avec les derniers agissements de la cause préparante. D'autres fois, l'éclosion procède d'une fatigue oculaire produite par l'usage de verres trop forts ou peu appropriés à la conformation des yeux. Dans certains cas, c'est une trop vive impression de la lumière, une promenade au grand soleil, une soirée prolongée au théâtre, le reflet d'une nappe d'eau, d'un champ de neige, d'une grande route, la vue d'une glace polie. Ces divers faits, joints à ceux dans lesquels l'œil est douloureux pendant les crises, devaient conduire les médecins à considérer la migraine comme une affection ayant des liens d'attache avec l'œil. Ces faits, du reste, nous ont porté à entreprendre nos recherches.

§ 125. — Si, dans la plupart des maladies astigmiques, c'est l'action curative de l'atropine et la vertu préservatrice des cylindres qui servent à établir le rapport de cause à effet, il n'en est plus de même dans les migraines.

En effet, des instillations d'atropine peuvent faire éclater une crise ou l'exaspérer ; d'un autre côté, le port des cylindres ne modifie que fort rarement l'état migraineux.

Le lien qui unit la migraine à l'astigmie se dévoile principalement par les faits suivants :

1° Quand un seul œil est astigme, c'est uniquement du côté de cet organe que se localise la migraine.

2° Si les deux yeux sont atteints d'astigmie à un degré inégal, c'est d'ordinaire du côté de l'œil présentant la plus forte anomalie que se montrent les crises les plus violentes et les plus fréquentes.

3° Lorsqu'un seul œil sert à la vision, serait-il le moins astigme, c'est de son côté que les crises se manifestent.

4° Si l'on parvient, à l'aide d'un traitement, à triompher d'une contraction partielle spasmodique, la migraine disparaît.

§ 126. — Malgré ce que nous avons dit de l'action peu curative de l'atropine chez les migraineux, le médicament peut parfois leur être utile. Nous estimons, par exemple, qu'une cure atropinique d'une durée de plusieurs semaines devra toujours être conseillée aux malades qui ont des crises presque quotidiennes. La cure, en même temps qu'elle écartera les manifestations de la névrose, agira avantageusement sur la congestion intra-oculaire. Il conviendra d'associer au traitement local une médication générale appropriée. Nous avons obtenu de la sorte quelques améliorations bien voisines de la guérison.

Le port des cylindres ne modifie que fort rarement l'état migraineux, parce qu'ici, à l'encontre de ce qui a lieu dans les autres maladies astigmiques, ce sont les contractions présentes et non les absentes qui jouent un rôle causal, et que, en outre, cette contraction est généralement rénitente. Les cylindres ne peuvent être utiles que lorsqu'il n'existe plus de contractions partielles de cette nature — et l'on sait qu'elles persistent très longtemps chez les migraineux — ou lorsqu'elles sont élastiques.

Si les guérisons sont rares, celles que l'on rencontre sont généralement bien significatives ; tel est le cas suivant :

M. L., 45 ans, avait des migraines bi-mensuelles, à gauche, depuis l'enfance. L'emploi de verres concaves trop forts pour la myopie de cet œil avait bien souvent provoqué des crises. La prescription que nous fîmes, en 1883, d'un cylindre exactement correcteur de l'astigmie cornéenne (0° — 0,75) eut pour effet de faire disparaître complètement les accès pendant plus de deux ans. En 1885, M. L. eut une crise très forte ; il vint aussitôt nous trouver et nous raconta qu'il avait perdu ses anciens verres, que l'opticien les avait remplacés, et que c'était peu de jours après l'emploi de ces nouveaux verres que la migraine avait réapparu. Nous constatâmes qu'au lieu et place du cylindre se trouvait un sphérique. Depuis ce jour, M. L. surveille de près la forme cylindrique de ses verres et n'a plus à souffrir de ses migraines.

§ 127. — La migraine ophtalmique a également au nombre de ses causes l'astigmie. C'est à Paris, au sein d'une société d'ophtalmologistes, que pour la première fois nous avons signalé le fait. Un des membres cita son propre cas à l'encontre de notre dire. Il était atteint de migraine ophtalmique, sans être, disait-il, « astigmate ». Fort de nos recherches, nous affirmâmes à notre contradicteur qu'il ne se connaissait pas lui-même, que ses yeux présentaient certainement de l'astigmie. Dès le jour même, l'examen fut pratiqué par une de nos célébrités parisiennes et le collègue était reconnu possesseur d'une astigmie un peu supérieure à une dioptrie.

La migraine ophtalmique offre des formes diverses qu'il

importe d'avoir présentes à l'esprit, si l'on ne veut pas être exposé à croire à un mal plus sérieux.

Dans toutes les variétés, il y a trouble visuel d'une durée ordinaire de 15 à 30 minutes, constitué tantôt par un nuage d'une intensité variable qui voile la totalité de l'objet fixé ou seulement une de ses moitiés, tantôt par une cécité complète. Le trouble visuel est accompagné ou suivi de la manifestation de phénomènes lumineux bien variés (scintillement en forme de fortification, arche des lignes lumineuses en zigzag, lame brillante et colorée des feux de l'arc-en-ciel, pluie de feu, gerbe lumineuse tournant rapidement, etc.). À ces phénomènes succède généralement un mal de tête de courte durée, localisé à un seul côté, se terminant assez souvent par des vomissements. Les crises de migraine ophtalmique sont plus ou moins fréquentes ; elles alternent parfois avec des crises de migraine vulgaire.

Des troubles généraux sensitifs, moteurs, intellectuels, peuvent s'adjoindre à ces symptômes.

Les premiers consistent en des sensations d'engourdissement, d'insensibilité. Ces troubles sont limités à une partie d'un membre ou généralisés à toute une moitié du corps.

Les troubles moteurs sont des tremblements convulsifs simples ou épileptiformes, des faiblesses, des paralysies ; ces phénomènes atteignent la face, une paupière, un bras, ou la moitié du corps.

Parmi les troubles intellectuels, les plus fréquents sont l'impossibilité où l'on se trouve, pendant quelques minutes, de pouvoir parler, ou l'oubli des mots que l'on veut employer. On rencontre parfois le vertige, un sommeil profond et irrésistible.

A la suite de ce court exposé, on comprend l'effroi des malades et même du médecin, s'il n'est pas au courant des modalités que peut revêtir cette névrose. Instruit de ces faits, il peut rassurer immédiatement ses clients sur le peu de gravité de leur état, malgré la malignité apparente des symptômes. Le pronostic n'est grave que dans le cas où la maladie fait sa première apparition à un âge avancé ; mais alors il s'agit non d'une migraine ophtalmique, mais d'une maladie cérébrale revêtant les allures de cette affection.

La correction de l'état astigmique doit être faite dans tous ces cas. Si elle ne procure pas une guérison complète, elle écarte sensiblement l'apparition des crises.

§ 128. — Quelques auteurs américains, Stevens entre autres, affirment que la chorée, l'épilepsie et d'autres maladies nerveuses ont des rapports effectifs avec l'hyperopie et l'astigmie.

Nous avons voulu vérifier le fait en ce qui concerne l'épilepsie. Nos études sur la migraine nous avaient préparé à bien accueillir cette opinion. Entre la véritable migraine et l'épilepsie il y a des points de contact. Ces deux affections dérivent de la même souche morbide. De plus, l'une et l'autre procèdent par accès; lorsque la décharge nerveuse a eu lieu, le calme réapparait pour un temps plus ou moins long. D'autres raisons nous portaient à supposer réelle la pathogénie en question : les sensations diverses qui, au début des attaques, ont pour siège les organes visuels; les bons effets de l'atropine utilisée *larga manu* de manière à produire la paralysie de l'accommodation; enfin, les quelques extractions d'yeux blessés suivies de la guérison d'attaques épileptiques.

Pour nous faire une idée sur les valeurs de l'étiologie en question, nous avons examiné 67 épileptiques. Voici les conclusions auxquelles nous sommes arrivé :

1° L'astigmie ni l'hyperopie ne présente chez les épileptiques une fréquence et des degrés exceptionnels;

2° L'atropine employée en instillations n'a été d'aucune utilité;

3° Les verres cylindriques, pas plus que les sphériques, n'ont produit d'amélioration.

Ces résultats sont en complète contradiction avec ceux publiés par Stevens qui dit avoir obtenu des guérisons par le port de verres correcteurs. Peut-être cela tient-il à ce fait que, en Amérique, on ne détermine ni ne corrige la réfraction qu'après avoir fait tomber les contractions correctrices à l'aide de l'atropine, de façon à donner les verres qui neutralisent la totalité de l'hyperopie. En Europe, au contraire, nous avons l'habitude, suivant l'enseignement de Donders, de ne corriger que l'hyperopie manifeste plus un quart de la latente. Il en résulte que nous laissons travailler beaucoup plus le muscle ciliaire de nos malades que ne le font les Américains. Est-ce à un repos plus complet de l'accommodation que Stevens doit ses guérisons? c'est possible.

Un fait récent publié par Hern donne du poids à cette supposition. Il s'agissait d'un jeune garçon, épileptique depuis quatre ans, et possédant une légère hyperopie manifeste jointe à l'hyperopie latente beaucoup plus marquée. Au début, le malade ne put supporter le port continuel des verres entièrement correcteurs; les attaques ne subirent aucune modification. Mais, à partir du moment où il put en faire usage sans la moindre interruption, les attaques cessèrent.

CHAPITRE X

STRABISMES AMÉTROPIQUES

Strabisme interne hyperopique. — Mécanisme producteur. — Causes adjuvantes. — Formes diverses de ce strabisme. — Traitement optique; chirurgical. — Strabisme externe myopique. — Son explication et son traitement. — Strabisme convergent exceptionnel des myopes.

§ 129. — Les amétropies conduisent au strabisme, dont elles sont la cause la plus fréquente. Sur 100 loucheries, on note environ 70 fois l'existence de l'hyperopie ou de la myopie. A la première de ces anomalies se rattache la forme convergente (strabisme interne); à la seconde, la forme divergente (strabisme externe).

§ 130. — Une relation bien intime existe entre l'hyperopie et le strabisme convergent; ce qui le prouve, c'est que cette amétropie se rencontre environ dans les trois quarts des cas et que sa correction par les sphériques convexes suffit, quand la déviation n'est pas trop ancienne, pour amener la guérison du strabisme.

Par quel mécanisme l'hyperopie conduit-elle à la déviation strabique. Certains hyperopes, nous le savons (§ 55), ne peuvent amener l'image sur leur rétine qu'en faisant appel à la convergence. Mais cela ne peut exister, on s'en souvient, qu'au détriment de la vision binoculaire. Alors que l'un des yeux fixe l'objet, l'autre a sa ligne visuelle dirigée en deçà.

Quand les deux yeux sont sensiblement pourvus de la même force visuelle, c'est tantôt l'un, tantôt l'autre qui entre en convergence. Si, au contraire, un de ces organes est plus faible, généralement par le fait de l'astigmie, c'est toujours lui, ainsi que Javal l'a signalé, qui subit la déviation; tandis que son congénère, mieux doué, est chargé de la vision. Dans le principe, cet excès de convergence disparaît aussitôt que le sujet cesse de regarder de près; la déviation, en effet, n'a aucune raison de persister, puisque l'effort accommodateur n'est plus utile. Ce strabisme est qualifié de *relatif* ou d'*intermittent*.

Plus tard, la déviation peut devenir *absolue*, c'est-à-dire qu'elle existe aussi bien dans la vision éloignée que dans la rapprochée. Lorsque les deux yeux sont sensiblement égaux, le strabisme, tout en étant absolu, peut résider pendant des années soit sur un œil, soit sur l'autre (*strabisme alternant*). S'il existe un œil plus fort, il arrive un moment où c'est toujours lui qui est dévié (*strabisme permanent*). Quand cet état dure depuis des années, cet œil perd la faculté de fixer: il ne peut plus se redresser quand on couvre son congénère. C'est là le degré le plus avancé du strabisme.

§ 131. — Lorsque le sujet met un des yeux en convergence pour accroître sa force accommodative, il devrait voir double. Dans ces conditions, en effet, l'image de l'objet ne va pas se former dans l'œil dévié sur la macula, et le cerveau reçoit deux impressions différentes qu'il est incapable de fusionner. Or, l'observation prouve que cette diplopie s'observe très rarement et qu'elle est peu persistante. En effet, l'image reçue par l'œil dévié impressionne une partie peu sensible de la rétine. Cette image, en outre, n'étant jamais au point, est diffuse. C'est là le phénomène que Javal a décrit sous le nom de *neutralisation*, et dont la connaissance joue un rôle absolument capital dans le traitement.

§ 132. — En vertu de quoi le strabisme, d'abord intermittent, devient-il absolu, puis permanent? On admet que l'hyperope, à force d'accommoder dans la vision voisine, prend l'habitude de le faire dans l'éloignée, alors même que le besoin ne s'en fait plus sentir.

Au début, le strabisme doit être considéré comme un simple trouble de l'innervation des mouvements des yeux sans lésion musculaire. La preuve, c'est qu'il ne persiste pas pendant le sommeil ni pendant l'anesthésie par le chloroforme.

§ 133. — Un tiers environ des hyperopes ne louche pas; nous devons en chercher le motif.

Ceux d'un léger ou d'un fort degré n'y sont pas prédisposés, parce qu'ils n'ont pas besoin de recourir à la convergence; les premiers n'en ont pas besoin, les seconds n'en tireraient aucun profit.

Si les hyperopes d'un degré moyen, qui usent de la convergence, ne louchent pas, cela tiendrait, d'après Mauthner, à ce que tous n'arrivent pas à connaître le moyen de se procurer des images nettes. « Il faut, pour qu'ils le découvrent, certaines conditions favorables, comme par exemple une paresse de l'accommodation (Javal), ou l'exemple donné par un condisciple expert dans l'art de loucher qui les entraînerait à l'imitation. Cette interprétation prêterait un fond de vérité à la légende, si souvent répétée, d'un strabisme infligé comme punition aux enfants qui auraient contrefait un camarade. »

A notre sens, il faut sûrement tenir compte du tempérament nerveux sur lequel, ces années dernières, Valude a attiré l'attention.

Le strabisme des hyperopes se développe généralement dans la seconde enfance, à l'époque des premiers efforts de fixation sur un objet rapproché; il peut se déclarer assez brusquement à la suite de maladies générales ou même d'affections oculaires même légères (conjonctivite ou kératite lymphatique).

§ 134. — Le strabisme convergent des hyperopes a souvent une tendance spontanée à la guérison. Alors, il revêt, mais en sens inverse, les formes qu'il avait primitivement présentées. Après avoir été permanent, il devient intermittent, et finit par disparaître parfois tout à fait. Cette guérison est liée, soit à une amélioration dans l'état de santé générale, soit à l'impuissance qu'éprouve le sujet à faire les frais d'une correction hyperopique.

Les rechutes sont possibles; il n'est pas, en effet, absolument rare de voir un strabisme que l'on croyait guéri se montrer de nouveau sous l'influence d'un mauvais état général, d'excès de fatigue, ou même d'une violente émotion.

Il convient de traiter de bonne heure le strabisme de l'hyperope. Il faut faire en sorte qu'une loucherie périodique ne devienne pas permanente et toujours limitée au même œil. Tout strabisme périodique, en effet, peut être guéri par des moyens optiques, tandis que le strabisme permanent ne laisse que peu de prise au traitement optique.

Les règles de conduite sont donc variables selon les cas.

Que faut-il faire quand le strabisme est franchement indiqué? Chez les jeunes enfants auxquels, pour un motif ou pour un autre, on ne peut faire porter des lunettes, on doit paralyser l'accommodation à l'aide de l'atropine, de telle sorte que le besoin d'une vision nette ne vienne pas solliciter la convergence. Mais, aussitôt qu'il sera possible de déterminer à l'ophtalmoscope le degré de l'hyperopie, il conviendra de prescrire des lunettes munies des verres correcteurs. Si, à la suite d'un examen bien conduit, — ce qui suppose que l'enfant est déjà d'un certain âge, — on vient à constater que l'acuité de l'œil dévié est faible, il faudra le faire travailler pendant plusieurs heures par jour, à l'exclusion du congénère. A cet effet, on ordonne des lunettes possédant d'un côté le verre qui corrige la réfraction de l'œil dévié, et, de l'autre, un morceau de cuir qui s'oppose à toute vision.

Ces exercices visuels sont de la plus grande importance; ils font apparaître la diplopie, chose heureuse, que l'on doit rechercher avec soin. « Les doubles images, dit Javal, sont un point de départ précieux, car il ne s'agit plus que de les faire fusionner pour obtenir la guérison. »

Les exercices de fusion s'exécutent à l'aide du stéréoscope. C'est là un traitement qui n'a pas assez pénétré dans la pratique courante. Il trouve son application, dit de Wecker, dans le strabisme périodique des hyperopes chez lesquels on n'arrive que difficilement à supprimer la tendance à loucher, même en se servant pour le travail de verres corrigeant l'hyperopie.

Dans le strabisme alternant, comme généralement les deux yeux ont une bonne acuité, une opération sur les muscles de l'œil (reculement du tendon du muscle producteur de la loucherie ou avancement de l'antagoniste) constitue le véritable traitement.

Dans le strabisme permanent, mais avec redressement possible de l'œil dévié, l'opération est de rigueur. Avant d'y avoir recours, il est important d'améliorer la force de l'œil en le soumettant à des exercices visuels.

Aussitôt l'opération faite, il est bon d'utiliser le stéréoscope, car il ne faut considérer réellement comme guéris, et à l'abri de récidive, que ceux chez lesquels on a pu rétablir la vision avec les deux yeux.

Enfin, dans les cas de strabisme permanent avec perte de fixation, l'opération est également de rigueur, mais ne peut avoir d'ordinaire pour effet que de redresser le regard : il faut peu compter sur l'amélioration de vision que Javal a obtenue dans le cas cité plus haut (§ 87).

§ 135. — Le strabisme divergent est souvent de nature amétropique. Environ les deux tiers des sujets qui louchent en dehors sont myopes. Dans la myopie, le strabisme divergent peut être considéré comme l'exagération de l'insuffisance des droits internes, insuffisance si fréquente que des auteurs ont voulu l'ériger au rang des causes productrices de cette amétropie. Mais, qu'on le retienne bien, le strabisme divergent pas plus que la myopie ne saurait être la conséquence de l'insuffisance de ces muscles.

Pour expliquer l'apparition du strabisme externe dans la myopie, on s'appuie encore sur les relations qui existent entre la convergence et l'accommodation.

Une école, estimant que pour voir de près les myopes n'ont besoin que d'une dose faible ou nulle d'accommodation selon le degré de l'anomalie, en induit que l'impulsion à la convergence, si grande dans l'hyperopie, doit être très légère dans la myopie. Et, par une fatalité inéluctable, cette impulsion serait à son minimum dans les hauts degrés, précisément dans ceux où les besoins de convergence par suite du rapprochement du *punctum remotum*, sont plus impérieux. L'impulsion à la convergence n'étant pas suffisante, un des yeux cesserait de fixer l'objet rapproché et serait entraîné en dehors par les droits externes, position que, dans le principe, il garderait seulement dans la vision voisine, mais que, peu à peu, il conserverait même dans la vision lointaine.

Nous ne croyons pas que cette théorie soit la réelle; nous la repoussons parce que, selon nous, elle pèche par la base. L'impulsion à la convergence est faible. dit-on, par suite de l'absence d'accommodation. Voilà le point de départ du raisonnement. A la vérité, dans la myopie, l'accommodation proprement dite est fort limitée, mais cela n'implique pas que le musle ciliaire ne soit pas le siège de contractions. Nous sommes de ceux qui pensent qu'une myopie spasmodique, due à une contraction générale du ciliaire, précède et accompagne la myopie statique. Or, que le ciliaire se livre à une contraction morbide ou à une contraction physiologique, ses connexions avec la convergence restent les mêmes et l'impulsion à produire ce dernier acte est plus forte qu'on ne l'admet. C'est pour ce motif que nous invoquons une autre théorie.

Le myope, pour voir de près, a besoin d'une dose d'accommodation plus faible que l'emmétrope. Mais est-ce que, dans l'acte visuel, il ne se manifeste que la dose d'accommodation qui soit réellement nécessaire? Est-ce que l'accommodation qui habituellement accompagne une convergence d'un certain degré, ne se produit pas en dehors des besoins de l'œil? Rien ne nous autorise à supposer que, chez les myopes, les liens qui unissent la fonction accommodative à celle de la convergence soient relâchés. On comprend donc que toutes les fois qu'un myope dirige ses axes visuels sur un objet rapproché, une accommodation survient et a pour conséquence l'apparition d'une myopie dynamique, qui vient s'ajouter à celle déjà existante et force le sujet à rapprocher pour bien voir. Mais ce rapprochement, comme tout rapprochement ultérieur, va être une cause d'augmentation de la myopie dynamique.

Le sujet court après une image rétinienne nette, sans plus de succès que les animaux après leur ombre. Pour sortir de cette situation sans issue directe, il use d'un moyen analogue, mais inverse, à celui utilisé par l'hyperope. Il a trop de force réfractive pour une convergence donnée, alors qu'il lui faudrait moins d'accommodation que de convergence. Pour obtenir ce résultat, il porte plus ou moins au dehors un de ses yeux, le mauvais de préférence. Ce faisant, l'accommodation qui survient alors dans le congénère est proportionnelle à la distance où l'objet se trouve.

Dans les hauts degrés de myopie, à cette cause initiale s'ajoute l'excès de dimension de l'organe dans le sens antéro-postérieur; cet excès s'oppose mécaniquement à la convergence.

§ 136. — Le strabisme divergent, à l'inverse du convergent, ne s'observe pas dans la première enfance. Il ne peut apparaître que consécutivement à la cause qui l'engendre. Or, la myopie est fort rare avant sept ou huit ans. La jeunesse est donc l'époque des premières manifestations du strabisme divergent, dont le nombre des cas va en s'accentuant à mesure que viennent les années.

§ 137. — On n'observe pas ici, comme dans le strabisme interne, des guérisons spontanées; la déviation a plutôt de la tendance à s'accentuer.

Une opération est le seul traitement à opposer au strabisme divergent des myopes; mais, si l'on veut être assuré contre les récidives, il convient de n'opérer que les cas dans lesquels il est possible, avec l'aide ou non d'exercices stéréoscopiques, de rétablir la vision binoculaire.

§ 138. — Parfois, les myopes louchent en dedans; sur 100 cas de strabisme convergent, il y en a 3 ou 4 qui sont accompagnés de myopie. Le plus souvent, cette dernière présente un degré moyen; elle dépasse rarement 6 D. Ce strabisme se distingue de celui des hypéropes en ce qu'il se manifeste qu'exceptionnellement avant 30 ans, et qu'il se complique le plus souvent de diplopie. Il faut en rechercher la cause la plus fréquente dans les efforts d'accommodation longuement prolongés. Le malade fixe très facilement des deux yeux un objet placé à la distance de 15 à 30 centimètres; mais, lorsqu'il veut regarder un objet plus éloigné, l'axe optique d'un de ces organes continue à être dévié en dedans. Le traitement consiste dans le repos momentané des yeux, l'emploi de verres concaves qui permettent de travailler plus au loin; enfin, comme dernière ressource, une des opérations indiquées plus haut pour rétablir la rectitude du regard (§ 134).

CHAPITRE XI

LÉSIONS DE L'ŒIL MYOPE

Aspect ophtalmoscopique d'un œil normal. — Reflet argenté de Weiss. — Croissants et cônes papillaires — Disposition ramassée des vaisseaux rétiniens. — Empiétement de la rétine sur la papille. — Obliquité du nerf optique. — Augmentation de l'espace inter-vaginal. — Muscle ciliaire des myopes.

§ 139. — Dans l'hyperopie et l'astigmie, en dehors de la brièveté de l'organe ou de l'asymétrie des milieux réfringents, les recherches anatomiques ne nous montrent aucune lésion au sens propre du mot ; dans la myopie, il y a, au contraire, des altérations dont le nombre et l'importance varient avec le degré de l'allongement.

Grâce à l'ophtalmoscope, on peut voir dans l'œil vivant une grande partie des altérations qui surviennent pendant le cours d'une myopie et suivre leur progrès. Néanmoins, toutes les lésions de la myopie ne sont pas révélées par cet instrument ; un certain nombre ne peuvent être vues que si l'œil est extrait de l'orbite. Quant aux changements intimes subis par les tissus, ils nécessitent une dissection minutieuse et l'emploi du microscope.

§ 140. — Avant de décrire l'aspect ophtalmoscopique d'un œil myope, il convient de connaître celui de l'œil normal. La figure 31 est la reproduction d'un tel œil. Ce dessin, comme tous ceux que nous donnerons, représente les

10

détails du fond de l'œil dans leur situation réelle, non renversée. Pour faciliter les comparaisons, nous avons tenu à
ne donner que des images fournies par l'œil droit.

Le fond d'un œil normal est d'un rouge orangé. L'extrémité du nerf optique, appelée *papille*, apparaît sous la forme

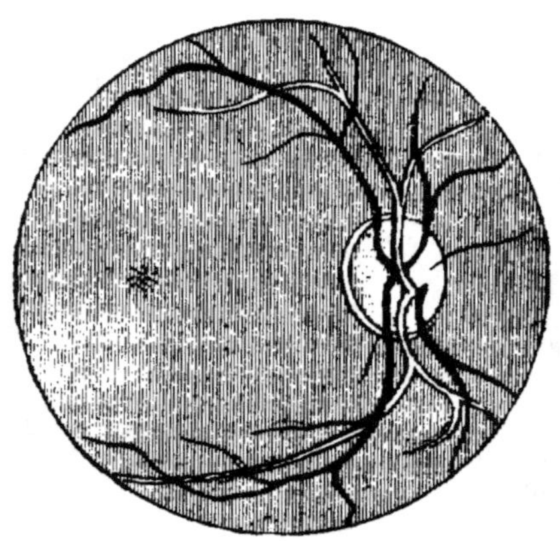

Fig. 51. — Un fond d'œil normal. Au centre, se voit le disque de la papille ;
à droite, la macula indiquée par une légère pigmentation ; à la partie externe
de la papille, on aperçoit un croissant blanchâtre constituant une partie de
l'anneau sclérotical ; immédiatement en dehors de ce croissant se voit un arc
pigmenté représentant l'anneau choroïdien.

d'un disque circulaire d'un blanc rosé. Parfois la papille
est ovale. Cette forme n'est pas toujours réelle : l'astigmie
peut lui imprimer une apparence allongée. La couleur
du fond de l'œil est due aux vaisseaux et aux pigments de
la choroïde qui se voient à travers la rétine. Les vaisseaux
de cette membrane sortent un peu en dedans du centre de
la papille. L'artère se divise d'ordinaire en quatre rameaux
principaux : deux se dirigent en haut et en dehors en décri-
vant autour de la macula des courbes à concavité inférieure,
les deux autres vont en bas et en dedans en donnant lieu à
des courbes à concavité supérieure. Ces vaisseaux se subdivi-
sent en artérioles qui portent le sang à la périphérie de la
rétine. Les veines, au nombre de quatre également, suivent
la même direction que les artères ; elles augmentent de

volume à mesure qu'elles se rapprochent de la papille où elles se réunissent en un seul tronc.

La macula se trouve distante de la papille d'environ deux fois le diamètre de cette dernière. Elle est indiquée parfois par un point jaunâtre (§ 12).

À la périphérie de la papille, on aperçoit un petit cercle blanchâtre, généralement plus apparent du côté externe ;

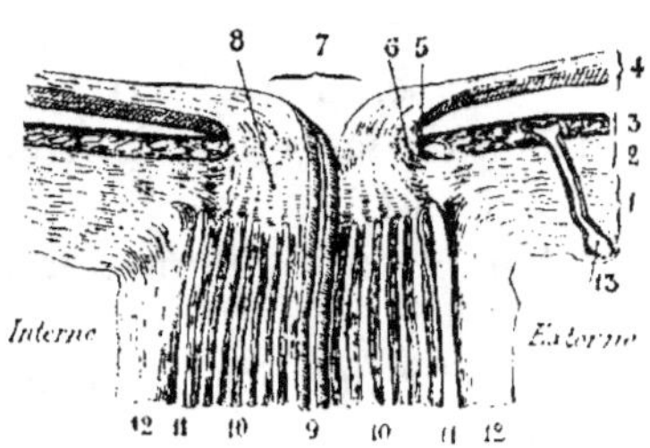

Fig. 52. — Coupe antéro-postérieure d'un nerf optique normal à son entrée dans l'œil, d'après Fuchs : 1. Couches externes de la sclérotique. 2. Couches internes de cette membrane. — 3. Choroïde. — 4. Rétine. — 5. Anneau choroïdien. — 6. Anneau sclérotical. — 7. Papille. — 8. Lame criblée. — 9. Vaisseaux centraux du nerf optique. — 10. Fibres du nerf optique. — 11. Espace inter-vaginal. — 12. Gaine externe du nerf optique. — 13. Artère portant du sang à la choroïde.

c'est l'*anneau sclérotical*. Immédiatement en dehors, se voit l'*anneau choroïdien* représenté par un liséré noirâtre qui n'existe quelquefois qu'à la partie externe de la papille.

§ 141. — Comme ces deux anneaux subissent des modifications dans la myopie, il importe de savoir par quoi ils sont constitués.

Nous avons dit (§ 7) que la sclérotique présente une ouverture, appelée trou sclérotical, pour le passage du nerf optique. Il n'y a pas en réalité un véritable trou à l'emporte-pièce. La gaine externe du nerf optique, arrivée au niveau de l'œil, se recourbe en dehors pour former les lamelles externes de la sclérotique dont elle constitue les deux tiers de l'épaisseur. En ce point, il y a donc une large ouverture qui donne accès à toute la masse du nerf optique ; mais, plus profondément, les lamelles les plus internes de la sclérotique s'étendent au travers du trou sclérotical, mais l'obturent incomplètement ; elles présentent, en effet, de nombreux petits pertuis. De même, la choroïde, privée de ses vaisseaux et de son pigment, existe à ce niveau avec les mêmes perforations. Le tout constitue la *lame criblée* (fig. 32) qui peut être considérée comme un pont à jour jeté sur le trou optique. C'est à travers ces ouvertures que passent les fibres du nerf optique pour arriver dans l'œil et se répandre de tous côtés sur la surface de la rétine dont elles constituent la couche la plus interne (§ 12).

Si la choroïde est dépourvue de pigments au niveau de la lame criblée, il n'en est plus de même à la périphérie de cette dernière, et c'est cette accumulation de pigments qui constitue l'anneau choroïdien. Comme cet anneau a un diamètre plus grand que celui de la lame criblée, il en résulte que la sclérotique se laisse apercevoir tout autour de la papille ; c'est ce qui donne lieu à l'anneau sclérotical.

§ 142. — Dans la période de début de la myopie, ce qu'il y a de plus frappant et de plus constant, c'est une rougeur et un trouble siégeant toujours d'abord du côté interne de la papille. Cette rougeur devient parfois très intense et fait contraster les deux moitiés de la papille. Plus tard, la totalité de cette dernière et même ses bords sont comme couverts d'un voile.

On voit aussi un reflet argenté, décrit par Weiss, en forme d'arc, situé à une légère distance du bord interne du disque de la papille (fig. 33).

La figure 34 représente le fond de l'œil droit d'un myope de 4 dioptries, âgé de 25 ans. La rétine, le système vasculaire, la papille, ne présentent rien de particulier. Il n'y a d'anormal qu'une tache d'un blanc jaunâtre ayant la forme d'un *croissant* qui entoure presque la moitié externe de la circonférence de la papille.

La largeur de ce croissant mesure le quart du diamètre

de la papille. Son bord interne concave s'applique contre

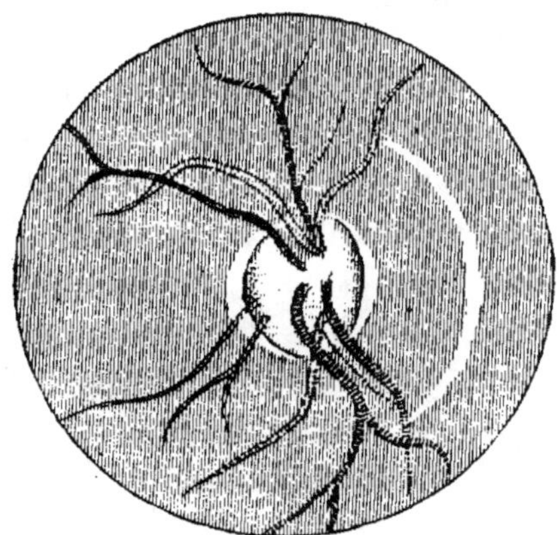

Fig. 33. — Le reflet de Weiss se présente sous la forme d'un arc argenté, à une petite distance du bord interne de la papille. Dans notre dessin cet arc est trop apparent.

l'anneau blanchâtre sclérotical, le bord externe convexe est indiqué par un liséré noirâtre. La surface du croissant pré-

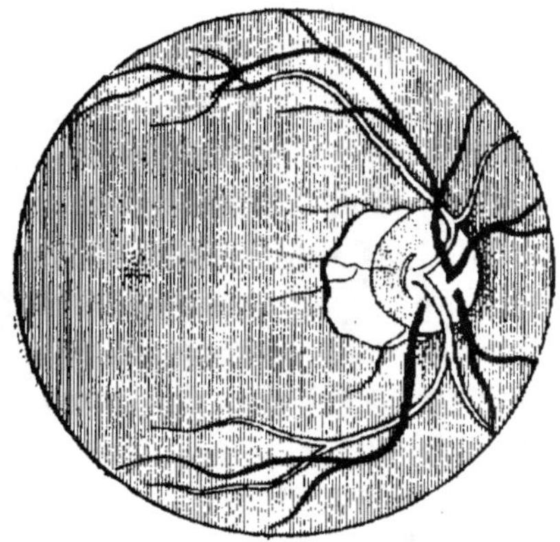

Fig. 34. — Croissant à la partie externe de la papille.

sente quelques amas pigmentaires. Elle est traversée par un grand nombre de petits vaisseaux rétiniens qui dans un œil normal se dérobent à l'examen.

Dans la figure 55, il s'agit de l'œil droit d'un homme, âgé de 42 ans, atteint d'une myopie de 9 dioptries avec acuité sensiblement normale. L'anneau sclérotical présente des dimensions exagérées en haut et en bas, mais surtout en dehors.

A la partie externe de cet anneau, se trouve un espace clair, d'un blanc jaunâtre, ayant la forme d'un *cône* à base

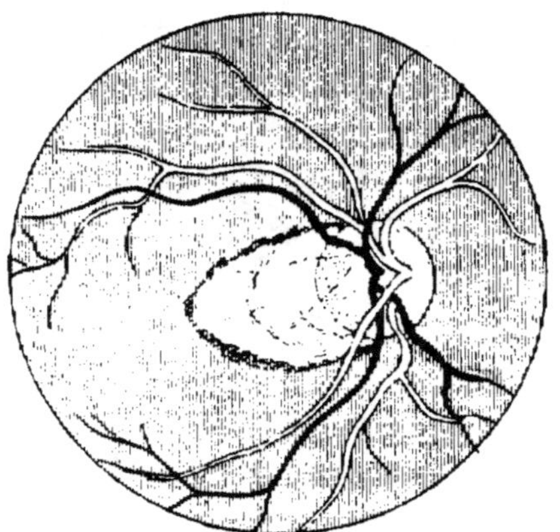

Fig. 55. — Vaste croissant ayant la forme d'un cône.

concave et dont le sommet se porte en dehors et un peu en bas. Son diamètre mesure à peu près celui de la papille.

La surface de ce cône coïncide avec le plan de la choroïde : elle est couverte de taches pigmentaires et de séries rubanées rougeâtres. Le bord périphérique du cône est indiqué par la présence de masses pigmentaires d'un brun foncé qui forment un liséré étroit de largeur inégale se continuant presque tout autour de la papille.

Les vaisseaux rétiniens émergent plus près du bord interne de la papille que chez le malade précédent. Ils se répandent par un trajet plus direct dans le plan de la rétine et leurs divisions s'effectuent sous des angles plus grands. De plus, et c'est là le point important, ils ne décrivent pas, à leur sortie du nerf optique, une aussi grande courbure autour de la macula ; à peine hors de la papille, ils se recourbent rapidement en dehors et passent à une plus faible distance dessus et au-dessous de la macula. Il en résulte que les vaisseaux ascendants, au lieu de former avec les descendants un angle obtus très ouvert, sont presque placés à angle droit les uns par rapport aux autres.

En résumé, sur ce fond d'œil tout serait normal, sauf la présence du cône, l'agrandissement de l'anneau sclérotical et la disposition anormale des vaisseaux rétiniens.

§ 143. — Nous allons passer en revue chacune de ces lésions si caractéristiques.

Le voile qui s'étend sur une partie plus ou moins grande de la papille résulte d'un exsudat. Le reflet circulaire qui siège au côté interne de la papille serait dû, d'après Weiss, à un léger épanchement liquide entre le corps vitré et la rétine. Ce reflet se rencontrerait également, mais dans une proportion bien inférieure, dans des yeux hyperopes ou emmétropes. Lorsqu'on le constate chez des non-myopes, on doit craindre l'apparition prochaine d'une myopie. Weiss a dessiné notamment un fond d'œil sur lequel le reflet, au lieu de se trouver directement en dedans de la papille, est porté un peu en haut, à l'opposé d'un petit croissant légèrement oblique en bas et en dehors. Cette disposition est digne d'être notée ; elle est dessinée dans la figure 56.

§ 144. — Le croissant et le cône représentent une même lésion, mais ayant une forme différente. Il y a des croissants et des cônes plus petits que ceux dont il vient d'être question ; on en rencontre également de plus développés. Les uns augmentent de dimension en s'étendant du côté de la macula, les autres envahissent les parties hautes et basses de la papille, qu'ils peuvent même arriver à entourer complètement.

Quelles que soient la forme et la grandeur de la lésion, nous lui donnerons, pour faciliter le langage, le terme générique de croissant. Un certain nombre d'auteurs, bien à tort selon nous, se servent pour désigner cette lésion du mot staphylome postérieur.

Le staphylome postérieur n'est, comme son étymologie l'indique (σταφυλή, graine de raisin), qu'une dilatation des membranes de la partie postérieure du globe oculaire, dilatation qui arrive à former une tumeur plus ou moins volumineuse. Sous prétexte que le croissant est accompagné le plus souvent d'une dilatation staphylomateuse, il ne faut pas confondre ces deux mots : en effet, il peut y avoir un croissant même très étendu sans staphylome. Inversement,

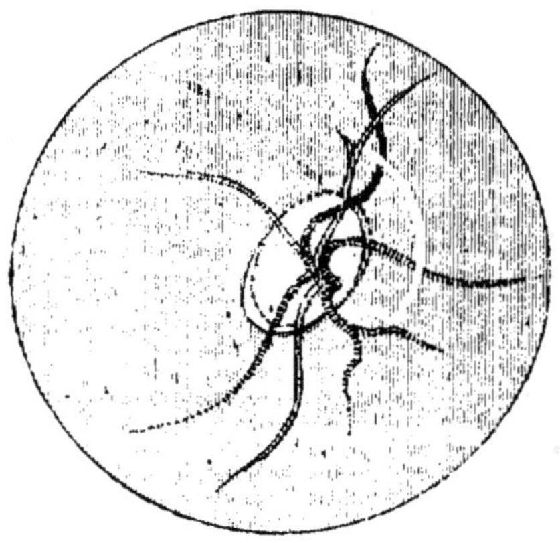

Fig. 56. — Reflet de Weiss situé un peu obliquement en haut, à l'opposé d'un petit croissant inféro-externe. Ici, également, le reflet est trop apparent.

il est possible qu'un staphylome existe sans la moindre trace de croissant. Ce dernier peut manquer même dans des myopies malignes.

La surface du croissant présente les aspects les plus divers. Les pigments, au lieu d'être épars çà et là, se rassemblent parfois en deux ou trois cercles concentriques qui semblent indiquer des étapes successives dans la marche de la lésion. Dans certains cas, tout le croissant est chargé d'une pigmentation foncée plus épaisse sur les bords. Cette pigmentation de toute la surface du croissant n'empêche pas de voir la choroïde qui apparaît généralement avec une netteté parfaite, sous une couleur orangée. Dans d'autres circonstances, on observe sur le croissant plusieurs zones, le plus souvent concentriques, différant surtout par la coloration. On voit, par exemple, la portion du croissant contiguë à la macula être entourée par une tache blanchâtre, tandis que, près de la papille, le croissant présente une coloration jaunâtre ; parfois, on rencontre une disposition inverse.

Dans les dessins que nous avons reproduits, la limite des lésions est nette, précise ; il n'en est pas toujours ainsi. Dans certains cas, il est impossible de savoir où s'arrête le

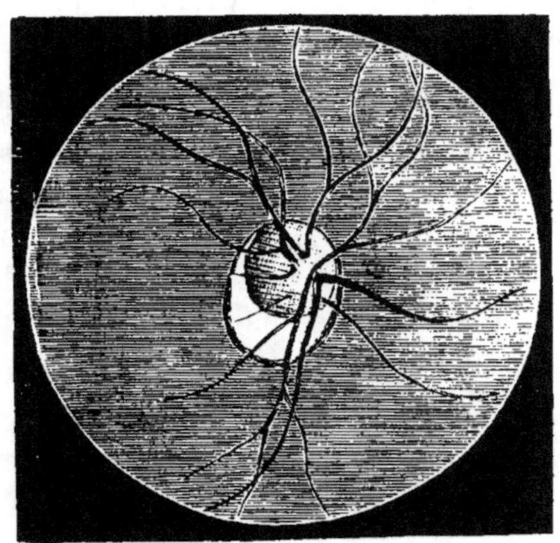

Fig. 57. — Croissant inférieur.

croissant ; la transition entre le tissu sain et le malade est insensible.

Le plus souvent, le croissant siège en dehors et un peu en bas de la papille (fig. 54, 55 et 59). Il n'est pas absolument rare de rencontrer la lésion selon deux autres orientations : ou tout à fait *obliquement en bas et en dehors* (fig. 56), ou *directement en bas* de la papille (fig. 57). Les autres points de la périphérie de la papille sont exceptionnellement le point de départ d'un croissant.

Dans leur développement consécutif, les croissants gardent généralement leur direction primitive. Néanmoins, cela n'est absolument vrai que pour les croissants externes ou ceux directement obliques en bas et en dehors. Dans les croissants inférieurs, il y a parfois une légère obliquité en dehors qui a une tendance à s'accroître. Lorsque la lésion a pris de grandes dimensions, qu'elle s'est étendue plus ou moins à la périphérie de la papille, il est impossible de se faire une idée sur le point de départ. Celui-ci est quelquefois double : le croissant externe peut être accompagné d'une lésion de même nature à la partie interne de la papille. Le développement simultané de ces deux croissants est souvent l'origine de ces vastes lésions qui entourent complètement le disque optique.

§ 145. — Rien n'est plus variable, dans les diverses statistiques publiées, que le chiffre de fréquence des croissants.

En 1868, Donders écrivait : « Presque sans exception, même dans les degrés modérés de myopie, on observe des changements spécialement dans la choroïde. » Dans ces lignes, l'auteur avait en vue les diverses lésions caractéristiques du croissant papillaire. Or, que nous apprennent les recherches entreprises depuis à ce sujet ?

Cohn a trouvé le croissant chez 20 pour 100 des myopes.

Loring	—	—	25	—	—
Conrad	—	—	28	—	—
Steffan	—	—	42	—	—
Chauvel	—	—	64	—	—
Dor	—	—	85	—	—

A quoi tiennent ces différences ? Très probablement aux divers milieux dans lesquels les observations ont été prises et qui comportaient ici des myopies faibles, là plus fortes. On sait que le degré de fréquence des croissants est en raison directe du chiffre de la myopie. Les recherches de Chauvel, entre autres, témoignent du fait.

Myopie en D.	Croissants.	Myopie en D.	Croissants.
0 à 1. . . .	31,4 0/0	4 à 6. . . .	64 0/0
1 à 2. . . .	40,9 —	6 à 9. . . .	80 —
2 à 3. . . .	55 —	> 9. . . .	98,5 —
3 à 4. . . .	60 —		

Il faut également tenir compte de l'époque de la vie à laquelle est survenue l'amétropie. Les myopies hâtives sont exceptionnellement exemptes de croissants, tandis que les myopies tardives en présentent très rarement[1].

§ 146. — Le croissant papillaire, nous venons de le dire, est sous la dépendance d'altérations ayant surtout pour siège la choroïde.

Pour bien apprécier ce qui survient dans ces circonstances.

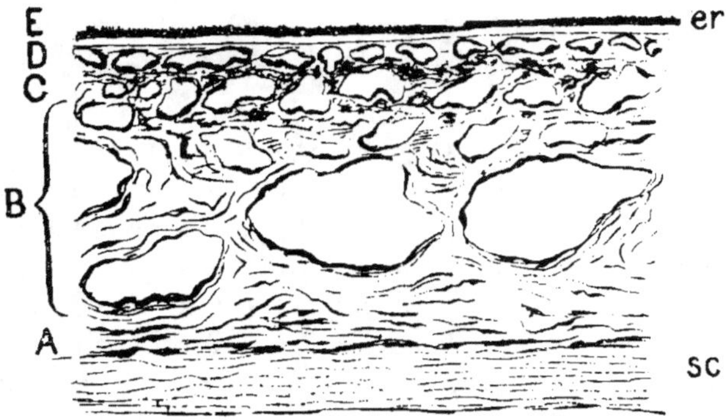

Fig. 58. — Coupe de la choroïde vue au microscope.

il importe de se rappeler la structure de cette membrane.

Elle se compose de 5 couches qui, de dehors en dedans, se présentent dans l'ordre suivant :

1º La *supra-choroïde* (fig. 58 A) formée de fines lamelles, sans vaisseaux, richement pigmentée. Lorsqu'on sépare la choroïde de la sclérotique (*s. c.*), les lamelles se déchirent et restent adhérentes les unes à la choroïde, les autres à la sclérotique.

2º *La couche de gros vaisseaux* (B) surtout composée de veines très rapprochées et s'anastomosant entre elles. Les

1. On rencontre des croissants, mais à dimensions toujours modérées chez les non-myopes (3 pour 100 environ chez les hypéropes, 4 à 5 pour 100 chez les emmétropes).

espaces intervasculaires sont richement pourvus de cellules pigmentaires.

3° La *couche des vaisseaux moyens*, très mince et peu pigmentée (C).

4° La *chorio-capillaire*, couche non pigmentée, presque uniquement constituée par des capillaires de très gros calibre, très voisins les uns des autres (D).

5° La *membrane vitrée*, d'une structure homogène, qui tapisse la face interne de la choroïde (E).

Lorsqu'on sépare la rétine de la choroïde, des cellules épithéliales pigmentées (*er*) restent adhérentes à cette dernière, mais, en réalité, elles appartiennent à la rétine.

§ 147. — La lésion caractéristique des croissants débute presque toujours par une altération des cellules pigmentaires du tissu choroïdien; bientôt après, la chorio-capillaire commence à s'atrophier, tandis que des altérations se font remarquer du côté de l'épithélium pigmentaire qui double la face postérieure de la rétine. Cet épithélium perd son pigment bien avant la destruction des cellules pigmentaires du tissu choroïdien. Par suite de la disparition de l'épithélium rétinien, les vaisseaux choroïdiens bordés encore par le pigment des espaces inter-vasculaires se laissent voir dans toute l'étendue du croissant sous une forme rubanée. Enfin, les cellules qui tapissent les espaces inter-vasculaires deviennent pâles et tendent à disparaître peu à peu ; alors, les vaisseaux rampent seuls dans le tissu choroïdien, non sans subir eux-mêmes des modifications si le croissant devient staphylomateux. On remarque, en effet, au niveau de l'ectasie, un trajet plus direct des vaisseaux, une diminution de leur diamètre et de l'épaisseur de leurs parois, et cela proportionnellement au degré de distension subie par les tissus. De plus, ces vaisseaux paraissent distendus, plus écartés les uns des autres. Finalement la majeure partie d'entre eux s'oblitère; les plus gros seuls persistent, d'après de Jaeger, même dans les endroits les plus amincis.

Si le fond de l'œil paraît moins foncé au niveau d'un

croissant, et si ce dernier est limité d'ordinaire par un liséré noirâtre, tout cela est dû à des altérations de l'épithélium pigmentaire : ici, le pigment s'accumule ; là, il se résorbe. Les croissants qui paraissent plus foncés que les parties environnantes reconnaissent également pour cause un travail du côté de cet épithélium.

L'aspect varié présenté par un croissant résulte de ce fait que les lésions ne marchent pas partout avec la même vitesse : au niveau des parties jaunâtres, il y a seulement absence de la couche épithéliale ; dans la partie bleu blanchâtre, le stroma et les vaisseaux choroïdiens sont atrophiés. Cette dernière coloration est due à ce qu'on voit par transparence le tissu même de la sclérotique. Dans aucun point de la surface du croissant on n'a jamais constaté un manque de la choroïde. L'agrandissement de l'anneau sclérotical ne résulte pas d'une solution de continuité de la choroïde, mais du déplacement de son tissu : la partie de la choroïde prenant part à la constitution de la lame criblée se porte en dehors, et comme cette membrane à ce niveau est peu épaisse et privée de pigment, elle laisse voir par transparence une plus grande surface de la sclérotique.

§ 148. — Voyons maintenant ce qui se passe du côté de la rétine.

Dans la très grande majorité des cas, cette membrane reste intacte ou est fort peu altérée dans sa texture. Sa distension ne l'empêche pas de conserver sa transparence ; ce n'est que dans les myopies anciennes qu'elle perd son état normal, surtout au niveau de la macula, et devient adhérente à la choroïde.

La distension de la rétine a pour conséquence d'éloigner un peu la macula de la papille, et de rendre plus apparents et rectilignes les petits vaisseaux qui se trouvent en avant du croissant.

La disposition anormale des gros vaisseaux rétiniens représentée dans la figure 35 ne se rencontre guère que dans la myopie et tout spécialement dans les cas prononcés.

Nuel, qui a fait des recherches sur cette lésion, dit : « Sur des centaines d'yeux non myopes examinés par nous dans ces dernières années, nous ne l'avons pas rencontrée une seule fois. Nous avons examiné suffisamment d'yeux pour être autorisé à poser comme établi que cette image ophtalmoscopique est propre à la myopie. » Il ajoute : « Toutefois on se convaincra facilement qu'elle fait défaut dans bon nombre d'yeux myopes, surtout dans les myopies faibles ».

Les gros vaisseaux peuvent offrir une disposition plus anormale que celle représentée dans la figure 55; l'angle qui les limite peut être inférieur à un angle droit. D'ordinaire, plus la myopie est élevée, plus les vaisseaux sont rapprochés de la macula. Les vaisseaux ascendants sont généralement plus déviés vers l'horizontale que les descendants. Presque toujours cette disposition coexiste avec un croissant atrophique.

Nous pensons avec Nuel qu'elle est le résultat d'un glissement morbide de la choroïde et de la rétine à la surface interne de la sclérotique. Mais, comme on le verra plus loin, nous ne partageons pas les idées de notre savant confrère ni sur la pathogénie de ce glissement ni sur sa signification.

§ 149. — Il existe une autre lésion de la rétine constituée par un déplacement de cette membrane sur la papille. La figure 59, empruntée à l'ouvrage de de Jaeger et de Wecker, représente un cas de cette nature. Il s'agit de l'œil gauche d'un sujet de vingt ans atteint d'une myopie de 4 dioptries.

La portion de rétine déplacée occupe le segment interne de la papille et a la forme d'un croissant dont le bord convexe se confond avec la limite du nerf, et le bord concave (indiqué par une ligne nette et mince) va rejoindre le contour pigmenté du croissant atrophique qui se trouve à la partie externe du nerf. Ce déplacement de la rétine a pour conséquence de modifier la direction des gros vaisseaux qui se dirigent sur la partie interne de la rétine. Alors que les vaisseaux externes ne font qu'un coude peu sensible, les internes décrivent une forte courbure (environ les deux tiers

d'un arc de cercle) pour pouvoir marcher parallèlement au
plan de la rétine.

Au premier abord, si l'on ne fait pas attention à la présence de l'empiétement rétinien, on peut croire que l'artère

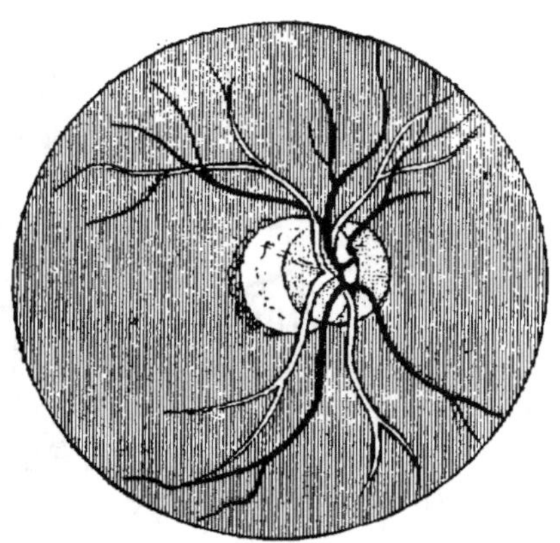

Fig. 39. — Croissant avec empiétement de la rétine sur la surface de la papille.

centrale, au lieu de sortir au point ordinaire, présente une
émergence périphérique.

La lésion en question se rencontre toujours à l'opposé de
l'endroit occupé par le croissant. Il ne faudrait pas en
induire que le déplacement rétinien présuppose l'existence
d'un croissant; leur association est fréquente, mais pas obligatoire.

§ 150. — Dans les myopies fortes, on rencontre une
autre lésion qui doit être rapprochée de celle que nous
venons de décrire. Il s'agit d'une obliquité de la papille qui
semble avoir subi une rotation en dehors autour de son axe
vertical.

La figure 40 rend parfaitement compte de ce qui a lieu,
surtout si l'on a la précaution de la comparer avec la
figure 32.

A la partie supérieure du dessin se voient les fibres du

nerf optique au moment où elles sortent de la papille pour se répandre en dehors et en dedans sur la face interne de la rétine. Le bord interne de la papille est plus saillant que le bord externe. Le même fait s'observe pour l'anneau sclérotical et pour le choroïdien : leur bord interne offre un niveau plus élevé.

En outre, du côté interne, la choroïde, amincie en forme de cône, dépasse d'une quantité notable les bords correspon-

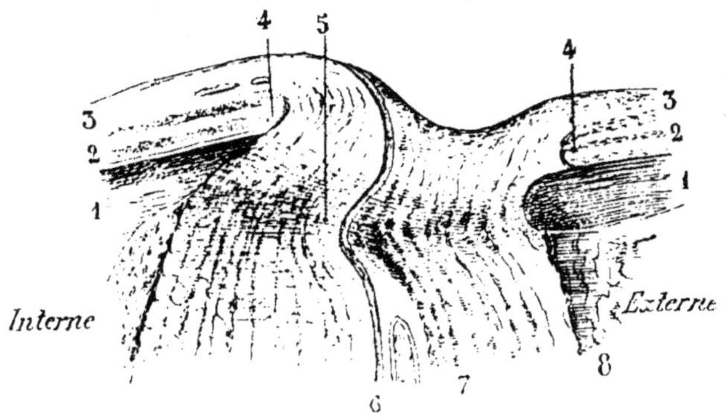

Fig. 40. — Coupe antéro-postérieure du nerf optique d'un œil myope à son entrée dans le globe de l'œil, d'après un dessin du *Traité d'ophtalmologie* de de Wecker et Landolt : 1. Couches internes de la sclérotique. — 2. Choroïde. — 3. Rétine. — 4. Anneau choroïdien. — 5. Lame criblée. — 6. Vaisseaux centraux présentant un coude. — 7. Fibres du nerf optique changeant deux fois de direction avant de s'épanouir sur la rétine. — 8. Gaine externe du nerf optique. — Comparer ce dessin avec la figure 52.

dants de l'anneau sclérotical. C'est le contraire du côté externe : la limite choroïdienne se trouve plus éloignée du centre du nerf que la limite scléroticale.

On comprend que l'espèce de promontoire, constitué par le bord interne des anneaux force les fibres nerveuses à changer de direction. D'abord rectilignes, elles s'infléchissent en dehors au moment de franchir la limite choroïdienne déplacée; puis elles se portent brusquement en dedans sur la rétine. L'artère centrale obéit à la même incurvation. Les fibres nerveuses qui se répandent du côté externe présentent, elles aussi, un certain degré de courbure autour du bord externe de l'anneau choroïdien.

La saillie de l'anneau choroïdien, l'incurvation des fibres nerveuses internes, la direction des fibres nerveuses externes, tout nous montre que les tissus ont éprouvé les effets d'un tiraillement opéré dans la direction du pôle postérieur. Nous rechercherons plus loin quels sont les agents de ces déformations.

Parfois, mais très rarement, l'obliquité existe dans une autre direction; elle est orientée en bas comme si la papille avait eu à subir une rotation autour d'un axe horizontal.

§ 151. — Nous avons dit plus haut (§ 141) que la gaine externe du nerf optique constitue les lamelles externes de la scléro-

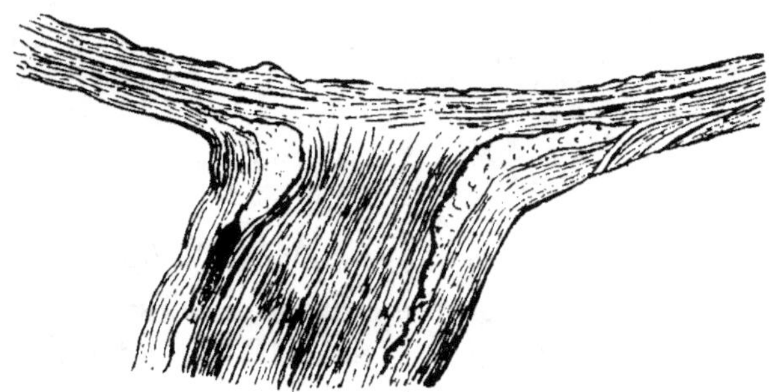

Fig. 41. — Coupe antéro-postérieure du nerf optique d'un œil myope, destinée à montrer l'agrandissement de l'espace intervaginal, d'après un dessin de l'Atlas de Jaeger et de Wecker.

tique; la gaine moyenne de ce nerf va se perdre dans les lamelles internes de cette membrane. Entre ces deux gaines existe un intervalle appelé espace inter-vaginal. A mesure que l'œil devient staphylomateux, cet espace augmente de largeur, tant par le fait de l'écartement de ses deux parois, que par suite du décollement des deux couches scléroti- cales au voisinage du nerf optique.

La figure 41 représente cette lésion, qui se rencontre par- ticulièrement dans les yeux fortement myopes, mais qui peut exister avec des myopies de 6 et même de 4 dioptries (de Jaeger). Il y a d'ordinaire un rapport entre l'étendue de cette dissociation et la grandeur du croissant. Il est à remarquer que l'espace inter-vaginal est toujours plus élargi du côté externe du nerf que du côté interne.

§ 152. — Sous l'influence des diverses lésions que nous venons de décrire, l'organe visuel devient ovoïde, ou même

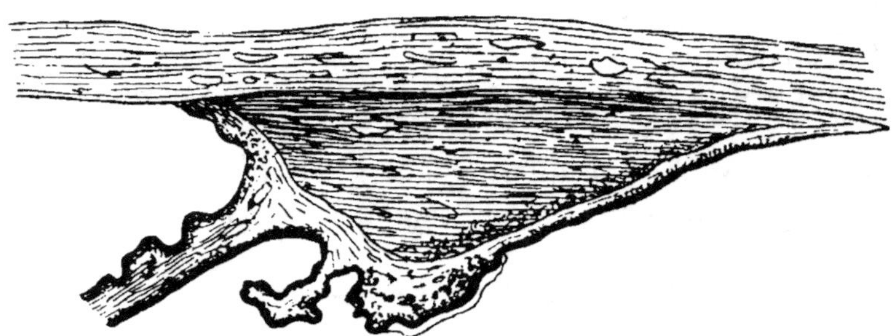

Fig. 42. — Coupe antéro-postérieure du muscle ciliaire d'un myope.

pyriforme, sans d'ordinaire augmenter de volume (fig. 58). Le plus souvent, en effet, le diamètre transversal et le vertical restent à peu près normaux; seul le diamètre antéro-postérieur subit un allongement. Cette longueur, qui dans un œil à l'état physiologique est d'environ 24 millimètres, peut, dans les cas de staphylome, s'accroître jusqu'à 28, 30, 35 millimètres et même plus.

La dilatation du segment postérieur de l'œil a pour conséquence non seulement d'amincir la sclérotique — au point, dans les cas extrêmes, de la rendre transparente — mais encore de la rendre adhérente à la choroïde. C'est en des points différents que la sclérotique et la choroïde présentent leur maximum d'amincissement : pour la première, c'est au niveau de la macula; pour la seconde, c'est à la partie avoisinant le nerf optique. Les couches internes de la sclérotique ont plus à souffrir au point de vue de l'amincissement que les couches externes.

§ 153. — Nous ne pouvons terminer ce chapitre sans parler du muscle ciliaire des myopes. Chez ces sujets, ce muscle ne présente d'ordinaire aucune atrophie ; il paraît, au contraire, plus épais et plus large (fig. 42) que celui de l'hyperope (fig. 45).

Dans aucun cas, le tissu cellulaire ne paraît accru, l'augmentation de la masse tient uniquement à une hypertrophie des faisceaux musculaires.

Le microscope montre que le muscle ciliaire d'un emmétrophe renferme deux parties distinctes : l'une antérieure,

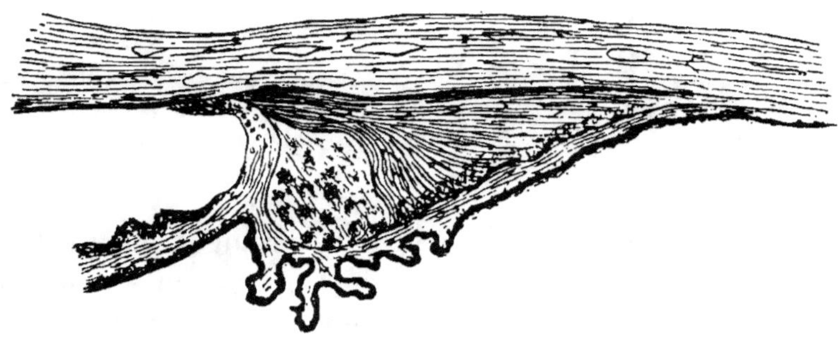

Fig. 43. — Muscle ciliaire d'un hyperope. Ces deux derniers dessins sont la reproduction de ceux donnés par Jaeger et de Wecker dans leur Atlas.

composée de fibres circulaires ; l'autre postérieure, formée par des fibres longitudinales.

Chez l'hyperope, les fibres circulaires seraient en excès par rapport à l'état normal et les fibres longitudinales en moins grande quantité ; chez les myopes, ces dernières sont à peu près les seules qui existent (Iwanoff).

CHAPITRE XII

COMPLICATIONS DE LA MYOPIE

Mouches volantes de deux variétés. — Décollement de la rétine. — Vision périphérique et champ visuel. — Tache aveugle. — Lésions de la macula. — Choroïdite disséminée. — Cataracte polaire. — Glaucome.

§ 154. — La myopie, par suite des préjugés qui règnent encore à son endroit, est considérée par beaucoup comme un état de l'œil plutôt favorable que dangereux. Les pages qui précèdent ont dû renseigner le lecteur. S'il ne l'était pas, le tableau des complications va lui montrer que la myopie n'est pas une simple condition optique, mais une maladie et parfois une maladie grave.

A vrai dire, les cas légers ne doivent pas inquiéter, mais il n'en est plus de même des cas moyens, et surtout des cas extrêmes, qui s'accompagnent presque toujours d'altérations si profondes et si multiples que l'amétropie, ainsi que le fait remarquer Landolt, ne représente qu'un symptôme secondaire dans l'ensemble de l'état morbide.

Généralement les spécialistes ne sont consultés par les myopes que si une complication vient les inquiéter. Ces sujets feraient bien mieux, pour écarter les accidents qui tôt ou tard les menacent, de se renseigner en temps opportun sur les règles d'hygiène appropriées à leur vue.

§ 155. — La complication la moins sérieuse assurément,

mais qui néanmoins préoccupe beaucoup ceux qui en sont atteints, est constituée par la vision de corpuscules appelés *mouches volantes*. Il y en a de deux sortes ; celles constituées par des opacités siégeant dans le corps vitré sont seules visibles à l'ophtalmoscope.

On ne connaît pas la cause des mouches volantes invisibles à l'examen. On suppose qu'elles sont dues à la migration de quelques cellules pigmentaires.

Elles sont en nombre variable et suivent les mouvements du globe. Ces corpuscules deviennent très évidents toutes les fois qu'on regarde un objet vivement éclairé, comme le ciel, le plafond d'une chambre, le champ d'un microscope ; ils se laissent voir, au contraire, très difficilement par un temps sombre et dans une pièce un peu obscure.

Toutes les variétés d'yeux y sont exposées, mais les myopes beaucoup plus que les autres.

Nous le répétons, ces mouches ne sont l'indice d'aucune lésion grave, même chez les myopes, et ne devraient pas être la cause des vives inquiétudes qu'il est parfois si difficiles de faire cesser. C'est parmi les malades de ce genre, dit Wells, que le charlatan trouve ses partisans les plus chauds et ses meilleurs clients.

Il faut réconforter le moral de ces malades, faire disparaître toutes les irrégularités des organes circulatoires et digestifs, corriger l'astigmie qui ne fait presque jamais défaut, et donner aux cylindres correcteurs une teinte neutre qui diminue l'intensité de la lumière et rende ainsi les mouches moins appréciables.

§ 156. — Les mouches volantes visibles à l'ophtalmoscope ont réellement une importance pathologique. « Elles doivent être considérées, dit Giraud-Teulon, comme des témoins s'offrant spontanément d'un embarras actuel ou passé dans la membrane nourricière de l'œil, et, par conséquent, comme un indice d'une fatigue de l'organe. »

Les opacités du corps vitré résultent le plus fréquemment d'épanchements de sang provenant de la choroïde ou d'une altération du corps vitré consécutive à une lésion de cette membrane chargée de lui apporter les matériaux de nutrition.

La forme de ces mouches est des plus variables : tantôt elles ont l'aspect d'une toile d'araignée, tantôt de filaments délicats; le plus souvent, ce sont des flocons noirâtres, flottant dans l'humeur vitrée liquéfiée, qui gagnent les parties déclives lorsque l'organe reste immobile. Si, pendant la lecture, un de ces flocons se place devant la macula, il suffit de porter brusquement le regard à droite ou à gauche pour que la vision devienne libre.

Quand ces flocons sont peu nombreux, ils n'apportent qu'un léger embarras et peuvent coïncider avec une acuité normale. Lorsqu'ils sont en nombre et pourvus d'une grande mobilité, ils gênent la vision et indiquent un plus haut degré de ramollissement du corps vitré. On doit voir en eux des avant-coureurs de lésions plus graves. Il convient donc de les traiter en écartant tous les motifs de congestion intra-oculaire.

§ 157. — Le *décollement de la rétine* est la complication la plus redoutable de la myopie. Elle est caractérisée par le soulèvement d'une partie plus ou moins étendue de cette membrane détachée des liens qui l'unissent à la choroïde; l'espace ainsi créé est rempli d'un liquide légèrement citrin.

Le décollement rétinien se traduit par des troubles visuels dont l'importance et la soudaineté d'apparition frappent vivement l'attention. La vision centrale est plus ou moins atteinte et une certaine étendue de la vision périphérique se trouve annihilée. En effet, la portion de rétine décollée cesse de voir, d'où un rétrécissement du champ visuel.

§ 158. — Ouvrons une parenthèse pour dire ce que l'on entend par vision périphérique et champ visuel.

Notre vue est bien loin d'être bornée au point de fixation : en même temps qu'on regarde un objet, on voit ceux qui l'environnent. Le champ visuel est l'étendue en largeur qu'un œil peut voir en gardant une position fixe. La vision périphérique, quoique bien indistincte et bien imparfaite en comparaison de la vision centrale, n'est cependant pas moins importante que cette dernière; c'est elle qui nous permet de circuler facilement dans les rues et d'éviter les dangers qui nous menacent d'un côté ou d'un autre.

L'étendue du champ visuel d'un œil normal est représentée figure 44. Dans le cas en question, elle atteignait : en haut 55 degrés; en dedans 60; en bas 65; en dehors 90.

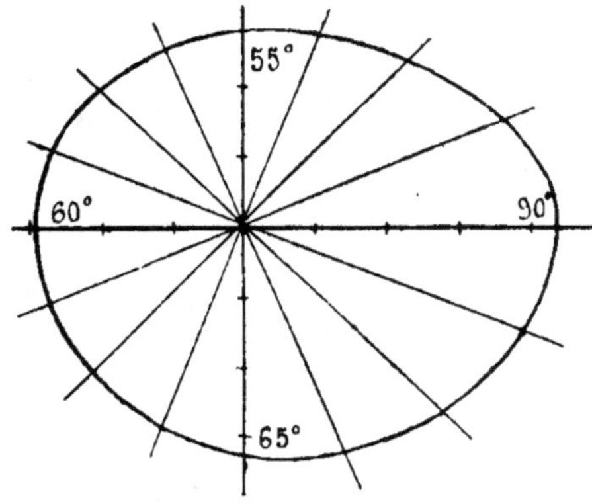

Fig. 44. — Limites du champ visuel d'un œil droit normal.

Ces chiffres ne sont que des moyennes : l'étendue du champ visuel d'un œil bien portant est variable selon l'éclairage, la conformation de la face et la saillie du nez. Ce n'est qu'en dehors que la surface atteint son maximum; rien de de côté ne vient restreindre les limites de la vision périphérique.

Le rétrécissement du champ visuel dans le cas d'un décollement de la rétine se manifeste du côté opposé à la lésion. Comme généralement cette dernière existe à la partie inférieure, il en résulte qu'habituellement le rétrécissement siège en haut (fig. 45). Lorsque le décollement est primitivement supérieur, il ne tarde pas à s'étendre à toute la membrane parce que le liquide épanché obéit aux lois de la pesanteur.

Bien que la région maculaire ne soit généralement pas comprise dans le décollement, la vision centrale laisse cependant à désirer. En effet, la lésion périphérique ne tarde pas à retentir sur le reste de la rétine qui, irritée, congestionnée, perd une partie de ses propriétés.

L'irritation rétinienne est évidente : elle est indiquée directement par les apparitions lumineuses qui se mani-

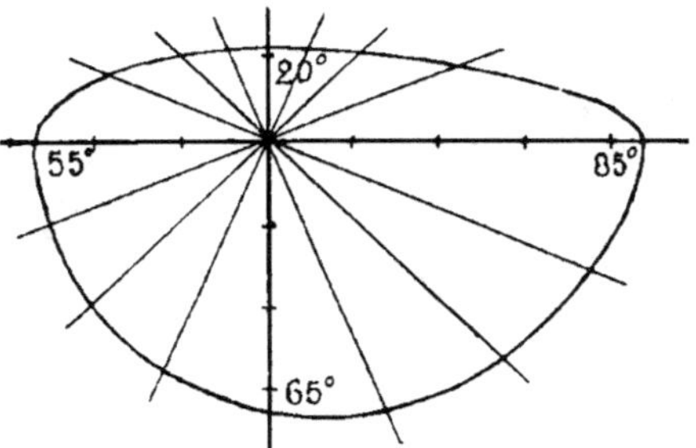

Fig. 15. — Champ visuel d'un œil droit atteint d'un décollement de la partie inférieure de la rétine : le champ visuel est rétréci en haut par suite de ce décollement.

festent aux moindres oscillations du globe oculaire, et, indirectement, par les améliorations de vision qui surviennent, à un moment donné, sans le moindre recollement de la rétine.

Le maximum de fréquence du décollement se rencontre de 30 à 60 ans. Le plus généralement, il reste limité à un seul œil : sur 43 cas rassemblés par Schweizer, 41 étaient monolatéraux. Il est d'autant plus fréquent que le degré de myopie est plus élevé. Au-dessus de 10 dioptries, on rencontre le décollement dans environ 5 pour 100 des cas.

§ 159. — Par quel mécanisme le décollement de la rétine se produit-il? Plusieurs théories sont en présence.

D'après la plus ancienne, le décollement résulterait de

deux faits : 1° d'une extensibilité moindre de cette membrane comparée à celle de la choroïde; 2° des liens d'attache qui l'unissent en ses deux points extrêmes à cette dernière. Il s'ensuivrait que, pendant l'évolution myopique, la rétine serait obligée d'abandonner la choroïde, son support naturel.

Ensuite est venue la théorie d'un épanchement séreux dû à la choroïde, épanchement qui soulèverait peu à peu la membrane nerveuse.

La dernière explication est celle qui fait intervenir la rétraction du corps vitré. Cette rétraction suppose l'existence antérieure d'une série de lésions : décollement du corps vitré, présence d'un liquide entre ce dernier et la rétine, adhérence en certains points de ces deux organes par des brides cellulaires. La rétraction du corps vitré amènerait la déchirure périphérique de la rétine par l'intermédiaire de ces brides; la fissure rétinienne, permettant l'irruption du liquide entre la rétine et la choroïde, serait la cause immédiate du décollement.

La théorie qui nous paraît la plus probable est celle qui incrimine uniquement la choroïde.

La première théorie ne nous paraît pas réelle parce qu'elle suppose la rétine ni extensible ni mobile. Or, ces deux qualités, elle les possède, même à un assez fort degré. D'un autre côté, cette manière d'envisager les choses ne s'applique qu'à une catégorie de décollements, à ceux qui surviennent chez les myopes; ceux observés assez fréquemment chez les emmétropes restent inexpliqués.

Quant à la dernière théorie, elle repose sur des faits réels, mais relatifs à des cas arrivés à la dernière période du mal. Il y a tout lieu de supposer que les lésions constatées ne sont pas celles qui ont présidé à la genèse du décollement. Du reste, la théorie de l'attraction a contre elle ce fait observé des milliers de fois : si l'on vient à évacuer le liquide, la rétine s'applique contre la choroïde. C'est une preuve que cette lésion n'est pas sous la dépendance du corps vitré, et que celui-ci n'enserre pas la rétine dans des griffes cicatricielles. A ceux qui voudraient expliquer la mise en contact consécutive à une ponction par une rétraction des deux membranes externes, il suffit de rappeler que le rapprochement peut se faire au bout de quelques semaines sans l'aide d'aucune évacuation, ce qui dénote bien que rien du côté du corps vitré ne s'oppose à la mise en place de la rétine.

Malheureusement, qu'il y ait ponction ou non, la réapplication rétinienne n'est d'ordinaire que momentanée : au bout de peu de temps, une nouvelle exsudation survient qui soulève encore la rétine. Cependant, il n'y a pas de praticien qui n'ait observé quelques rares cas où l'accollement ait persisté très longtemps : d'ordinaire alors les sujets étaient jeunes et la lésion assez limitée.

§ 160 — Le champ visuel peut présenter des lacunes. Une des plus curieuses est celle qui est due à l'agrandissement du punctum cæcum (tache aveugle).

Chez tout le monde, en dehors du point de fixation, il existe une interruption dans le champ visuel.

Pour se rendre compte de sa position, il suffit de répéter l'expérience de Mariotte. Si, à une certaine distance d'une

Fig. 46. — En regardant la croix de l'œil droit, le disque cesse d'être visible quand le livre est à 0 m. 20 c. environ.

croix tracée sur un fond noir (fig. 46), se trouve un disque blanc de la largeur d'un pain à cacheter, et qu'on éloigne le dessin de 20 à 25 centimètres environ de l'œil droit, l'autre étant fermé, à un moment le disque cesse d'être perçu. Sa disparition a lieu quand son image va se peindre sur la papille, région dépourvue de toute sensibilité visuelle et appelée pour cette raison *punctum cæcum*. Au delà comme en deçà de cette distance, le disque blanc sera vu car son image se fait alors non sur la papille, mais sur la rétine. A l'état normal, cette lacune nous échappe toujours, de même que de toutes les petites interruptions dues à une infiltration sanguine ou inflammatoire de la rétine.

Chez les myopes atteints d'un large croissant, on observe assez souvent un agrandissement de la tache aveugle dont les dimensions augmentent au fur et à mesure que la lésion atrophique progresse. D'où une lacune du champ visuel parfaitement perceptible par le malade, qui voit continuellement devant lui une tache grisâtre.

§ 161. — La macula est, chez les myopes, la région de la rétine la plus sujette à des altérations diverses.

L'apparition d'une lésion en ce point effraye toujours les malades, et cela avec juste raison. Le rôle important que joue la macula dans l'acte de la vision, la précision qui doit présider à cet acte, expliquent parfaitement les troubles visuels qui surviennent lorsque le moindre désordre anatomique vient à l'atteindre. Des lésions même nullement progressives peuvent compromettre à des degrés divers et souvent pour toujours la vision centrale. A la suite d'une prolifération inflammatoire de l'épithélium choroïdien, d'une exsudation ou d'une hémorrhagie, les éléments essentiels de la rétine présentent des modifications qui les rendent momentanément ou pour toujours impropres à la vision.

Les malades accusent un brouillard plus ou moins intense qui cache l'endroit visé. Veulent-ils lire, une tache couvre les lettres fixées, les objets leur paraissent tiraillés, déformés, parfois plus petits. En outre, ils sont parfois éblouis par diverses sensations lumineuses, dues à une pression anormale supportée par la rétine.

Environ un vingtième des myopes sont atteints d'affections de la macula, c'est particulièrement ceux dont la myopie atteint et dépasse 12 dioptries.

Les affections de la macula sont très rares au-dessous de

10 ans; elles présentent leur maximum de fréquence entre 40 et 70 ans, et se montrent beaucoup plus souvent chez les femmes que chez les hommes. Les raisons de cette prédilection fâcheuse doivent surtout être recherchées dans les troubles variés que subit presque toujours la femme à l'époque de la ménopause.

Dans plus de la moitié des cas, l'affection est binoculaire; généralement le mal débute dans un œil assez longtemps avant d'attaquer l'autre.

La fréquence des lésions de la macula, chez les myopes, tient à deux causes : la rétine à ce niveau se trouve intimement liée à la choroïde; et, en ce point, se concentre toute la pression intra-oculaire.

§ 162. — Il nous reste à parler brièvement de trois complications qui se rencontrent chez les myopes.

La *choroïdite disséminée* a un aspect caractéristique : sur toute la surface du fond de l'œil, on voit des taches blanches et jaunes qui sont séparées par des amas irréguliers de pigments.

La *cataracte spéciale* aux myopes est constituée par une opacité siégeant au pôle postérieur du cristallin. L'organe devient opaque parce qu'il est mal nourri. L'opacité, par suite de sa position centrale, est très gênante, surtout lorsqu'une lumière vive, contractant fortement la pupille, empêche la pénétration des rayons par la périphérie du cristallin. D'un autre côté, l'évolution de cette variété de cataracte est très lente, il faut de nombreuses années avant qu'elle se complète. Enfin, le résultat de l'intervention chirurgicale est toujours très aléatoire, tant à cause des difficultés opératoires surgissant d'ordinaire, que par suite des lésions intra-oculaires ayant engendré l'opacité de la lentille.

Le *glaucome* apparaît chez les myopes sans réaction inflammatoire. La vue se perd peu à peu par le fait d'une accumulation liquide qui a pour effet d'exercer une trop forte pression sur les fibres du nerf optique à leur entrée dans l'œil et d'en rompre la continuité. Il peut paraître extraordinaire qu'un organe staphylomateux qui se laisse distendre facilement devienne le siège d'une trop grande tension intra-oculaire. Le fait est pourtant réel, mais il n'arrive que si la sclérotique, par suite de l'âge, vient à perdre son élasticité et qu'elle ne cède plus à une pression intérieure anormale. L'intervention opératoire s'impose pour faire cesser la tension, mais, se rappelant les nombreuses lésions dont l'organe est le siège, on doit agir avec prudence.

CHAPITRE XIII

DÉBUT, MARCHE, FRÉQUENCE DE L'ASTIGMIE

Astigmie congénitale; acquise. — Variations de l'astigmie cornéenne. — Statistique générale de l'astigmie cornéenne; celle des non myopes; celle des myopes. — Statistique de l'astigmie cristallinienne et de l'astigmie subjective de ces deux catégories de sujets. — Particularités offertes par l'astigmie des myopes.

§ 165. — Les auteurs reconnaissent toujours à l'astigmie une origine congénitale; ils parlent bien d'une astigmie acquise, mais ils sont les premiers à reconnaître que l'anomalie se rapporte à des faits d'un autre ordre et dépend soit d'une luxation partielle de cristallin, soit d'une lésion cornéenne consécutive à une ulcération.

Nous avons observé un certain nombre d'apparitions d'astigmie cristallinienne. Le premier cas qui se soit offert à nous est celui du Dr L... qui, examiné antérieurement à diverses reprises, n'avait présenté aucune asymétrie ni objective ni subjective. Or, un jour, un de ses yeux devint subitement le siège d'un astigmie cristallinienne. Voici en quel terme le confrère raconte son petit accident :

« Ayant lu le regard dirigé obliquement pendant quelques minutes, une douleur subite se déclare dans mon œil gauche. Portant ma vue sur un cadran rayonné, l'œil droit fermé, je trouvai immédiatement l'explication de ma douleur; toutes les lignes de ce cadran n'étaient plus semblables. Je remarquai que les lignes verticales étaient manifestement plus noires que les autres. Un cylindre 0° — 0,50 dioptrie rétablit l'uniformité de la teinte des lignes. La douleur dura environ une heure, mais le spasme persista pendant plusieurs jours. »

Depuis, nous avons rencontré une dizaine d'apparitions d'astigmie cristallinienne chez des personnes dont la réfraction était parfaitement symétrique.

Ces astigmies étaient survenues brusquement au moment des règles ou sous l'influence d'un léger traumatisme du globe oculaire. Leur valeur variait de 0,50 à 0,75 dioptrie. Les unes disparurent sans le moindre traitement, les autres furent traitées à l'aide de l'atropine pendant une ou plusieurs semaines. Chez deux sujets, il fallut prolonger les instillations pendant 50 jours pour obtenir la guérison. La plupart de ces cas restés sans traitement seraient devenus de véritables astigmies statiques, contre lesquelles, à un moment donné, l'atropine eût été sans effet.

§ 164. — En ce qui concerne l'astigmie cornéenne, il faut également nous préparer à modifier nos idées au sujet de la constance de son origine congénitale. Nous n'avons pas vu apparaître, il est vrai, d'astigmie cornéenne chez des sujets qui en étaient jusqu'alors absolument exempts, mais nous avons rencontré, ainsi que d'autres cliniciens, des augmentations de 1, de 2 dioptries et plus, dans des cas où l'astigmie cornéenne antérieure n'était que de 0,50 et même de 0,25 dioptrie. Si ces cas ne sont pas de véritables apparitions d'astigmie cornéenne, ils s'en rapprochent beaucoup et nous montrent le fait comme possible.

Une des raisons qui nous porte à admettre comme très probable l'astigmie acquise, c'est qu'il nous a paru assez facile de provoquer, chez les lapins, des degrés notables d'astigmie cornéenne en ponctionnant la sclérotique sur deux points opposés au voisinage de la cornée. Au bout de quelques semaines, ces asymétries se sont peu à peu dissipées ; mais pouvions-nous compter sur un résultat définitif ? Un phénomène morbide ne persiste que s'il est l'expression du tempérament ; sinon, il ne peut subsister longtemps à la cause qui l'a engendré.

§ 165. — Les augmentations d'astigmie cornéenne dont nous venons de parler prouvent qu'il faut également modifier nos idées sur la fixité de cette astigmie.

Il y a quelques années encore, nous pensions tous que les degrés d'astigmie cornéenne que nous avions à la naissance étaient ceux possédés encore aux derniers moments de la vie. A l'heure actuelle, on peut affirmer que l'astigmie cornéenne, en dehors de toute maladie oculaire, présente des diminutions et des augmentations atteignant des chiffres tels que l'idée d'une erreur d'examen doit être écartée.

Parmi les diminutions les plus importantes, la première est celle signalée par Javal, en 1882. On y trouve d'abord un amoindrissement de 1,50 dioptrie, puis de 5 dioptries, enfin de 0,50 dioptrie ; de telle sorte qu'une astigmie, en 1882, de 6 dioptries, était tombée, en 1886, à 1 dioptrie.

A côté de ce fait, il faut placer celui de Chibret où la diminution de l'astigmie cornéenne est au moins de 0,50 dioptrie.

Nous avons également observé trois diminutions de 0,50 dioptrie chez deux jeunes filles : la première présentait, en 1886, une astigmie cornéenne sur chaque œil de 1,25 ; en 1889, elle n'était plus que de 0,75 ; la seconde offrait, en 1885, le chiffre 1,25 qui, en 1890, était remplacé par 0,75.

Le premier cas d'augmentation a été observé par Bull chez une jeune malade de Javal. L'astigmie s'accrut de 2 dioptries consécutivement au port d'une louchette qui, portée dans la suite sur l'autre œil, détermina la disparition d'une partie (0,75) de l'astigmie. Cet autre œil a été également le siège d'une augmentation : en 1887, on notait 0,75 ; en 1890, 1,50 dioptrie.

Javal a également publié deux augmentations (l'une de 1,25, l'autre de 1,75) observées chez des enfants dont les yeux avaient été mis hors d'usage par l'emploi d'une louchette.

Nous avons, de notre côté, rencontré plusieurs augmentations variant entre 0,50 et 2 dioptries.

En 1884, nous avons trouvé, chez un jeune homme, une astigmie cornéenne de 2,50 à droite, et de 2 dioptries à gauche; en 1890, nous notions, à droite, 5,50, et, à gauche, 2,50 dioptries. Chez un autre, une astigmie cornéenne de l'œil droit de 0,50, souvent constatée, s'était transformée brusquement en une astigmie de 2,50. Chez un troisième, l'astigmie était passée de 0,25 à 2 dioptries.

Dans un autre cas (inédit), le changement porta d'une façon égale sur les deux yeux d'un jeune sujet. Ici, il s'agit d'une astigmie cornéenne *horizontale*; cette astigmie qui était, en 1890, de 0,75 atteignait 1,25, en 1892.

Un dernier fait, également inédit, est celui d'une jeune fille, chez laquelle nous trouvâmes, en juillet 1892, à droite, 1,75, et, à gauche, 2,25 dioptries; quatre mois après, nous notions, à diverses reprises, pour le premier œil 2,75, pour le second 5,25 dioptries.

Ce qui frappe dans ces modifications astigmiques, c'est la jeunesse des sujets. Cette observation que nous faisons ici pour la première fois sera sans doute confirmée par des recherches ultérieures.

Nous avons observé des changements assez curieux chez trois opérés de cataracte. L'un d'eux présentait, depuis trois ans, une astigmie de 5,25 dioptries. Quelle n'a pas été notre surprise de constater, un jour, sans aucun autre phénomène concomitant qu'une faiblesse visuelle récente, une diminution de 1,75 dans le chiffre de l'astigmie dont la correction convenablement effectuée rétablit la vision antérieure.

La notion de l'instabilité de l'astigmie cornéenne crée des indications nouvelles.

Une première recherche de l'astigmie cornéenne ne peut dispenser d'examens ultérieurs, surtout si le sujet est jeune.

Il faut cesser de mettre sur le compte d'une variation de l'astigmie cristallinienne correctrice tous les changements observés dans l'astigmie subjective; ceux-ci peuvent, en effet résulter d'une modification des courbures cornéennes.

Dans le cas d'un brusque changement de l'acuité visuelle, il faut penser à la possibilité d'une apparition récente d'un degré notable d'astigmie et à la possibilité d'un traitement approprié.

§ 166. — Quelle est la fréquence de l'astigmie et quels sont les chiffres qu'elle présente ordinairement?

Cette question comporte trois réponses : une pour l'astigmie cornéenne, une autre pour l'astigmie cristallinienne et une dernière pour l'astigmie subjective.

Pour établir la fréquence et les valeurs dioptriques de l'astigmie cornéenne, les matériaux étaient peu nombreux; nous ne possédions, en réalité, que deux statistiques prélevées dans des établissements d'instruction de garçons; l'une, à Paris, par Nordenson, l'autre, à Christiania, par Schiötz.

Pensant que des documents de cette nature ne peuvent avoir une réelle valeur que s'ils portent sur les deux sexes et si tous les âges y sont représentés, nous avons entrepris chez des sujets bien portants une statistique répondant à ces desiderata.

Dans ce but, nous avons examiné 2000 yeux myopes et 1000 yeux emmétropes ou hypéropes.

Comme il n'est pas toujours facile de différencier les hypéropes des emmétropes, nous avons groupé dans une même étude les résultats que ces deux variétés d'yeux nous ont fournis. Les chiffres rencontrés chez les myopes ont été consignés à part.

Ces deux statistiques nous ont servi à en dresser une générale, embrassant la totalité des cas.

§ 167. — Voici de quelle manière se comporte, d'après l'ensemble de nos chiffres, l'astigmie cornéenne :

Tableau III.

0,00 Dioptr.	. .	10,4 0/0	2,50 Dioptr.	. .	1,6 0/0
0,25 —	. .	18,8 —	2,75 —	. .	0,8 —
0,50 —	. .	22,1 —	5 » —	. .	0,5 —
0,75 —	. .	15.2 —	5,25 —	.	0,9 —
1 » —	. .	11,1 —	5,50 —	. .	0,8 —
1,25 —	.	7,9 —	5,75 —	. .	0,2 —
1,50 -	. .	5,4 —	4 » —	. .	0,2 —
1,75 —	. .	2,1 —	4,25 —	. .	0,2 —
2 » —	. .	1,8 —	4,50 —	. .	0.2 —
2,25 —	. .	1,6 —	4,75 —	. .	0,1 —

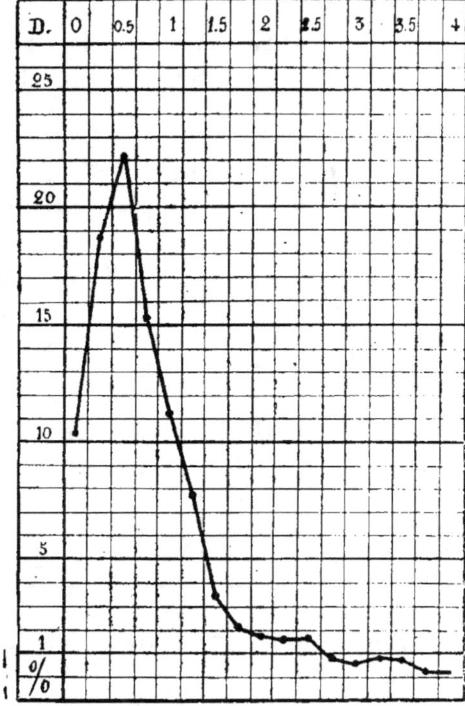

Fig. 47. — Fréquence des divers degrés de l'astigmie cornéenne dans des yeux normaux de n'importe quelle réfraction. Les chiffres verticaux indiquent le pourcentage; les horizontaux, les degrés dioptriques.

Ces chiffres ont servi à dresser le graphique de la figure 47.

On voit qu'un dixième seulement des yeux ne présente pas d'astigmie cornéenne mesurable.

Dans environ 29 pour 100 des cas, l'astigmie cornéenne est nulle ou inférieure à 0,50 dioptrie.

L'astigmie la plus fréquente est de 0,50 dioptrie.

Les astigmies cornéennes de 0,50 à 1 dioptrie (comprises) déforment à peu près la moitié des yeux (48,4 pour 100).

Les astigmies cornéennes de 1 à 2,50 dioptries représentent à peu près un cinquième des cas, et celles supérieures à 2,50, un vingt-cinquième.

Les astigmies cornéennes qui dépassent 5 dioptries sont fort rares.

§ 168. — Le tableau suivant indique la proportion des divers degrés de l'astigmie cornéenne dans les deux groupes que nous avons indiqués.

Tableau IV.

	Non Myopes	Myopes		Non Myopes	Myopes
0,00 Dioptr.	9,8 0/0	11,1 0,0	2,50 Dioptr.	0,4 0/0	2,8 0/0
0,25 —	24,4 —	15,5 —	2,75 —	0,4 —	1,2 —
0,50 —	26,2 —	18,1 —	3 » —	0,5 —	0,7 —
0,75 —	15,9 —	14,6 —	3,25 —	» —	0,9 —
1 » —	11,1 —	11,1 —	3,50 —	» —	0,8 —
1,25 —	6,2 —	9,6 —	3.75 —	0,2 —	0,5 —
1,50 —	2,5 —	4,4 —	4 » —	» —	0,5 —
1,75 —	0,9 —	5,4 —	4,25 —	» —	0,2 —
2 » —	0,5 —	5,2 —	4,50 —	0,2 —	0,2 —
2,25 —	0,4 —	2,9 —	4,75 —	» —	0,2 —

A l'aide de ces chiffres nous avons tracé les deux graphiques de la figure 48.

Les cas sans astigmie cornéenne sont un peu plus fréquents chez les myopes que chez les autres sujets, mais la différence est bien minime (environ 1 pour 100).

Les astigmies de 0,25 à 1 dioptrie (comprises) n'atteignent

que 57,2 pour 100 des yeux myopes, tandis qu'ils englobent chez les autres 77,6 pour 100 des cas; et les astigmies

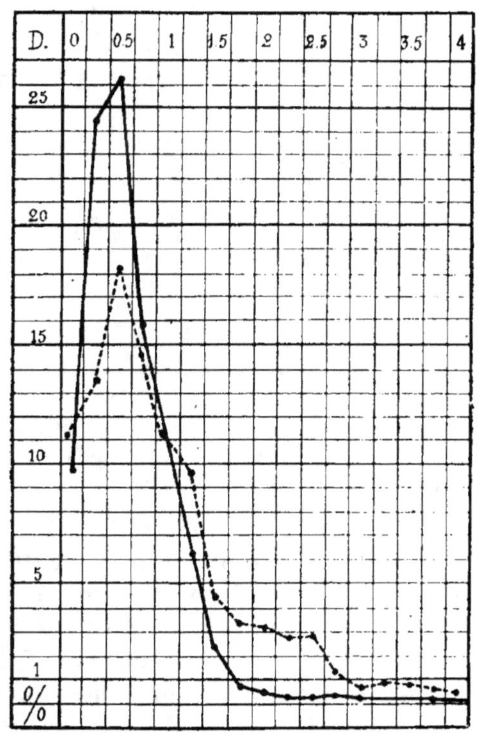

Fig. 48. — Le graphique à trait plein est relatif à l'astigmie cornéenne des non myopes; la ligne pointillée à celle des myopes.

supérieures à 1 dioptrie figurent dans la première catégorie pour 45 pour 100, et seulement pour 22 pour 100 dans la seconde, soit une différence d'environ 20 pour 100 à l'actif des myopes. C'est là un fait important à retenir.

§ 169. — Les mêmes faits sont-ils indiqués dans les statistiques de nos devanciers? Afin de renseigner le lecteur, nous dressons le tableau suivant :

Tableau V.

ASTIGMIE CORNÉENNE CHEZ LES NON MYOPES	NORDENSON	SCHIOTZ	TSCHERNING [1]
Sans ast. corn.. . .	9,6 0/0	18,2 0/0	16,0 0/0
Ast. corn. de 0,25 à 1.	79,5 —	71,7 —	78 » —
Ast. corn. $>$ 1. . .	10,8 —	9,7 —	6,8 —
ASTIGMIE CORNÉENNE CHEZ LES MYOPES	NORDENSON	SCHIOTZ	CHAUVEL
Sans ast. cornéen. .	4,2 0/0	20,4 0/0	52,9 0/0
Ast. corn. de 0,25 à 1.	75,5 —	69,1 —	41,5 —
Ast. corn. $>$ 1. . .	19,9 —	10,1 —	24,7 —

1. Cette statistique a été prélevée chez des soldats exempts de myopie.

En ce qui concerne les cas sans astigmie, on voit que les nombres les plus divers figurent dans ces tableaux ; le chiffre indiqué par Chauvel nous paraît excessif. Cet observateur n'aurait-il pas considéré comme dépourvu d'astigmie des cornées asymétriques de 0,25 dioptrie? Ce qui tendrait à donner du poids à cette supposition, c'est que, dans le travail de ce confrère, les astigmies de 0,25 ne figurent que pour 7,5 pour 100, alors que nous en avons observé 15,5 pour 100.

Quant à la fréquence plus grande des astigmies cornéennes supérieures à 1 dioptrie chez les myopes que chez les autres sujets, elle est révélée par toutes les statistiques. Seuls les chiffres de Schiötz parlent faiblement en faveur de cette fréquence, mais ceux de Nordenson et surtout de Chauvel concordent avec nos résultats. Alors que ce dernier a trouvé chez les myopes 24,7 pour 100 d'astigmies dépassant 1 dioptrie, Tscherning, dont les recherches sont tout à fait comparables à celles de Chauvel, n'a rencontré chez les non myopes que le chiffre de 6,8 pour 100.

§ 170. — Il est certains faits d'importance secondaire que nous n'avons pas recherchés, mais qui se trouvent établis par les statistiques antérieures.

Dans les trois groupes de réfraction, on trouve plus d'yeux avec le même degré d'astigmie cornéenne sur les deux yeux qu'avec un degré différent. C'est dans le groupe des hypéropes que se présente le plus grand nombre d'yeux avec un degré astigmique inégal.

Les degrés les plus hauts d'astigmie cornéenne se voient chez les hypéropes; en cela nos observations concordent avec celles de Nordenson et de Schiötz.

Ce serait également chez les hypéropes que l'astigmie cornéenne fournirait la moyenne la plus élevée. Le tableau suivant montre les différences présentées par cette moyenne dans les trois variétés d'yeux.

	SCHIOTZ.	NORDENSON.
Hypéropes.	1,51 Diopt.	0,85 Diopt.
Myopes. . . . . , .	0,82 —	0,62 —
Emmétropes.	0,74 —	0,54 —

§ 171. — L'astigmie cornéenne peut être dirigée selon tous les méridiens, mais elle a une préférence bien marquée pour le méridien vertical et pour ses voisins.

Dans notre statistique générale, on trouve pour chacune des trois grandes catégories d'astigmie les chiffres suivants :

Astigmie verticale.	85,6 0/0
— oblique	8,2 —
— horizontale.	7,9 —

En décomposant cette statistique en ses deux éléments, le pourcentage de chacun d'eux diffère réellement.

	Non myopes.	Myopes.
Astigmie verticale	96,0 0/0	71,5 0/0
— oblique	1,2 —	14,5 —
— horizontale	2,6 —	13,5 —

D'après ces chiffres, la myopie aurait une certaine prédilection pour les astigmies horizontales et obliques qui engloberaient 28 pour 100 des cas. Cette prédilection ne se retrouve pas à un degré aussi marqué dans les faits observés par Chauvel où ces astigmies figurent dans la proportion de 12 pour 100.

Pflüger estime que la fréquence de l'astigmie cornéenne horizontale augmenterait avec l'âge. Cela ne nous semble être exact que chez les malades de nos cliniques; mais, si l'on prend soin d'examiner des adultes ne souffrant pas de la vue, on constate que, en dehors de la myopie, l'astigmie horizontale ne se présente pas plus souvent dans l'âge mûr que pendant l'enfance et l'adolescence.

Selon nous, ce n'est pas l'âge qui modifie le sens de l'astigmie, mais la maladie; l'astigmie horizontale serait fréquente chez les sujets qui viennent nous consulter parce qu'elle prédisposerait à divers états morbides ou serait produite par eux.

Ainsi, en ce qui concerne la cataracte, nous avons rencontré, sur 158 cas, 38 fois l'astigmie horizontale, soit une proportion de 24 pour 100, chiffre supérieur de beaucoup à celui de notre statistique générale (7,9 pour 100).

Quant au glaucome, nos recherches et celles de Pfatz ont démontré que, chez les sujets atteints de ce mal, il existe une fréquence plus grande de cette variété d'astigmie (50 pour 100). Cette fréquence indique-t-elle réellement une prédisposition ? C'est possible; mais on ne saurait l'affirmer, car le glaucome est une maladie dans laquelle l'astigmie cornéenne présente des variations.

Sous l'influence de la pression intra-oculaire morbide, l'œil se déforme et le plus souvent d'une manière bien caractéristique. Un organe, primitivement astigme selon la verticale, devient astigme selon l'horizontale, après avoir présenté pendant un temps plus ou moins long la plus parfaite symétrie. On comprend que, par suite de ces variations, il est difficile de dire si l'astigmie horizontale est engendrée par le glaucome ou si elle est une cause productrice de cette affection. Ce qui plaiderait, néanmoins, en faveur de cette dernière

interprétation, c'est que les Juifs souvent atteints d'astigmie
horizontale sont les victimes de choix du glaucome.

Souvent l'orientation de l'astigmie cornéenne est directement verticale. Dans ce cas l'astigmie d'un œil est généralement parallèle à celui de son congénère. Quand, dans un
œil, l'astigmie s'écarte de la verticale, le même fait se produit dans l'autre et les deux astigmies occupent d'ordinaire
une direction symétrique par rapport à la ligne médiane.
Si l'une est inclinée sur 15 degrés, l'autre le sera sur 165.

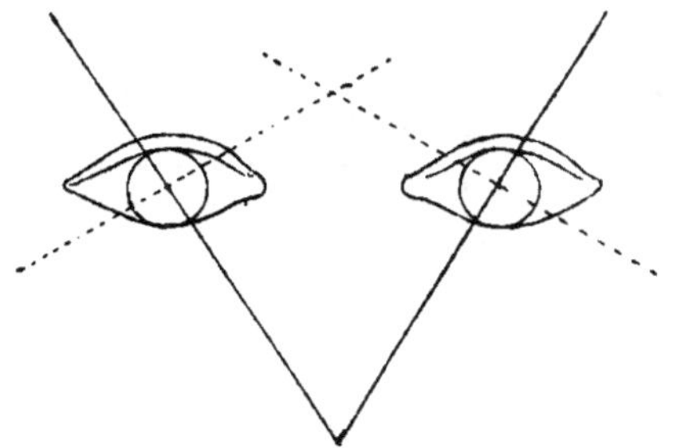

Fig. 49. — Schéma indiquant la direction la plus fréquente des astigmies. La
ligne à trait plein est relative à l'astigmie cornéenne, celle pointillée à l'astigmie cristallinienne.

L'inclinaison sur 15 degrés a une tendance à se manifester
plus souvent sur l'œil droit que dans le gauche; sur ce
dernier, c'est l'inclinaison sur 165 degrés qui parait domi-
ner. Dans chaque œil, la direction la plus fréquente de l'astigmie serait donc parallèle à celle des branches d'un V
(fig. 49). Ce serait également l'orientation que semble pré-
férer l'astigmie oblique; elle serait en effet plus souvent
dirigée sur 45 degrés dans l'œil droit et sur 135 degrés
dans l'œil gauche.

§ 172. — Dans notre statistique des emmétropes et hypéropes, l'astigmie cristallinienne y figure pour 11,2 pour 100
et dans celle des myopes pour 18,5 pour 100. Le tableau
suivant indique la fréquence relative des degrés d'astigmie
que nous avons rencontrés :

Tableau VI.

Astig. crist.	Non myopes.	Myopes.	Astig. crist.	Non myopes.	Myopes
0,00 D.	88,8 0/0	81,7 0/0	1,25 D.	»	1,7 0/0
0,25 —	1,2 —	0,7 —	1,50 —	»	0,3 —
0,50 —	6 »	4,5 —	1,75 —	»	0,2 —
0,75 —	4 »	6,1 —	2 » —	»	0,2 —
1 » —	»	4,0 —	2,50 —	»	0,07 —

Ces chiffres ont donné lieu au graphique de la figure 50.

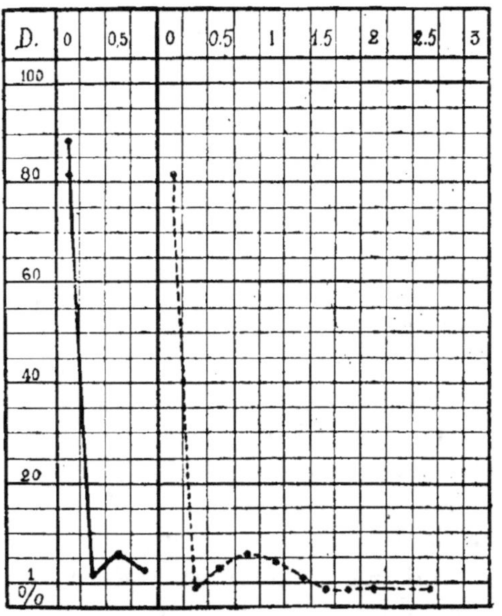

Fig. 50. — Graphique de l'astigmie cristallinienne des non myopes (ligne pleine), des myopes (ligne pointillée).

Dans ce tableau, les non myopes ne présentent pas d'astigmie cristallinienne supérieure à 0,75 ; cependant on en rencontre quelques cas. Nous nous rappelons notamment celui d'une dame atteinte d'une astigmie cristallinienne de 1,75 et qui, considérée comme myope par son mari qui était médecin, portait un verre sphérique dont elle avait, du reste, beaucoup à souffrir.

Ordinairement, l'astigmie cristallinienne des non myopes existe chez des sujets nullement ou faiblement (0,25 ou 0,50) atteints d'astigmie cornéenne. Le même fait s'observe chez les myopes et voici ce qu'on constate. Dans les deux cinquièmes (2/5) des cas, l'astigmie est uniquement cristallinienne ; dans les autres cas, elle est accompagnée d'astigmie cornéenne d'un degré variable (47 pour 100 de 0,25 ; 55 pour 100 de 0,50 ; 14 pour 100 de 0,75 ; 4 pour 100 de 1 dioptrie).

§ 175. — Le plus souvent l'astigmie cristallinienne est horizontale. Le pourcentage des diverses directions observées dans notre statistique est le suivant :

Méridien.	0°. . .	1,5 0/0	Méridien.	90°. . .	44,0 0/0
—	15°. . .	0,7 —	—	105°. . .	12,0 —
—	30°. . .	1,9 —	—	120°. . .	5,4 —
—	45°. . .	5,4 —	—	135°. . .	5,9 —
—	60°. . .	9,5 —	—	150°. . .	1,5 —
—	75°. . .	12,0 —	—	165°. . .	0,4 —

L'astigmie cristallinienne voisine de l'horizontale a une orientation assez constante dans chaque œil. La plus ordinaire, dans l'œil droit, serait vers 105 degrés, et, dans l'œil gauche vers 75 degrés. Ces directions dans chaque œil seraient perpendiculaires à celles observées dans l'astigmie cornéenne (fig. 49).

Nous passons maintenant à l'étude de l'astigmie subjective désignée par certains auteurs sous le nom d'astigmie totale. Cette dénomination semble indiquer à tort que l'astigmie cornéenne n'est pas susceptible d'être corrigée en partie par une astigmie cristallinienne dynamique. Nous ne pouvons donc pas l'accepter, il faut procéder pour l'astigmie comme pour l'hypéropie et réserver l'épithète de « totale » aux amétropies dépourvues de correction.

L'astigmie subjective des myopes se comporte d'une façon différente de celle des non myopes.

Tableau VII.

		Non Myopes.	Myopes.			Non Myopes.	Myopes.
0,00	Dioptr.	38,6 0/0	2,4 0/0	2,50	Dioptr.	0,5 0/0	4,1 0/0
0,25	—	12,2 —	3,1 —	2,75	—	0,3 —	1,8 —
0,50	—	28,1 —	16,9 —	3	»	0,2 —	1,1 —
0,75	—	10,2 —	20,0 —	3,25	—	» —	0,9 —
1	»	4,6 —	14,9 —	3,50	—	» —	1,1 —
1,25	—	1,8 —	11,5 —	3,75	—	» —	0,9 —
1,50	—	1,2 —	7,6 —	4	»	0,2 —	0,8 —
1,75	—	0,8 —	4,3 —	4,25	—	» —	0,7 —
2	»	0,6 —	4,8 —	4,50	—	» —	0,6 —
2,25	—	0,5 —	2,6 —	4,75	—	» —	0,2 —

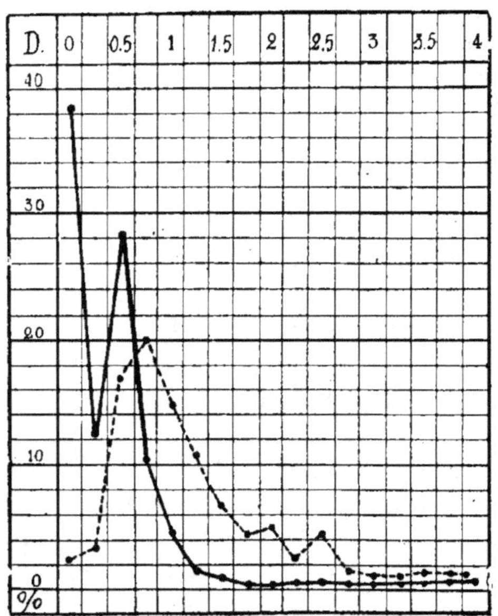

Fig. 51. — Graphique de l'astigmie subjective des non myopes (ligne pleine), des myopes (ligne pointillée).

Les graphiques de la figure 51 montrent les différences

présentées par l'astigmie subjective dans les deux groupes.

Alors que les cas sans astigmie subjective sont assez fréquents (38 pour 100) chez les sujets du premier groupe, ils sont très rares chez les myopes (2,40 pour 100). Il faut en conclure que l'astigmie cristallinienne, statique ou dynamique, remplit bien plus souvent un rôle correcteur chez les uns que chez les autres.

Si l'on considère comme nulles les astigmies subjectives de 0,25, la proportion des cas sans astigmie, chez les myopes, monte à 5,50 pour 100. C'est là un chiffre minime, en le comparant à celui des non myopes, qui est de 50 pour 100 environ.

Les cas sans astigmie ou en possédant une inférieure à 0,75 dioptrie sont également en moins grand nombre chez les myopes que chez les non myopes (22,4 pour 100 chez les premiers, et 68,9 pour 100 chez les seconds).

Mais à partir de 0,75 dioptrie inclusivement, c'est du côté des myopes que se trouve la plus grande fréquence. Elle se montre de 75,6 pour 100, tandis qu'elle n'est chez les seconds que de 31,1 pour 100.

Les astigmies de 5 dioptries et au delà sont, même chez les myopes, fort rares; elles ne se présentent que dans la proportion de 6,5 pour 100. Ce chiffre témoigne que les hauts degrés d'asymétrie sont rarement accompagnés de myopie. Cela est surtout facile à constater, lorsque, chez un même sujet, la différence entre l'astigmie des deux yeux est prononcée. Si un seul est myope, ce sera d'ordinaire celui qui est pourvu de l'astigmie la plus légère. Quand des astigmes d'un fort degré présentent de la myopie, celle-ci est généralement minime. Les exceptions à cette règle se voient généralement chez les sujets porteurs de taies cornéennes.

CHAPITRE XIV

ÉTIOLOGIE DE L'ASTIGMIE

Astigmie congénitale. — Astigmie acquise : action déformante des paupières, des muscles extérieurs. — L'astigmie cornéenne et la cristallinienne sont dues à des contractions partielles. — Influence de l'hérédité, de la race, de la forme du crâne. — Astigmie conséquence d'un acte réflexe. — Astigmie cristallinienne par surcorrection. — Astigmie associée.

§ 174. — Il nous faut créer de toutes pièces ce chapitre qui manque dans la plupart des ouvrages spéciaux. Les recherches que nous avons entreprises ces dernières années nous permettent seulement d'ébaucher ce sujet; nous laissons à d'autres le soin des retouches qui lui donneront une forme parfaite.

Il n'y avait aucune utilité à savoir quel était le mécanisme producteur de l'astigmie, tant que cette anomalie a été considérée comme congénitale. Aujourd'hui, on sait qu'elle peut apparaître après la naissance ; il convient donc d'aller à la recherche de ses causes productrices, d'interpréter leur manière d'agir, pour pouvoir instituer un traitement préventif et curatif.

On a tout d'abord accusé la pression exercée par les paupières d'être une cause d'astigmie. Nous avons vu que la direction la plus fréquente de l'astigmie cornéenne coïncidait avec le méridien vertical ou avec un méridien voisin. C'est cette considération qui a conduit les premiers observateurs à accuser la pression palpébrale de faire bomber la cornée, voire même le cristallin, plus dans le sens vertical que dans l'horizontal.

Mais, en présence d'astigmies horizontales et obliques, on a dû rechercher un autre coupable ; car la pression des paupières ne pouvait expliquer que les astigmies verticales. Alors, considérant que les muscles moteurs du globe de l'œil prennent leur point d'attache aux extrémités des diamètres verticaux, horizontaux et obliques, on a eu l'idée de les rendre responsables des différentes déformations cornéennes.

Cette théorie compte à l'heure actuelle des défenseurs, lesquels, à vrai dire, ne s'entendent pas sur la manière dont ces muscles agiraient pour engendrer les diverses asymétries.

Pour Leroy, l'astigmie verticale serait le résultat d'un aplatissement de l'équateur de l'œil dans le sens vertical par la pression exercée par le muscle droit supérieur et par l'inférieur. Dans l'astigmie horizontale, l'aplatissement équatorial serait dû à la compression horizontale du droit interne et de l'externe. Röder pense autrement : « L'astigmie verticale serait causée par une pression ou traction des muscles internes et externes, et l'astigmie horizontale par une faiblesse des muscles droits internes ». Quant à la manière dont agiraient les muscles moteurs pour engendrer l'astigmie oblique, ces honorables confrères ne l'indiquent pas. Leroy, après avoir établi le rôle que joueraient les muscles droits dans les astigmies verticales et horizontales, se contente d'ajouter : « Ce qui n'exclut nullement la possibilité de l'intervention des obliques, car rien n'autorise à les négliger ».

§ 175. — Nous devons avouer que nous n'avons jamais compris comment la musculature externe pouvait donner naissance à l'astigmie oblique ; et, ici, par astigmie oblique nous entendons parler non seulement de l'astigmie sur 45 degrés ou sur 135 degrés, mais de tout astigmie qui n'est pas directement verticale ou horizontale. L'astigmie verticale et l'astigmie horizontale sont les seules où, *a priori*, la théorie des muscles moteurs soit acceptable. Cette théorie, néanmoins, nous ne la croyons pas vraie, même pour ces cas, parce qu'il nous paraît rationnel d'admettre que les diverses variétés d'astigmie cornéenne doivent avoir une même et commune origine.

Certains faits, du reste, prouvent que cette astigmie peut exister en dehors de toute action génératrice de la part des muscles moteurs. Tel est le cas suivant :

Un malade est atteint sur chaque œil d'une chute de la paupière supérieure accompagnée d'une immobilité complète des deux globes oculaires. La chute palpébrale et l'immobilité oculaire remontent très vraisemblablement à la naissance. L'examen ophtalmométrique montre l'existence d'une double astigmie cornéenne, verticale; à droite, de 2 dioptries, et, à gauche, de 2,50 dioptries. Sans correction, l'acuité visuelle était égale des deux côtés à 4/5 ; après correction, elle arrivait presque à l'unité. L'accommodation était normale, ce qui prouve que le muscle ciliaire échappait totalement à la paralysie.

L'agent causal des déformations cornéennes ne pouvait résider dans aucun des muscles moteurs, puisque ces muscles n'avaient jamais fonctionné. Si ce fait ne renseigne pas sur la cause anatomique des déformations, il montre qu'elles ne dépendent pas de la compression exercée sur le globe de l'œil par la contraction ou la contracture d'un des muscles moteurs.

Nous savons que si l'astigmie affecte de préférence certaines orientations, elle est susceptible de se manifester selon toutes les directions. Seules, les contractions partielles du muscle ciliaire sont capables de produire des astigmies selon tous les méridiens. Nous les accusons nettement de produire l'astigmie cornéenne.

§ 176. — Jusqu'ici, nous avons affirmé, sans en fournir de preuve, l'existence de ces contractions; aujourd'hui, nous allons montrer que cette existence est possible et réelle.

« L'anatomie et la méthode expérimentale, dit Hocquart, concordent pour fournir l'explication des faits d'accommodation partielle signalés dans ces derniers temps, par différents auteurs et surtout par G. Martin et Javal, dans l'astigmatisme soit naturel, soit provoqué : la première montre que les cordelettes zonulaires sont indépendantes ; la seconde prouve que sous l'action de courants électriques le muscle ciliaire peut se contracter partiellement. »

Nous avons déjà signalé (§ 49) la complète indépendance des cordages de la zonule, ce qui explique comment une contraction isolée du muscle ciliaire retentit uniquement sur une zone méridienne du cristallin. Nous avons donc seulement à montrer que le muscle ciliaire peut ne pas se contracter, comme du reste tous les muscles à fibres lisses, en même temps dans toute son étendue. Si l'on fait agir sur ce muscle les deux pôles d'un courant d'induction, on assiste non à une contraction générale, ainsi que cela a lieu pour un muscle strié, mais à une partielle limitée aux fibres voisines des pôles. Hensen et Woelkers, opérant sur le chien, le chat, le singe, et même sur l'œil humain fraîchement énucléé, ont pu voir ces contractions partielles. L'expérimentation sur l'animal vivant leur a permis d'exciter ou de paralyser à volonté les nerfs qu'anime le muscle ciliaire. Ils ont démontré de la façon la plus certaine que, en électrisant un de ces nerfs, le muscle ciliaire et la pupille se contractaient seulement dans la portion correspondant au nerf excité ; tandis que, dans ces mêmes points, la section d'un filet nerveux produisait la paralysie.

Diverses preuves, établissant la réalité des contractions partielles correctrices, ont été mises en avant ; nous n'en connaissons pas de plus probantes et de plus faciles à vérifier que l'expérience instituée par Dobrowolski. Devant un œil symétrique, on place un verre cylindrique d'une dioptrie, par exemple. Le sujet, tout d'abord, voit d'une façon différente les lignes du cadran rayonné ; mais bientôt l'harmonie survient et toutes les lignes apparaissent également noires et nettes. En un mot, l'œil est parvenu peu à peu à vaincre, par un certain effort, l'action du cylindre. Par quel mécanisme serait-il possible de neutraliser l'inégalité de réfraction produite par le cylindre, si ce n'est par la contraction partielle du muscle ciliaire, suivie d'un changement de forme du cristallin ? Ainsi que Landolt le fait remarquer : « Cette action inusitée et contre nature pour un œil non astigmate se révèle d'ailleurs par une sensation assez désagréable et qui, par sa ressemblance avec celle que l'on éprouve en fixant le punctum proximum, ne laisse aucun doute sur son origine. » Cette expérience est un témoignage suffisant de l'existence des contractions partielles correctrices.

§ 177. — Avant de faire voir le rôle pathogénique que ces contractions jouent vis-à-vis de l'astigmie cornéenne, nous prouverons qu'elles donnent réellement naissance à l'astigmie cristallinienne statique.

Les astigmies cristalliniennes survenues brusquement dans un œil jusqu'alors symétrique sont des exemples indubitables de contractions partielles qui, au lieu d'avoir une action correctrice, engendrent de toutes pièces un défaut visuel.

On peut objecter que les faits dont il s'agit, se dissipant spontanément ou sous l'influence de l'atropine, ne sont pas de véritables astigmies cristalliniennes statiques. A cela nous répondrons que les cas ayant une apparence statique ne sont en réalité primitivement que des exemples d'astigmie dynamique, comme on peut le voir dans l'exemple suivant :

Une dame de 25 ans présente, en 1892, une astigmie cristallinienne de 0,50 dioptrie de chaque œil. En 1891, elle avait contracté une fièvre typhoïde assez légère, et c'est probablement à la suite de cette maladie que l'astigmie était survenue dans ses deux yeux; ce qui est certain, c'est qu'en 1884 nous n'avions rencontré aucune asymétrie. Nous prescrivîmes l'atropine; au bout de 25 jours, l'asymétrie de droite disparut, celle de gauche, au contraire, résista et même ne céda nullement à 55 jours de traitement.

Ici, malgré l'inefficacité de l'atropine, on ne peut conclure qu'à la présence d'une astigmie dynamique dans laquelle, pour un motif inconnu, la contraction a été remplacée par la contracture.

Depuis longtemps déjà nous avons écrit pour la première fois que les longues cures d'atropine sans résultat ne prouvent pas la nature réellement statique d'une astigmie cristallinienne. Il ne faut vouloir trouver dans les faits que l'enseignement qu'ils contiennent. Les seules conclusions à tirer sont celles-ci : si l'atropine réussit, l'origine dynamique est démontrée; si elle échoue, la nature statique n'est pas prouvée.

On ne peut rien dire de plus, car il n'a jamais été établi que l'atropine triomphât de toutes les contractions partielles.

On l'a pensé, à l'époque où elle passait pour le réactif certain des contractions générales du ciliaire. Des recherches récentes ont renversé cette notion; il n'y a plus donc de raison d'admettre pour les contractions partielles ce que l'on sait ne plus être vrai pour les générales.

En outre, deux autres faits militent en faveur de l'origine dynamique des asymétries cristalliniennes d'apparences statiques :

1° Ces asymétries présentent les mêmes degrés, les mêmes orientations que celles qui se laissent annihiler par l'atropine ;

2° Les divers accidents oculaires qu'accompagnent ces astigmies cristalliniennes sont les mêmes que ceux que nous voyons se grouper autour de l'astigmie réellement dynamique.

Les contractions partielles président donc vraisemblablement à l'origine des astigmies cristalliniennes dites statiques, aussi bien qu'à celle des astigmies correctrices. Nous allons voir qu'il en est de même pour les astigmies cornéennes.

§ 178. — En jetant les yeux sur un dessin (fig. 52) figurant l'insertion antérieure du muscle ciliaire, on s'explique

aisément que les contractions partielles puissent agir sur la
cornée pour la rendre asymétrique. Ce muscle se termine
en avant par un fort tendon qui est la continuation des fibres
de la membrane de Descemet; ses contractions se communiquent donc à cette membrane et de celle-ci à toute l'é-
paisseur de la cornée. En examinant la région, loin

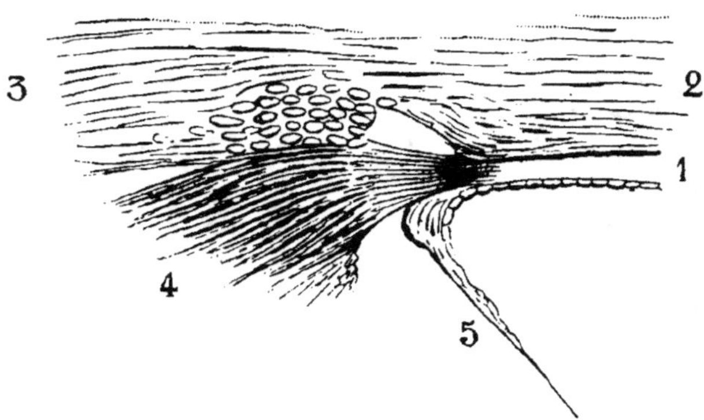

Fig. 52. — 1. La membrane de Descemet. — 2. Cornée. — 3. Sclérotique. —
4. Attache antérieure du muscle ciliaire. — 5. Iris.

d'éprouver de l'embarras pour saisir comment le muscle
est capable d'accentuer les courbures cornéennes, on se
demande, au contraire, comment il peut se faire que les
déformations ne soient pas absolument fatales. La réflexion
porte à dire que, si certaines cornées ne présentent pas
d'astigmie, elles le doivent moins à la résistance de leur
tissu qu'à l'absence de contractions partielles.

Le fait suivant n'indique-t-il pas l'action asymétrique du
muscle ciliaire sur le tissu cornéen?

Un jeune homme, en 1884, présentait une astigmie subjective égale à la cornéenne de :

$$O. D. = 2,5 D. \quad O. G = 2 D.$$

En 1891, l'astigmie subjective avait progressé; nous
trouvions :

$$O. D. = 4,5 D. \quad O. G = 3 D.$$

L'augmentation était en partie seulement sous la dépendance d'un accroissement dans le chiffre de l'astigmie cornéenne. Celle-ci, en effet, était devenue :

$$O. D. = 3, 5 D.\quad O. G. = 2, 5 D.$$

Une astigmie cristallinienne de même direction que l'astigmie cornéenne était donc survenue, elle mesurait :

$$O. D. = 1, 0. D.\quad O. G. = 0, 50 D.$$

Ces phénomènes dont la manifestion était simultanée ne devaient tenir qu'à une seule et même cause. L'augmentation de l'asymétrie cornéenne, tout aussi bien que celle de la cristallinienne, dépendait, selon nous, des contractions partielles.

§ 179. — La présence fréquente, dans certaines circonstances déterminées, d'un croissant situé parallèlement à la direction de l'astigmie cornéenne est encore un signe de l'intervention des contractions partielles dans la genèse de cette astigmie.

Les fibres méridiennes du muscle ciliaire se prolongent jusque dans la partie de la choroïde voisine du nerf optique. Une contraction prolongée de ces fibres n'est pas sans amener des désordres vers leur insertion postérieure. A ce niveau, vu les connexions qui existent entre les diverses membranes du fond de l'œil, un déplacement immédiat ne peut avoir lieu, mais à la longue les liens d'union cèdent, le glissement s'opère, le travail rétino-choroïdien caractéristique des croissants s'effectue peu à peu. D'ordinaire, c'est selon la direction des contractions correctrices (§ 244) que se localisent les croissants ; mais, dans certains cas, on les rencontre d'une façon systématique en d'autres points.

Dans un œil astigme qui se livre à l'acte de la vision rien d'étonnant que le croissant se trouve au bout de la contraction partielle correctrice. Mais, dans un œil fortement astigme, associé à un congénère bien construit, le croissant n'a aucune tendance à apparaître dans cette direction : un œil qui ne travaille pas n'étant pas le siège de contractions correctrices. Dans un tel œil, s'il survient un croissant, sa position sera déterminée uniquement par les seules contractions existantes.

Voici ce que l'observation clinique nous apprend; sur 42 cas d'amblyopie monolatérale, sous la dépendance d'une astigmie cornéenne verticale plus prononcée que celle du congénère et accompagnée d'un croissant, 35 fois le croissant était situé au bas de la papille, 6 fois il lui était externe et 3 fois oblique. Dans 73 0/0 des cas, le croissant se trouvait donc à l'extrémité du méridien vertical.

Cette lésion, ainsi localisée, est une preuve indirecte que le méridien vertical est le siège de contractions partielles. Or, si des contractions partielles existent, leur action sur la cornée est très probable étant donnée l'insertion antérieure du ciliaire sur le tissu cornéen. Mais pour se rendre à l'évidence de notre démonstration, il faut d'abord être persuadé, ainsi que nous le sommes, que les croissants papillaires ne sont pas dus à des pressions exercées par les muscles moteurs du globe ou à des tiraillements du nerf optique, mais bien à des contractions partielles astigmiques.

§ 180. — Un autre fait anatomo-pathologique plaide en faveur des contractions astigmogènes. Dans les yeux atteints d'amblyopie monolatérale par le fait d'une astigmie verticale prononcée, on rencontre, qu'il y ait ou non un croissant vertical, une disposition des vaisseaux rétiniens inverse de celle signalée chez les myopes. Les vaisseaux centraux présentent un trajet presque rectiligne et se ramifient moins que dans l'œil normal (fig. 53). Ils sont concentrés en deux faisceaux principaux qui se dirigent presque verticalement en haut et en bas; ils ne s'épanouissent suivant une disposition radiée qu'à une plus grande distance du nerf optique. Les parties latérales de la rétine paraissent plus pauvres en vaisseaux. On peut voir dans le remarquable atlas de de Jæger un dessin représentant cette disposition. Le sujet était atteint d'une astigmie verticale d'environ 6 dioptries. On trouve également, à la page 108 du traité de Burnett *Sur l'astigmatisme* le schéma d'une semblable disposition vasculaire. De telles images ne sont pas tout à fait exceptionnelles. Cette disposition vasculaire n'indique-t-elle pas une contrac-

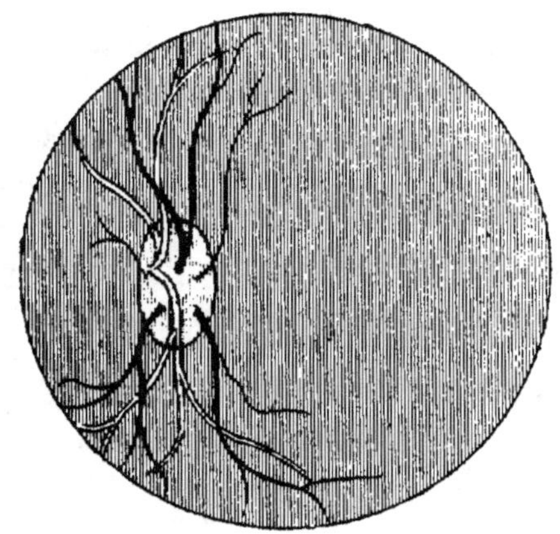

Fig. 53. — Image ophtalmoscopique représentant la direction presque verticale des vaisseaux rétiniens dans le cas d'amblyopie astigmique monolatérale.

tion partielle dans le sens vertical? Assurément, car sans elle il est impossible d'expliquer pourquoi les vaisseaux ne présentent pas leur courbe ordinaire. Or cette contraction partielle dirigée dans le même sens que l'astigmie cornéenne peut-elle être sans influence sur sa production?

§ 181. — Après avoir montré que les contractions partielles sont la cause efficiente des astigmies cornéennes et des cristalliniennes, recherchons quels sont les facteurs qui provoquent ces contractions.

Tous les auteurs s'accordent à reconnaître que l'astigmie est héréditaire.

En voici deux exemples : nous avons observé 5 cas d'astigmies cornéennes verticales d'un degré notable (entre 2 et 3, 50 D.) sur l'œil gauche d'une mère, de ses 5 fils et d'une sœur. « Dans ma famille, dit Javal, près de 9 personnes sur

10 présentent sur les deux yeux l'astigmie contraire à la règle (horizontale). »

L'influence de la race est tout aussi réelle. Nous avons indiqué, à deux fois différentes, la prédisposition toute spéciale de la race juive à l'astigmie horizontale.

Donders et Javal ont appelé l'attention sur la relation existant entre les degrés élevés d'astigmie et la charpente osseuse de la tête. De Wecker a émis l'opinion que ce rapport s'observe à tous les degrés de l'asymétrie oculaire et qu'il y a plus qu'une simple corrélation, mais un rapport de cause à effet. Selon lui, l'œil s'approprie à la forme du crâne et s'aplatit dans le même sens que ce dernier. Landolt partage sensiblement le même avis : « Nul doute, dit-il, qu'une cause unique a produit le développement irrégulier du crâne et la déformation de l'œil. »

On comprend difficilement comment l'œil logé au milieu de la cavité orbitaire puisse être impressionné par les déformations crâniennes.

Il y a lieu de se demander si ces déformations n'entraîneraient pas à leur suite des irritations qui agiraient par action réflexe sur le muscle ciliaire. Cette supposition se trouve justifiée par divers exemples. Des contusions sur le globe de l'œil, sans lésions cornéennes, peuvent être la cause d'astigmie plus ou moins élevé; nous avons observé plusieurs faits où cette origine ne peut être mise en doute. A côté d'eux se place l'observation de Webster : Une nourrice après avoir donné souvent, pendant six mois, son œil droit à téter à la place du mamelon, eut, à la suite de cette succion répétée de la paupière, un abaissement visuel de $\frac{9}{10}$, abaissement dû, sans aucun doute, à l'astigmie, car l'interposition du cylindre correcteur rétablit totalement la vision.

Des contusions ou des plaies contuses au voisinage de l'œil peuvent conduire au même résultat.

Le point de départ de l'action réflexe peut résider dans une région éloignée. C'est ce que nous avons observé dans deux cas.

Le premier, intéressant à divers points de vue, et, notamment en ce qu'il est le premier exemple de guérison d'une astigmie cornéenne, est relatif à notre propre fils. Astigme des deux yeux de 0,50 dioptrie, avec vision parfaite jusqu'à quinze ans. Il fut mordu, à cette époque, par un chien à l'avant-bras droit. Trois semaines après, nous trouvâmes, à droite, un astigmie cornéenne de 2,5 dioptries. Traitement par l'atropine, guérison complète et définitive de l'augmentation astigmique au bout de la septième semaine.

Le second concerne un enfant de douze ans, emmétrope, avec vision parfaite. Trois mois avant une pleurésie droite, nous notions sur les deux yeux un léger degré d'astigmie cornéenne (0,25). Six semaines après le début de la pleurésie, nous trouvions à droite 2 dioptries d'astigmie cornéenne; atropine, guérison.

Chez le premier sujet, l'irritation primitive, cause du réflexe, aurait résidé dans une légère blessure de l'avant-bras; chez l'autre, dans une maladie de la plèvre ou dans la révulsion cutanée constituée par les vésicatoires.

§ 182. — L'astigmie cornéenne, horizontale, sur un seul œil, serait souvent engendrée par une kératite dont les traces cicatricielles auraient disparu. Chez divers sujets, nous avons pu constater directement la transformation d'une astigmie verticale en horizontale consécutivement à cette maladie.

Nous pensons également que des astigmies cornéennes qui ne sont pas symétriques (§ 171) tiennent à d'anciennes kératites dont les cicatrices se seraient dissipées. Nous avons observé, en même temps que l'absence de symétrie dans l'astigmie des deux yeux, une déformation des images des rectangles de l'ophtalmomètre (§ 56), preuve évidente d'une ancienne lésion cornéenne. Parfois, cette déformation disparaît; seul le défaut de symétrie est là pour révéler le passé.

§ 183. — Les causes occasionnelles de l'astigmie cristallinienne nous échappent la plupart du temps. Voici les circonstances les plus ordinaires dans lesquelles il nous a été donné d'observer leur apparition : Contusion du globe, piqûre de la cornée, séjour d'un corps étranger dans le sac conjonctival.

Dans certains cas, la cause d'une astigmie cristallinienne a pour point de départ une contraction correctrice. Un sujet a, par exemple, une astigmie cornéenne de 0,25 dioptrie. Le muscle ciliaire, au lieu de se contracter de la quantité nécessaire pour produire une astigmie cristallinienne absolument correctrice, dépasse le but et en engendre une à sens inverse de la cornéenne, mesurant 0,50 ou 0,75 dioptrie et même plus. Javal a donné à ce phénomène le nom de *surcorrection*.

Dans d'autres circonstances, le motif d'apparition d'une astigmie cristallinienne est lié à la manifestation d'une contraction partielle correctrice ayant son siège dans l'autre œil.

Nous avons été le premier à signaler le phénomène en 1884 (Congrès de Copenhague). Pfalz est venu le confirmer en 1885. Nous le désignons sous le nom d'*astigmie associee*. Voici un fait qui fera comprendre cette genèse.

Un sujet présente à l'opthalmomètre sur l'œil droit une astigmie cornéenne de 1 dioptrie, par exemple, et une parfaite symétrie de la cornée gauche. Mais, à l'examen subjectif, c'est le contraire qu'on constate : dans l'œil droit pas la moindre astigmie tandis que le gauche en présente une dirigée horizontalement. L'explication de cette double contradiction entre les résultats de l'examen objectif et ceux de l'exploration subjective est celle-ci : Dans l'œit droit, une contraction partielle de 1 dioptrie corrige entièrement l'astigmie cornéenne; dans le gauche, bien que toute contraction soit inutile, puisqu'il n'y a pas d'astigmie cornéenne, il en existe néanmoins une des plus manifestes; le muscle ciliaire droit ne peut se contracter partiellement et fortement sans entraîner à gauche une semblable contraction. Dans le premier organe, la contraction partielle amène un bombement horizontal du cristallin; dans le second, la contraction associée ayant pour siège les fibres symétriques provoque également une augmentation de la convexité de la lentille. D'où, dans ce dernier organe, l'apparition d'un astigmie cristallinienne à direction perpendiculaire à l'asymétrie cornéenne du congénère.

CHAPITRE XV

DÉBUT, MARCHE DE L'HYPEROPIE ET DE LA MYOPIE

La myopie est rarement congénitale ; l'œil du nouveau-né est le plus souvent hyperope. — La myopie n'apparait d'ordinaire que vers 8 ans. — La majorité des yeux subit une augmentation de réfraction d'une dioptrie par période quinquennale. — Allures différentes de la myopie : stationnaire ; progressive ; galopante. — La myopie diminue-t-elle avec l'âge ?

§ 184. — Le moment de la vie où apparaissent les diverses amétropies n'est pas le même pour toutes, et, pour l'une d'elles, la myopie, il est assez variable.

La construction hypéropique remonte à la naissance. Pendant longtemps on a cru qu'il en était généralement ainsi pour la myopie. Les recherches entreprises chez les nouveau-nés, à l'aide de l'ophtalmoscope, ont démontré que la myopie congénitale est, au contraire, excessivement rare. Ce n'était pas la conclusion à laquelle étaient arrivés les premiers observateurs. De Jaeger, par exemple, qui n'avait pas eu recours à l'atropine, l'avait rencontrée dans une proportion de 78 pour 100. Il avait mesuré, en même temps que la réfraction statique, la dynamique due à une contraction ciliaire et au bombement consécutif du cristallin. Mais les auteurs qui ont pris la précaution de paralyser l'accommodation sont arrivés à des chiffres bien différents de ceux de de Jaeger.

Ely, sur 154 yeux, a trouvé 69 pour 100 d'hyperopes, 14 pour 100 d'emmétropes, 18 pour 100 de myopes. Horts-

mann a noté 70 pour 100 d'hyperopes, 26 pour 100 d'emmétropes, 10 pour 100 de myopes ne dépassant pas 1 dioptrie.
Le même auteur, dans de nouvelles recherches, a trouvé, sur
100 enfants de 8 à 10 jours, 2 fois de la myopie, 2 fois de
l'emmétropie, 88 fois de l'hyperopie de 1 à 6 dioptries.
Königstein, sur 600 yeux de nouveau-nés, n'a rencontré
aucune myopie; presque tous étaient atteints d'hyperopie,
quelques-uns seulement présentaient de l'emmétropie.
Schleich, sur 500 yeux, a noté l'hyperopie chez tous : dans
53 pour 100, 4 dioptries et au delà; dans 56 pour 100, 2 à
4 dioptries; dans 11 pour 100, 1 à 2 dioptries. Ulrich, sur
204 yeux, a toujours rencontré de l'hyperopie. Lowegren
affirme n'avoir jamais vu de myopie.

Les dernières recherches, faites avec plus de soin, sont
surtout instructives. On le voit : on naît hyperope, on devient
myope.

Cependant, il ne faut pas nier complètement l'existence
d'une myopie congénitale, qui d'après Horstmann ne serait
jamais axile, mais due à une exagération de réfraction des
milieux de l'œil. Horner est moins exclusif et pense que le
globe oculaire peut dans certaines circonstances se développer
d'emblée avec des dimensions exagérées. Cet allongement
serait particulièrement observé chez les sujets qui se font
remarquer par le rapprochement des yeux, l'étroitesse du
front, et la forme du crâne comprimé latéralement et tiré en
longueur. C'est également ce qui aurait lieu dans la myopie
monolatérale, accompagnée d'inégalité évidente des deux
moitiés du crâne.

Ces faits sont tout à fait exceptionnels et d'une toute autre
nature que ceux dont nous nous occupons.

§ 185. — A quel âge apparaît la myopie?
Jusqu'à 8 ans, cette anomalie est extrêmement rare. Cela
ressort de nombreux examens pratiqués dans divers pays.
Voici quelques résultats obtenus chez des enfants de 6
à 8 ans :

Cohn, Breslau, moins de 1 0/0 de M. sur 240 enfants de 6 à 8 ans;
Kotelmann, Hambourg, pas de M. chez les enfants de 8 ans;
Callan, New-York, pas de M. chez nègres au-dessous de 8 ans;
Koppe, Dorpat, pas de M. chez élèves d'un jardin d'enfants;
Pflüger, Lucerne, pas de M. chez les élèves de 7 ans; 2 0/0 à 8 ans;
Loring et Derby, New-York, 5,50 0/0 M. chez élèves de 6 à 8 ans;
Widmarck, Stockolm, pas de M. chez filles de 6 à 7 ans;

Néanmoins, certaines statistiques, venant tout particulièrement de Russie et d'Allemagne, montrent déjà avant 8 ans une proportion assez notable de myopies.

Nordenson, Paris, 6,60 0/0 M. chez élèves de 7 à 9 ans;
Florsschütz, Cobourg, 7 0/0 M. chez élèves de 8 ans;
Erisman, Saint-Pétersbourg, 10,2 0/0 M. chez élèves de 8 ans;
Conrad, Kœnisberg, 11,1 0/0 M. chez élèves de 6 à 8 ans.

§ 186. — C'est surtout pendant la période qui s'étend de 8 à 12 ans que se montre la majorité des cas de myopie. Après 12 ans, ils deviennent beaucoup moins fréquents. « J'ai vu très rarement, dit Donders, naître la myopie après 15 ans, jamais après 20 ans. »

Si sa fréquence paraît aller en croissant jusqu'à 18 et 20 ans, c'est, ainsi que le fait remarquer Javal, par un trompe-l'œil de la statistique. Voici à ce sujet l'opinion de cet observateur : « Au premier abord, les statistiques si nombreuses relatives à la myopie scolaire amèneraient à penser que dans tous les pays le nombre des myopes va en augmentant colossalement pendant la durée des études. Nous ferons remarquer que ce résultat généralement admis repose sur un de ces mirages si fréquents, quand on examine superficiellement les statistiques. C'est la *proportion* et non pas le *nombre* des myopes qui va en augmentant. Les statisticiens ont oublié dans la circonstance qu'une fraction peut augmenter par suite de la diminution du dénominateur, et c'est ce qui a lieu dans une mesure considérable; chaque année, un certain nombre d'emmétropes et surtout d'hyperopes quittent les bancs pour se livrer à l'agriculture, au com-

merce ou à l'industrie, tandis que la plupart des myopes
continuent leurs études, soit parce qu'ils sont généralement
studieux, soit parce que leurs parents les jugent impropres
à la vie du dehors. En réalité, la myopie n'apparaît pas bien
souvent après l'âge de 10 à 12 ans. »

La limite extrême que l'on trouve indiquée dans Donders
doit être reculée. A Breslau, parmi les étudiants de médecine de deuxième année, Cohn a trouvé plus de myopes que
parmi ceux de première année ; la différence était de 10 pour
100 et imputable à la préparation de l'examen. Cela ressort
également des chiffres publiés, en 1883, par Hasket-Derby.
L'auteur a examiné 254 étudiants pendant quatre années
consécutives et a trouvé entre le pourcentage des myopes de
la première année (19 ans) et celui de la quatrième (23 ans)
un écart bien digne d'être signalé (11,80 pour 100).
Voici les chiffres :

Hyperopie.		Emmétropie.	Myopie.
19 ans	15,4 0/0	49,2 0/0	55,4 0/0
25 —	18,3 —	54,5 —	47,2 —

Ce sont des observations de cette nature qui ont porté
Herrenheiser à penser que l'état stable de la réfraction s'établit comme règle entre 20 et 24 ans.

La myopie peut débuter chez les adultes, mais c'est un
fait absolument exceptionnel ; elle résulte alors non d'un
allongement axile, mais d'un excès de réfraction.

Peut-on induire de l'époque d'apparition de la myopie la
tournure que cette dernière prendra dans la suite ? Généralement plus la myopie est précoce, plus elle marchera vite et
atteindra de forts degrés. Néanmoins, parmi les myopies d'un
chiffre élevé, on en rencontre parfois qui n'ont apparu que
vers 10 ou 12 ans, époque ordinaire de la manifestation des
myopies légères ou moyennes.

§ 187. — La myopie a un début insidieux ; aucun phénomène ne la révèle ni au sujet, ni aux parents. C'est d'ordinaire plusieurs années après l'apparition du mal qu'on se
demande si l'on ne serait pas myope.

L'attention des parents ou des maîtres est attirée parce que le sujet se rapproche beaucoup en travaillant. Parfois, c'est l'élève qui se plaint de ne pouvoir suivre les démonstrations au tableau; dans d'autres circonstances, l'oculiste consulté pour une conjonctivite, de l'asthénopie ou autre maladie, découvre une myopie déjà ancienne. On ne peut faire remonter la myopie au moment où l'enfant rapproche en lisant, car on ne peut conclure du rapprochement à la myopie. Que de sujets se tiennent trop voisins du livre, pour des causes diverses, sans que la myopie leur en fasse une obligation!

§ 188. — On pourrait croire qu'on vit toujours avec le degré d'hyperopie apporté en naissant; il n'en est rien. Ici, bien entendu, il n'est nullement question des variations hyperopiques sous la dépendance des corrections ciliaires; nous ne parlons que de celles dues à l'état anatomique.

Les variations sous l'influence de la diminution de l'accommodation ont pour effet d'augmenter avec les années la portion manifeste de l'anomalie, celles qui sont sous la dépendance d'un changement anatomique conduisent, au contraire, à une diminution de l'hyperopie. Ce qui se passe chez cette dernière est donc absolument l'inverse de ce qui a lieu dans la myopie : avec l'âge, celle-ci progrese, celle-là décroît.

§ 189. — Cette diminution de l'hyperopie relève d'une grande loi en vertu de laquelle, pendant l'enfance et la jeunesse, presque tous les yeux ont à subir une augmentation de réfraction. Ce phénomène a pour conséquence de provoquer, chez les uns, une diminution de l'hyperopie, chez les autres, l'apparition de l'emmétropie et même de la myopie; parfois aussi, il y a progression de cette dernière.

Cette fréquence de l'augmentation de la réfraction est établie par plusieurs statistiques prélevées, sur les mêmes sujets, à plusieurs années d'intervalle.

Cohn, dans un lycée de Breslau, a pu réexaminer 158 élèves qu'il avait vus 18 mois auparavant. Lors de la première visite, il avait trouvé 84 emmétropes, 54 myopes; à la seconde, il ne restait plus que 70 emmétropes; 14 élèves, soit 16 pour 100, étaient devenus myopes. De plus, chez 28 des myopes primitifs, c'est-à-dire 52 pour 100, la réfraction s'était accrue.

De Reuss, dans un lycée de Vienne, remarqua, au bout de 3 ans, les changements suivants :

	Réfraction.	Hyperopie.	Myopie.
Augmentation. .	61,5 0/0	72 0/0	77,5 0/0
État stationnaire.	28,5 —	12 —	12,5 —
Diminution . . .	10,0 —	16 —	14,2 —

Derby, dans un collège de Boston, a constaté, après 5 ans, que 10,6 pour 100 des emmétropes étaient devenus myopes, 21,2 pour 100 des myopes avaient subi une augmentation de réfraction, 16,6 pour 100 étaient restés dans le même état.

Ott, au bout de 5 ans, revit 152 yeux. Il constata une augmentation de réfraction dans 66,6 pour 100 des yeux; elle se répartissait ainsi :

Chez les hyperopes.	52 0/0
— emmétropes.	51 —
— myopes.	99 —

Reich réexamina, après 6 ans, 54 écoliers; il constata les variations suivantes :

	Réfraction.	Hyperopie.	Emmétropie.	Myopie.
Augmentation. .	71 0/0	90 0/0	44 0/0	80 0/0
État stationnaire.	25 —	10 —	56 —	5 —
Diminution. . .	3,5 —	0 —	0 —	14 —

Notons que 14 des cas d'hyperopie se sont changés en myopie.

Erismann, après 6 ans, a pu revoir 350 yeux; il a constaté ce qui suit :

Dans 25 pour 100 des cas, la réfraction n'avait pas changé;

14

dans 67 pour 100, elle avait augmenté en entrainant les modifications suivantes :

Diminution de l'hyperopie	7 0/0
Changement de l'hyperopie en emmétropie. . .	8 —
— — myopie.	13 —
— l'emmétropie en myopie. . .	16 —
Augmentation de la myopie.	25 —

Dans 9 pour 100 des yeux, la réfraction avait diminué, d'où les transformations :

Augmentation de l'hyperopie.	3,0 0/0
Changement d'emmétropie en hyperopie.. . . .	5,0 —
Diminution de myopie.	0,5 —
Changement de myopie en hyperopie..	0,5 —

Les diminutions de réfraction chez les sujets d'Erismann, comme chez ceux de de Reuss et de Reich, sont attribuables à la disparition d'un spasme accommodateur qui avait fait paraître, dans le premier examen, la réfraction plus élevée qu'elle ne l'était en réalité. Ce qui prouve la valeur de cette hypothèse, c'est que, sur 76 élèves examinés à l'ophtalmoscope (§ 57), de Reuss n'a trouvé chez aucun une diminution de réfraction ; il y avait au contraire une augmentation qui portait sur environ 60 pour 100 des cas.

§ 190. — La moyenne des augmentations de réfraction, au bout de 6 ans, est plus élevée que celle après 3 ans : c'est rationnel. Mais il faut remarquer que l'écart est peu considérable : la majeure partie des transformations s'effectue pendant la première période triennale. S'il faut s'en rapporter aux chiffres de de Reuss, et particulièrement en ce qui concerne les myopes, ce serait surtout pendant la première année que s'opérerait le plus grand nombre de changements. Les chiffres donnés par cet observateur figurent dans le tableau VIII.

Tableau VIII

	VARIATIONS DE RÉFRACTION AU BOUT DE :			VARIATIONS MYOPIQUES AU BOUT DE :		
	1 AN	2 ANS	3 ANS	1 AN	2 ANS	3 ANS
Augmentation.. .	47,7 %	50,8 %	61,0 %	57,7 %	66,1 %	77,5 %
État stationnaire.	42,1 —	37,5 —	28,4 —	29,6 —	19,1 —	12,3 —

Il ne faudrait pas induire de ces chiffres, recueillis dans des établissements d'instruction, que l'augmentation de réfraction s'effectue, d'une manière générale, dans les mêmes proportions. Ce serait là une grande erreur. Le milieu scolaire, comme chacun le sait, est des plus favorables à la manifestation de la myopie, et, en général, à toute augmentation de réfraction.

§ 191. — Quelle est l'importance de ces progressions? Voyons d'abord ce qui concerne les hyperopes.

De Reuss a observé que la progression au bout de 3 ans était le plus souvent de 0,75 à 1,50, parfois elle atteignait 2,50 et même 4 dioptries. D'où une diminution correspondante dans le chiffre de l'hyperopie.

Horstmann, qui a suivi depuis la naissance jusqu'à 5 ans la réfraction de 50 enfants, a trouvé pour réfraction moyenne : à la naissance 2,4; de 1 à 2 ans, 1,86; et de 4 à 5 ans, 1,59 dioptrie. En 5 ans, il y avait donc eu une diminution d'à peu près une dioptrie dans le chiffre moyen de l'hyperopie. Cette marche est également celle que l'on constate plus tard.

Hansen, dans ses recherches sur la croissance des yeux chez les élèves des lycées âgés de 10 à 15 ans, est arrivé à cette double conclusion qu'à cette période de la vie la réfraction est généralement hyperopique et qu'elle augmente, dans les 5 ans, à peu près d'une dioptrie.

Il résulte de ces différentes recherches que la réfraction qu'on possède de 15 à 18 ans diffère de celle qu'on avait à la naissance d'environ 3 dioptries.

§ 192. — Chez les myopes plus que chez les hyperopes, la réfraction a une tendance à augmenter avec les années. Cette tendance porte sur un grand nombre de sujets et se trouve plus accentuée.

La myopie, suivant les allures que revêt sa marche, comporte plusieurs divisions.

Si, une fois produite, elle reste au même point ou ne subit qu'une augmentation très minime, qui la porte à deux dioptries environ, elle est dite *stationnaire*; malheureusement ces cas sont assez rares. D'après les chiffres, la myopie stationnaire chez les jeunes gens se rencontrerait dans le seizième des cas. Les sujets ne se doutent pas qu'ils sont myopes : grâce au clignement, ils voient au loin presque aussi bien que l'emmétrope et ils ont sur ce dernier l'avantage de retarder, de quelques années, la prise des verres de la presbytie ; en outre, ils ne sont exposés à aucune des complications qui menacent la vue des myopes d'un degré élevé. Si l'on n'avait affaire qu'à des cas de cette nature, la myopie devrait être considérée à bon droit comme une simple anomalie physiologique, elle n'aurait pas donné lieu à tant de travaux de prophylaxie.

Quand la myopie se développe d'une manière assez sensible jusque vers les 20 ans pour rester ensuite au même point, on peut encore lui appliquer l'épithète de stationnaire. L'anomalie progresse chaque année d'environ 1/2 dioptrie, de sorte que, au point le plus culminant de sa marche, elle atteint au maximum 5 ou 6 dioptries. Les cas qui se comportent ainsi sont les plus nombreux et l'on peut les considérer comme relativement favorables. Les sujets ne voient pas au loin sans le secours de verres, qu'ils sont obligés de prendre entre 12 et 14 ans ; mais leur vision rapprochée est bonne et reste généralement telle pendant toute la durée de la vie. Les complications qui menacent la vue de ces myopes sont assez rares et d'une gravité le plus souvent modérée. Ce sont ces cas qui ont fait considérer la myopie comme un état créé peu à peu par la nature dans le but d'adapter l'œil aux fonctions d'une race civilisée.

Nous aurons à combattre cette manière de voir (§ 258).

Les myopies qui ne subissent pas un temps d'arrêt, lorsque la croissance est terminée ont généralement une marche progressive pendant tout le reste de la vie et atteignent fréquemment de hauts degrés. Leur allure est variable : le plus souvent, elles augmentent pendant certaines périodes de la vie sous l'influence de causes diverses pour rester ensuite quelque temps au degré acquis : elles sont dites alors *périodiquement progressives*; d'autres fois, leur accroissement s'effectue d'une manière continue, on les qualifie d'*absolument progressives*. Leur marche n'a pas toujours un pas égal : il y a des moments où l'allure est rapide et d'autres où elle est lente. Dans tous les cas, elles n'avancent pas aussi vite dans l'âge adulte que dans la période de croissance. Si, tous les dix ans, elles augmentaient de 5 dioptries comme c'est le cas le plus ordinaire de 10 à 20 ans, le chiffre habituel de 10 à 15 dioptries serait doublé. Fort heureusement qu'il n'en est pas ainsi dans la plus grande majorité des cas.

La myopie périodiquement progressive n'a pas le danger de celle qui marche sans interruption ; elle n'est à craindre que pendant les exacerbations et n'atteint jamais des degrés aussi élevés.

Toute myopie progressive, dit Donders, menace l'avenir ; elle engendre des altérations pernicieuses qui entraînent à leur suite une très grande faiblesse, et même la perte totale de la vue. Lorsqu'un œil est atteint d'une myopie de 15 à 18 dioptries, il est rare qu'il puisse rendre quelques services dans la vieillesse. Il convient de prévenir ces hauts degrés. S'il est difficile d'écarter les complications lorsque les sujets ne sont pas obligés à un travail oculaire, à plus forte raison, la tâche est-elle pénible, quand on se trouve en face de myopes qui ne peuvent ménager leur vue ni se soumettre à un traitement rationnel.

Les causes accélérant la marche progressive de la myopie sont diverses. C'est parfois un travail trop prolongé, bien qu'effectué dans de bonnes conditions; d'autres fois, c'est le manque de lumière suffisante, l'exiguïté de l'objet de l'attention ; ici, c'est une grossesse, une lactation fatigante ; là, une maladie grave ; chez ceux-ci, l'anémie, la chlorose, chez ceux-là, une hémorrhagie ; chez certains, une dépression morale, de vifs chagrins, des pertes d'argent ; chez d'autres enfin, un accident, une peur.

§ 193. — Il est des myopies auxquelles il conviendrait de réserver tout particulièrement le nom de *malignes*, tellement leur marche est *galopante*. Nous voulons parler de ces myopies qui, dès l'âge de 7, 8, 9 ou 10 ans, présentent un degré déjà très prononcé. Ces cas sont assez rares : sur un total de 1000 malades, nous avons rencontré seulement neuf sujets de l'âge indiqué, dont l'anomalie fût supérieure à 10 D. Nous donnons les résultats trouvés dans le tableau suivant où, en face de l'âge du sujet, est inscrit le chiffre de leur myopie.

Age	Degré des myopies en D.
7 ans	11, 20.
8 —	11.
9 —	15, 16.
10 —	10, 11, 11, 18.

Chez six de ces enfants, il y avait des antécédents héréditaires très nets ; chez un, le fait était douteux ; les deux autres n'en présentaient pas.

Sept offraient des croissants de dimensions variables, généralement assez grandes ; les deux autres en étaient exempts. Les vaisseaux rétiniens présentaient, d'une façon très prononcée, la disposition caractéristique des myopies fortes. Aucune autre lésion n'existait dans ces organes. Enfin, l'acuité était sensiblement la même sur les deux yeux et variait entre 1/5 et 2/3 (deux possédaient 2/3, un 1/2, trois 2/5, deux 1/7, un 1/5). En présence de ces chiffres, on prévoit la destinée de ces sujets. Sous l'influence combinée des causes originelles et des fatigues oculaires jusque-là peu prononcées, le développement de la myopie, la faiblesse visuelle s'accroîtront fatalement, et, un jour ou l'autre, la cécité surviendra, engendrée par une des maladies intra-oculaires qui forment le cortège presque obligé des myopies extrêmes.

Ces myopies précoces et malignes doivent être rapprochées des myopies fortes sur lesquelles Tscherning en 1883 a appelé l'attention et qui reconnaîtraient d'après lui des causes tout autres que celles qui président à la genèse des myopies ordinaires.

Ces myopies sont-elles d'origine congénitale ou n'ont-elles réellement débuté qu'après la naissance? C'est ce qu'il est impossible d'affirmer; nous inclinons plutôt pour la myopie acquise.

En effet, l'interrogatoire de ces malades montrent qu'ils possèdent au plus haut degré les véritables éléments qui engendrent la myopie acquise (hérédité, arthritisme, nervosité, faiblesse).

§ 194. — On croit généralement que le degré de la myopie diminue avec l'âge. Cette remarque n'est exacte que dans le cas de myopie légère, et encore la diminution est-elle plus apparente que réelle. Le rétrécissement physiologique de la pupille chez le vieillard la rend apparente : il y a une amélioration de la vision analogue à celle que le jeune myope peut se procurer en clignant (§ 65) ou en interposant devant un de ses yeux une carte percée d'un trou d'épingle (§ 83). La diminution réelle ne résulte pas d'un raccourcissement de l'axe antéro-postérieur, mais d'un léger aplatissement du cristallin. Si le degré de la myopie est élevé, le sujet ne se rend guère compte des modifications apportées à sa vue; mais, dans la myopie légère, il en est autrement et la vision lointaine devient bien meilleure. Les myopes qui bénéficient de cette modification anatomique sont en petit nombre, pour le motif que les myopies faibles et stationnaires sont relativement rares. On peut dire, d'une manière générale, que la myopie ne rétrograde ni ne se corrige à aucune époque de la vie.

CHAPITRE XVI

FRÉQUENCE DE L'HYPEROPIE ET DE LA MYOPIE

L'amétropie est plus fréquente que l'emmétropie. — Proportions de l'hyperopie manifeste et de la réelle. — Pourcentage de la myopie. — Influence des études, du sexe, de la race. — Degrés hyperopiques et myopiques. — Parfois les deux yeux ne présentent pas la même réfraction (anisométropie). — Antimétropie.

§ 195. — L'emmétropie est-elle la règle? les amétropies constituent-elles l'exception?

En ce qui concerne les enfants et les jeunes gens, la réponse est catégorique. L'emmétropie est certainement moins fréquente que l'amétropie. Toutes les recherches se donnent la main pour montrer que la réfraction dominante, pendant les dix-huit premières années de la vie, est réellement l'hyperopique (Haltennoff).

A vrai dire, ce n'est pas ce qui découle des statistiques faites dans les écoles françaises; mais il faut se rappeler que, dans ces dernières, il s'agit non de l'hyperopie réelle, mais de la manifeste, toujours moindre par suite des corrections qui dissimulent un certain nombre de cas.

Ces statistiques sont seulement au nombre de quatre : celle de Gayat résultant de l'examen, dans les écoles communales de Lyon, de 1 588 enfants dont 483 filles âgées de 6 à 14 ans; celle de Dor, pratiquée au lycée de cette même ville, sur 1 016 élèves âgés de 7 à 21 ans; puis celle de Nordenson, effectuée à l'école alsacienne de Paris, chez 226 enfants de 7 à 20 ans; enfin, celle de Vignes dans deux écoles communales de Paris, contenant 521 garçons de 7 à 15 ans. Voici dans quelle proportion s'est présentée l'hyperopie manifeste :

Gayat.	6,8	pour 100
Dor	5,5	—
Nordenson	15,7	—
Vignes	12,1	—
Moyenne.	9,4	—

Ces chiffres comparés à ceux que nous allons faire connaître, prouvent la fréquence, dans la jeunesse, de la correction hyperopique, et combien il est important de recourir à l'examen ophtalmoscopique, ou mieux, si c'est possible, à la paralysie atropinique de l'accommodation.

Conrad, à Kœnigsberg, en déterminant la réfraction à l'ophtalmoscope chez plus de 1 500 lycéens, est arrivé à un total de 47,5 pour 100 d'hyperopes, malgré les chiffres énormes (jusqu'à 50,7 pour 100) de myopes existant dans les classes supérieures. L'hyperopie et la myopie réunies comprenaient 70 pour 100 des élèves.

Randall, après avoir comparé de nombreuses statistiques, pense que la proportion de l'hyperopie dans les écoles primaires est de 76 pour 100 et dans les écoles supérieures de 56 pour 100.

Herrenheiser, sur un très grand nombre d'écoliers de 6 à 20 ans, a constaté que l'hyperopie se rencontrait dans plus de 50 pour 100 des yeux.

Callen a étudié les yeux de 457 enfants de couleur (nègres ou Indiens) dans deux écoles de New-York; l'âge des enfants variait de 5 à 19 ans. Il a trouvé à l'ophtalmoscope 90 pour 100 d'hyperopie réelle, après avoir pris soin d'atropiniser son œil pour prévenir les erreurs qui auraient pu dépendre de son accommodation.

Il est ordinairement inutile de pousser les précautions aussi loin; l'atropinisation de l'examiné suffit. Si ce confrère est arrivé à une forte proportion d'hyperopie, cela tient non à la méthode employée, mais à une question de race.

Chez ces enfants, la myopie, représentée uniquement par 2, 6 pour 100, n'avait porté atteinte que faiblement au chiffre de l'hyperopie.

§ 196. — Ces exemples suffisent pour montrer la prédominance de l'hyperopie pendant l'enfance et l'adolescence. En est-il de même chez l'adulte? C'est probable; mais, à l'heure actuelle, il est impossible de donner une réponse absolue; les recherches statistiques sur des yeux sains d'adultes n'ont pas encore été pratiquées sur une assez vaste échelle.

A défaut d'une réponse absolue, nous en fournirons une partielle, relative à l'Allemagne, laissant de côté toutes les statistiques dans lesquelles la réfraction n'a pas été déterminée à l'ophtalmoscope, car ce que nous recherchons ici, c'est l'hyperopie réelle. Cette distinction est importante à faire même chez les adultes qui présentent souvent, eux aussi, des contractions correctrices. L'exemple suivant en est la preuve. Randall, après avoir trouvé à l'ophtalmoscope 75 pour 100 d'hyperopes chez des étudiants américains, n'en a rencontré subjectivement que 26 pour 100.

En Allemagne, nous ne voyons que la statistique de Herrenheiser capable de nous renseigner. Cet observateur, sur un total de 5426 yeux de sujets âgés au moins de 20 ans, a rencontré 56 pour 100 d'hyperopies, 30 pour 100 d'emmétropes et 15 pour 100 de myopes. Nous ne pouvons nous appuyer sur d'autres statistiques qui ont été faites sur des matelots, des recrues, des soldats, des employés d'administration, parce que, bien que très exactement établies, elles pèchent toutes en ce sens qu'elles ne tiennent pas compte des légers degrés d'amétropie. En outre, certaines concernent des groupements où une sélection antérieure avait déjà eu lieu.

§ 197. — Les matériaux relatifs à la fréquence de la myopie dans nos établissements d'instruction sont un peu moins rares que pour l'hyperopie, mais, malheureusement, bien inférieurs en nombre à ceux publiés dans la plupart des autres pays.

Aux statistiques que nous avons indiquées, il faut ajouter : 1° les deux de Nicati (dans l'une, 2212 enfants, garçons et filles, des écoles primaires de Marseille ont été examinés; dans l'autre, 922 élèves du lycée de cette ville, âgés de 8 à 20 ans); 2° la statistique de Despagnet (467 élèves, âgés de 7 à 20 ans, d'un collège de Paris).

Voici les chiffres de myopie constatés[1] :

	Écoles primaires.	Lycées.
Gayat.	5,2 0/0	» »
Dor.	» —	22,5 0/0
Nicati.	10,1 —	24,6 —
Nordenson.	» —	14,6 —
Vignes.	10,9 —	» —
Despagnet.	» —	35,5 —
Moyenne.	8,0 —	24,2 —

Si nous rapprochons de ces moyennes celles trouvées dans les autres pays, nous voyons que la France occupe un rang intermédiaire. Le tableau IX, emprunté à un travail publié récemment par Éperon (Lausanne), nous fournit les éléments de cette comparaison.

Le confrère a pris soin de compulser toutes les statistiques, au nombre d'environ 70, et de diviser les examinés en trois catégories : 1° élèves des écoles primaires de la campagne; 2° élèves des écoles primaires de la ville; 3° élèves des écoles secondaires (lycées ou collèges français, gymnases allemands, écoles réales, écoles supérieures de filles, collèges anglais

---

1. Nous ne rapprochons pas de ces chiffres ceux qui figurent dans les premières recherches faites en France. Elles datent d'une époque où le diagnostic précis de la myopie laissait un peu à désirer. Schokalski avait trouvé, à Louis-le-Grand, sur 170 élèves, 25 myopes, soit 14,6 pour 100; à Charlemagne, sur 807 élèves, 89, soit 11 pour 100. Sur 6300 élèves des classes élémentaires des 6° et 7° arrondissements de Paris, il n'avait pas rencontré un seul cas de myopie.

ou américains). Nous avons fait subir quelques modifications
aux chiffres relatifs à la France, et nous avons remplacé la
statistique de Lausanne par une autre plus générale embrassant la Suisse romande et basée sur les recherches d'Emmert,
d'Éperon et de Sulzer[1]. Dans ce tableau, les nations sont
groupées d'après les races.

Tableau IX.

		I	II	III
Germains	Allemagne	1.4 0/0	9,0 0/0	5,50 0/0
	Autriche, Hongrie	3,8 —	9,4 —	57.0 —
	Suisse allemande	—	6,0 —	56,0 —
	Suède, Norvège	—	6,0 —	21,0 —
	Danemark	5,0 —	—	24,0 —
	Hollande	—	8,0 —	—
Anglo-Saxons	États-Unis	—	7,0 —	24.0 —
	Angleterre	—	5,0 —	20.0 —
	Nouvelle-Zélande	—	8,0 —	—
Slaves	Russie	—	15,0 —	27,0 —
	France	—	8,0 —	24,2 —
	Italie	—	—	22,0 —
Latins	Belgique	—	2,0 —	—
	Roumanie	—	3,0 —	—
	Suisse romande	—	6,1 —	16,5 —

Il ne faut accorder à ces chiffres qu'une valeur relative.
Les statistiques ne sont comparables que lorsqu'elles sont
effectuées absolument d'après les mêmes règles et dans les
mêmes conditions.

Cette réserve faite, on voit que la myopie augmente en
nombre, proportionnellement aux exigences des établissements d'instruction; elle croit, d'une manière constante, des

---

1. Nous avons laissé de côté les chiffres de Willy entachés vraisemblablement d'exagération.

écoles de village, aux écoles élémentaires de la ville et de celles-ci aux écoles secondaires.

On voit également que les écoles primaires de Russie contiennent le plus de myopes; celles de Belgique, le moins. En ce qui concerne les écoles secondaires, l'Autriche occuperait le premier rang et l'Angleterre le dernier.

§ 198. — Éperon a pris soin dans son tableau de grouper les nations d'après les races. Cette influence de la race est facile à vérifier dans un pays tel que la Suisse. C'est, sauf erreur, Dor qui a constaté scientifiquement la prédisposition plus prononcée des jeunes gens de race germanique à contracter la myopie. Cohn, à ce propos, émettait le désir que de nouvelles recherches fussent dirigées dans ce sens. Pflüger (de Berne) a constaté, de nouveau, une différence considérable entre les sujets de race romande et ceux de race allemande[1]. « Cette question, dit Éperon, me semble définitivement tranchée par une statistique dans le sens d'une prédisposition plus considérable de la race germanique. La différence est presque double. »

Des recherches sur ce même sujet ont été effectuées dans d'autres pays et montrent que certaines races sont réellement plus prédisposées à la myopie.

Loring a trouvé que, dans les mêmes écoles de New-York, suivant la nationalité des élèves, la myopie se répartissait de la manière suivante :

Allemands. 25,25 0/0
Américains. . . . . 19,55 —
Irlandais. . . . . 14 28 —

Collard, à Utrech, a noté :

Allemands. . . . . 40 » 0/0
Hollandais. . . . . 27 » —

1. Cet auteur, en 1875, a trouvé 14,37 pour 100 de myopie chez les instituteurs de la Suisse française et 24,5 pour 100 chez ceux de la Suisse allemande.

Ainsi, d'après ces diverses statistiques, les races germaniques seraient plus aptes à contracter la myopie que la race romande, la race anglo-saxonne et les Hollandais proprement dits.

Reich, à Tiflis, a trouvé :

	Russes.	Arméniens.	Géorgiens.
Gymnase classique. . . .	70 0/0	58 0/0	45 0/0
Gymnase de filles.	50 —	24 —	21 —
École de la Ville.	2 —	14 —	14 —
École Normale.	8 —	25 —	10 —

Soit, en somme, plus de myopes chez Arméniens et les Géorgiens que chez les Russes.

§ 199. — En ce qui concerne la race juive, voici les résultats qui ont été notés.

Nicati a trouvé dans les écoles de Marseille une proportion beaucoup plus grande de myopes chez les enfants israélites, dans les mêmes limites d'âge et dans les mêmes conditions d'instruction, que chez les autres élèves des écoles primaires. La différence est de $15 - 8 = 7$, pour les garçons et de $10 - 7 = 3$ pour les filles.

Stéphenson a examiné 1 149 élèves des écoles centrales de Londres où les chrétiens et les juifs font les mêmes études et dans des conditions extérieures identiques. Il a trouvé que 10,6 pour 100 du nombre total des juifs étaient myopes, tandis qu'il n'y en avait que 1,9 pour 100 parmi les autres.

§ 200. — L'influence apportée par la race explique parfaitement la répartition géographique de la myopie en France. Cette répartition est tout à fait inégale, comme on peut s'en convaincre en comparant les chiffres, fournis d'abord par Devot, puis par Nimier, indiquant pour les quatre grandes races qui peuplent la France le nombre des myopes exemptés sur 100 000 conscrits.

Départements :	Devot.	Nimier.
Armorico-Bretons du nord-ouest.	151	427
Celtiques du centre.	169	434
Belges Normands du nord-est.	391	614
Aquitains Ligures du midi. . . . · . . .	517	661

Ces chiffres indiquent, d'une manière générale, que les descendants des anciens Celtes présentent moins de myopes que les descendants des anciens Belges et Normands et surtout que ceux des anciens Aquitains et Ligures.

§ 201. — Les filles deviennent-elle plus facilement myopes que les garçons? En pratique, ainsi que le fait remarquer Pflüger, la comparaison est difficile à établir, car il est rare que les programmes soient les mêmes pour les deux sexes. Dans les quelques cas où il a été possible de rencontrer des conditions à peu près semblables, la myopie s'est montrée plus fréquente chez les filles, ainsi que le témoignent les chiffres suivants :

	Garçons.	Filles.
Manz.	6,2 0/0	7,2 0/0
Hoffmann. . . . . · . .	12,0 —	26,6 —
Florschütz.	12,0 —	14,0 —
Netoluzka. . . . . · . . .	7,0 —	10,5 ·
Willy.	42,1 —	60,0 —
Eperon.	5,4 —	6,5 —

Widmarck (Stockholm), d'après des recherches pratiquées dans divers établissements des deux sexes (742 demoiselles âgées de 7 à 20 ans et 704 garçons du même âge) n'est pas arrivé à rencontrer du côté des filles un plus grand nombre de myopies ; mais il a observé des particularités bien dignes d'attention.

Alors que la myopie commence chez les garçons à 8 ans (7 pour 100), elle n'apparaît chez les filles qu'à 10 ans pour présenter d'emblée la même proportion que les garçons (10 pour 100). De 12 à 15 ans (compris), époque où apparait la menstruation, les filles seraient plus atteintes. A partir de 16 ans, la suprématie du nombre reviendrait de nouveau aux garçons.

§ 202. — Après avoir étudié la fréquence des amétropies, examinons celle de leurs degrés.

L'hyperopie légère est plus fréquente que la myopie faible; l'hyperopie élevée, au contraire, serait plus rare que la myopie forte. Déjà la myopie de 2 dioptries se rencontre beaucoup plus souvent que l'hyperopie d'un chiffre égal.

Les degrés les plus élevés observés dans l'hyperopie atteignent 15 dioptries. Dans la myopie, on a noté les chiffres de 25, 28 dioptries et au delà.

Voici la proportion des divers degrés d'hyperopie manifeste d'après les statistiques de Dor et de Nordenson.

		Dor.		Nordenson.	
1	Dioptrie	65,5	0/0	84,1	0/0
2	—	14,2	—	11,1	—
3	—	14,2	—	4,7	—
4	—	»	—	»	—
5	—	2,0	—	»	—
6	—	4,0	—	»	—

Dans la statistique de Nordenson, 84,1 pour 100 des hyperopes n'arrivent pas à 2 dioptries. C'est à peu près la même proportion qu'a trouvée Schiötz (81 pour 100). Dor n'obtient que 65,5 pour 100, parce qu'il a rangé à part les cas d'astigmie hyperopique.

§ 203. — Pour montrer la fréquence des divers degrés de myopie, nous ne produirons que deux statistiques : celle de Dor (452 yeux de lycéens) et la nôtre (2 000 yeux de sujets de notre consultation).

Tableau X.

		Dor.	G. Martin			Dor.	G. Martin
1	Dioptr.	55,0 0/0	15,8 0/0	13	Dioptr.	»	2,2 0/0
2	—	16,8 —	17,8 —	14	—	»	0,9 —
3	—	12,8 —	8,5 —	15	—	»	0,9 —
4	—	3,5 —	8,0 —	16	—	»	0,9 —
5	—	5,5 —	10,9 —	17	—	»	0,4 —
6	—	3,0 —	7,3 —	18	—	»	1,1 —
7	—	2,2 —	5,2 —	19	—	»	0,6 —
8	—	0,2 —	4,9 —	20	—	»	1,7 —
9	—	0,4 —	3,9 —	21	—	»	0,2 —
10	—	» —	4,8 —	22	—	»	0,2 —
11	—	» —	2,4 —	23	—	»	0,1 —
12	—	0,4 —	1,3 —	24	—	»	» —

Les écarts qui existent entre ces deux statistiques ne
doivent pas surprendre, vu la différence des milieux où elles
ont été recueillies. La première provient d'examens d'yeux
de jeunes gens bien portants; l'autre, de sujets de tout
âge et de tout sexe. Nous voyons que dans la statistique de
Dor, les légers degrés de myopie (1 à 3) y figurent pour
70,8 pour 100, les degrés moyens (3 à 6) 21,6, et les degrés
élevés au-dessus de 6 dioptries 6,6 pour 100. Dans la nôtre,
on trouvera respectivement pour ces mêmes degrés 33,6 —
27,4 — 39.

Toutes les statistiques montrent des myopies plus fortes
dans les degrés supérieurs de l'enseignement que dans les
classes et écoles inférieures.

S'il faut en croire diverses recherches, la myopie attein-
drait rapidement des degrés plus élevés chez la femme que
chez l'homme. Widmarck a remarqué que, dans les classes
supérieures, les jeunes filles étaient plus myopes que les
garçons, bien qu'elles missent plus de temps (1 à 2 ans) à
l'étude des mêmes matières : il y en avait 54,28 pour 100
avec une moyenne de 2,31 dioptries. Cet observateur a également remarqué que la moyenne la plus élevée se trouvait
dans une école de filles.

La statistique de Willy nous montre que, dans les classes correspondantes, la myopie élevée prédomine chez les filles.

La même particularité s'observe dans la statistique d'Éperon (1202 cas) : la myopie faible se rencontre de préférence chez les hommes (37 pour 100 H. et 28 pour 100 F.), la myopie forte particulièrement chez les femmes (31 pour 100 H., 41 pour 100 F.).

En résumé, on peut dire que la myopie se présente plus souvent, atteint plus facilement un haut degré et se complique plus fréquemment chez la femme que chez l'homme.

§ 204. — L'amétropie, tout en étant la même sur les deux yeux, peut offrir dans chaque œil un degré différent. Il y a anisométropie (ἀν. privatif, ἴσος. égal, μέτρον, mesure, ὤψ, œil). Cette particularité s'observe très rarement dans l'hypéropie; elle se rencontre, au contraire, plus souvent chez les myopes.

De Reuss a noté chez 41 pour 100 une myopie de même degré à droite et à gauche. Les myopies d'un degré inégal étaient plus élevées : 48 pour 100 à droite et 51,4 pour 100 à gauche.

Arlt, sur 58,5 pour 100 de myopies inégales, a trouvé la myopie plus élevée : 55 pour 100 à droite et 45 pour 100 à gauche.

Albrecht, sur 1658 cas de myopie, a trouvé une myopie égale dans 40,5 pour 100 et une différente dans 59,5 pour 100 des cas. Parmi ces derniers, la myopie était plus forte dans 59,5 pour 100 sur l'œil droit et seulement dans 40,7 pour 100 des cas sur l'œil gauche.

Seggel a rencontré une myopie égale dans 72 pour 100 des cas et inégale dans 28 pour 100. Elle était plus élevée, à droite, dans 60 pour 100 des cas, et, à gauche, dans 40 pour 100.

Éperon a trouvé, pour le degré moyen de la myopie scolaire : à droite, 3,5 dioptries et à gauche seulement 3,3 dioptries.

Ces divers chiffres montrent la fréquence des myopies

inégales et la prédominance d'une plus forte réfraction à droite.

L'écart entre la réfraction des deux yeux est très variable : il peut n'être que d'une dioptrie ou s'élever de 10 à 15 dioptries et parfois plus encore.

§ 205. — Les deux yeux ne présentent pas toujours le même type de réfraction (antimétropie, de ἀντί, à l'opposite, μέτρον. ὄψ).

Il est assez exceptionnel de rencontrer de l'emmétropie sur un œil et de l'hypéropie sur l'autre. L'examen subjectif révèle quelquefois cette association; mais si l'on prend la précaution de déterminer la réfraction à l'ophtalmoscope ou de ne procéder à l'examen subjectif qu'après avoir instillé de l'atropine, on constate d'ordinaire qu'une hyperopie a pris la place de l'emmétropie.

Les cas où il existe sur un œil de la myopie et sur l'autre de l'hyperopie ou de l'emmétropie sont relativement plus fréquents.

La myopie monolatérale se présente par rapport à la bilatérale dans la proportion d'environ 15 pour 100. D'après un travail récent du docteur Manguis, fait sous notre direction (Steinheil, éditeur), les trois quarts des myopies monolatérales sont compris entre 1 et 6 dioptries. Ce sont les myopies de 3 à 6 dioptries qui sont les plus fréquentes.

Dans les myopies inférieures à 6 dioptries, le sexe ne semble pas avoir une influence marquée; mais à partir de ce chiffre, plus des deux tiers des myopes appartiennent au sexe féminin.

Si l'on considère la totalité des myopies, 57 pour 100 des cas étaient localisés à droite et 42 pour 100 à gauche; à partir de 6 dioptries, il y avait 8,2 pour 100 du côté gauche, et plus du double (18,1) à droite.

L'astigmie cornéenne s'est rencontrée 95 pour 100 sur l'œil myope et 91,2 pour 100 sur le non myope.

La fréquence de l'asymétrie augmente à mesure que le degré myopique s'élève.

Les astigmies, à partir de 1 dioptrie, se rencontrent dans 47 pour 100 des cas; celles de 1 à 2 dioptries deviennent de plus en plus fréquentes à mesure que le degré myopique augmente; mais, à partir de 2 dioptries, elles semblent avoir une prédilection pour les myopies supérieures à 9 dioptries.

Chez les sujets atteints de myopie monolatérale, l'œil non myope présente une moyenne astigmique moins élevée que celle de l'œil myope, mais plus forte que la moyenne constatée chez les personnes dont les yeux sont exempts de myopie. Ce qui tendrait à faire penser que l'astigmie ne serait pas un produit de la myopie, mais du tempérament propre aux myopes.

La fréquence de l'astigmie horizontale et de l'oblique est à peu près égale à celle constatée dans la myopie bilatérale (§ 170).

Les écarts dans la symétrie de l'astigmie des deux yeux d'un même sujet sont très fréquents.

Les croissants externes ont été notés dans 57,5 pour 100 des cas; les inférieurs, dans 26,2 pour 100; les obliques, dans 16,2 pour 100; les circulaires, dans 21,2 pour 100. Dans la myopie monolatérale, comme dans l'amblyopie monolatérale (§ 180), le croissant dirigé parallèlement à la direction de l'astigmie montre une fréquence exceptionnelle bien digne d'attirer l'attention; cette fréquence est ici de 59 pour 100.

Pour de plus amples détails sur la myopie monolatérale, nous renvoyons à l'article paru, en 1894, dans *les Annales d'oculistique*, t. CXII, page 5.

CHAPITRE XVII

MYOPIE SPASMODIQUE

Son existence isolée; son association à la myopie axile. — La contraction correctrice de l'hyperopie ne peut être comparée au spasme myopique. — Nature, intensité et fréquence différentes de ces deux phénomènes. — Souvent le spasme myopique ne se résout pas dans la chambre noire. — L'atropine ne triomphe pas de tous les spasmes. — Mesure du spasme par la méthode du coefficient de correction. — Sa constance au début des myopies axiles. — Son intensité est proportionnelle à celle de la progression myopique.

§ 206. — Nous venons de faire connaître la fréquence de la myopie et de ses divers degrés. Dans ce but, nous avons dressé des statistiques que nous nous sommes efforcé d'établir sur des bases certaines. Malgré ces précautions, nos chiffres ne représentent ni le pourcentage réel des myopies observées ni celui des degrés atteints; tous sont entachés d'exagération. Tel a été, du reste, le défaut de toutes les statistiques relatives à ce sujet. Cela est facile à comprendre. Nous avons défini la myopie un allongement de l'axe antéro-postérieur; or, chez plus d'un sujet, il n'y avait probablement pas la moindre distension de l'organe. La myopie était uniquement sous la dépendance d'un excès de réfraction cristallinienne dû à un spasme général du ciliaire; elle n'était qu'apparente et non réelle.

Nous avons écarté de notre travail toutes les myopies dont la nature spasmodique était révélée par l'ophtalmoscope.

Malgré cette précaution, toutes n'ont pas été exclues; c'est que le spasme ne s'évanouit pas toujours dans la chambre noire. Il nous est arrivé plus d'une fois de faire disparaitre par un traitement approprié des myopies qui, à l'ophtalmoscope, mesuraient plusieurs dioptries. Ces cas ne figurent pas dans notre statistique; mais des faits semblables ont pu s'y glisser, malgré nos soins.

§ 207. — Pour établir le diagnostic, l'atropine est indiquée; parfois, ce réactif est également incapable de trancher la question.

Nous nous rappelons le cas d'un enfant présentant sur les deux yeux une myopie de 5 dioptries (2 D. à l'ophtalmoscope), chez lequel l'atropine guérit l'amétropie de l'œil droit au bout de trois semaines, et resta sans effet sur celle de l'œil gauche malgré une prolongation de traitement d'une quinzaine de jours. Nous n'avons pu nous dispenser de faire figurer la myopie de cet œil gauche au milieu des axiles, bien que nous soyons presque convaincu qu'elle était uniquement de nature dynamique.

Après une seule épreuve atropinique, une conclusion négative peut être erronée, comme le prouve le cas suivant : Un sujet, myope des deux yeux de 5 dioptries, a séjourné quelque temps parmi notre statistique, consécutivement à une première cure d'atropine, d'une durée de trois semaines restée inefficace; il a dû en être extrait à la suite d'un nouveau traitement fait dans de meilleures conditions et suivi d'un succès complet.

L'atropine triomphe des spasmes légers et récents, mais non de ceux qui dépassent 5 ou 4 dioptries et qui datent déjà de plusieurs années.

L'âge, non plus, ne dissipe pas, comme on peut le penser, tous les spasmes myopiques. Quelques-uns tombent d'eux-mêmes quand le sujet arrive à la cinquantaine; mais généralement ils persistent bien au delà. On croit alors être en présence d'un allongement axile; mais si, par hasard, le sujet vient à être atteint d'une cataracte, et, si, après son opération, il réclame les mêmes verres correcteurs qu'un emmétrope, force est bien d'abandonner cette opinion. Nous avons observé, chez des vieillards de près de soixante ans, plusieurs myopies d'environ 8 dioptries qui, remontant à l'enfance, n'avaient pas survécu à l'extraction du cristallin.

La guérison de la myopie spasmodique, parfois si longue à obtenir à l'aide de l'atropine, se produit quelquefois instantanément, s'il survient une paralysie morbide du nerf qui tient sous sa dépendance les mouvements du muscle ciliaire. Gaupillat nous a communiqué un fait de cette nature que nous allons résumer :

M. X., docteur en droit, trente ans, myope depuis l'âge de six ans. Son degré de myopie avait atteint sur chaque œil environ 6 dioptries. Sous l'influence d'une paralysie du nerf moteur oculaire commun, de cause spécifique, il devint subitement emmétrope et resta tel après la guérison de sa paralysie.

On pourrait penser qu'il est facile de distinguer les myopies spasmodiques des axiles par l'examen de la puissance accommodative. En effet, toute myopie spasmodique est fabriquée aux dépens de l'accommodation; dès lors, celle-ci est diminuée d'une quantité égale précisément au degré du spasme. A trente ans, l'accommodation d'un emmétrope mesure 7 dioptries; s'il survient à cet âge une myopie spasmodique de 4 dioptries, la puissance accommodative restant n'est donc plus que de 3 dioptries. *A priori*, le diagnostic de myopie spasmodique semble bien simple; en pratique, cependant, il est souvent difficile de se prononcer. La mesure exacte de la force accommodative n'est pas toujours aisée et les calculs supposent que cette dernière est la même chez tous les sujets du même âge. Ce n'est pas toujours vrai chez les myopes, par exemple, qui ont pris l'habitude de porter continuellement des verres concaves relativement forts.

Nous avons cru, un moment, que la présence d'un croissant nettement caractérisé devait faire écarter l'idée d'une myopie spasmodique; il nous a fallu rapidement abandonner cette idée.

Chez trois de nos malades, l'atropine a fait disparaître des myopies de 3 à 4 dioptries accompagnées de cette lésion. En outre, un myope de 6 dioptries, qui, consécutivement à l'opération de la cataracte, s'est comporté comme s'il avait été antérieurement emmétrope (ce qui indique la nature spasmodique de sa myopie), présentait sur chaque œil un croissant de moyenne grandeur. Ces faits ne doivent pas trop surprendre, car, ainsi que nous l'avons vu, les croissants ne sont pas uniquement le propre de la myopie (§ 145).

§ 208. — La myopie spasmodique ne vit pas toujours à l'état isolé; elle cohabite, au contraire, très souvent avec la myopie axile. C'est là un fait important sur lequel nous voulons insister.

Une des conséquences de cette vie en commun dans le même organe est de le faire paraître plus myope qu'il n'est en réalité. Or, comme on n'a pas l'habitude de défalquer du chiffre total de la myopie la portion due au spasme, il en résulte que, dans les statistiques, les degrés myopiques ne représentent pas exactement la myopie sous la dépendance de l'axilité. Il est difficile d'agir autrement, car si l'on peut affirmer que le spasme entre dans la constitution du chiffre d'une myopie pour une quantité importante, il n'est pas possible de dire où s'arrête son domaine, et, par conséquent, où commence celui de la myopie axile.

§ 209. — La myopie spasmodique est si souvent associée à la myopie statique qu'elle a été accusée avec raison d'en être la cause efficiente et aggravante.

Aux premiers auteurs qui ont accusé le spasme accommodateur d'être capable de produire la myopie, on n'a pas tardé à objecter que ce spasme est très fréquent quelle que soit la réfraction, et qu'il n'est pas plus répandu chez les myopes. C'est le langage tenu par exemple par de Reuss, qui, dans l'examen de 468 yeux, a trouvé, à l'ophtalmoscope, une réfraction moindre aussi souvent chez les hyperopes que chez les myopes.

De son côté, Roosa a noté que 78,3 pour 100 des emmétropes qu'il a examinés sont devenus hyperopes par le fait de l'atropine. Or, il faut en convenir, les diminutions de myopie, constatées après l'usage de ce médicament, ont été notées sensiblement dans la même proportion. En effet, en rassemblant les chiffres de Dobrowolski (63,7 pour 100), de Hosch (79,3), de Schiess (76,5), de Derby (89,5), de Schrœder (77,2 pour 100), on arrive, pour les myopes, à une moyenne de 77,6 pour 100 de spasme, chiffre bien voisin de celui de Roosa.

Mais, même en admettant que la différence de réfraction avant et après atropinisation dans les deux circonstances que nous venons de signaler soit réellement la même, ce n'est pas une raison pour vouloir écarter l'influence pathogénique mise en avant. En dehors de la question de fréquence, il y a celles de nature, d'intensité des contractions, qu'il convient de ne pas négliger.

Dans un œil hyperope, c'est le désir de voir clairement qui commande à la manifestation de la contraction correctrice ; on est en face d'un acte calculé. Bien différent est le phénomène qui s'observe chez les myopes. Là, on est en présence non d'une contraction, mais d'un spasme. Peut-on appeler autrement la contraction musculaire que rien ne sollicite et qui apporte le trouble dans la vision éloignée ? Non, assurément.

Donders interprétait les choses autrement que nous venons de le faire. Il mettait sur le compte de la tonicité normale du muscle ciliaire les différences de réfraction observées dans l'examen subjectif avant et après usage de l'atrope. Cet auteur estimait que « les écarts de réfraction, variant entre un quart de dioptrie et une dioptrie, dépendaient de la tonicité du muscle ciliaire que fait tomber l'atropine ».

L'écart réfractif était donc la mesure non d'une contraction ou d'un spasme, mais du degré de tonicité du muscle ciliaire.

Landolt, élève de Donders, n'admet pas cette interprétation. « J'ai souvent, dit cet auteur, déterminé la réfraction de mes yeux sous l'influence de l'atropine et l'ai toujours trouvée égale à celle que j'obtiens à tout moment en relâchant les 5 dioptries d'amplitude d'accommodation dont je dispose. Chez moi, « ce tonus » n'existe donc point comme dans la plupart des yeux que j'ai examinés avec et sans mydriatique. Peut-être qu'il faut pour le rendre manifeste une atropinisation prolongée pendant plusieurs semaines, mais ceci est encore une exception d'après nos observations. »

§ 210. — La clinique est d'accord avec le raisonnement pour montrer que la nature des contractions myopiques diffère de celle des contractions hyperopiques.

S'il est parfaitement exact que les contractions de l'hyperopie s'évanouissent entièrement dans la chambre noire, il n'en est pas toujours de même en ce qui concerne les contractions myopiques ; parfois, une partie seulement disparait. Quand Schnabel a écrit que *toujours, dans l'examen ophtalmoscopique, toute contraction du muscle ciliaire cesse*, il a fait une généralisation critiquable. Car il y a des contractions qui persistent et même qui s'y montrent plus élevées que dans l'examen subjectif.

Une autre preuve de cette différence de nature est donnée par la manière dont l'atropine se comporte vis-à-vis d'elles. Ce médicament d'ordinaire annihile immédiatement les contractions de l'hyperopie, tandis qu'il n'agit avec célérité que sur quelques contractions myopiques. Les faits semblables à celui de Roosa où un spasme de 6,8 dioptries n'existait plus au bout de 24 heures de traitement sont très rares. Généralement, l'atropine ne triomphe d'une contraction spasmodique qu'au bout de plusieurs semaines ou de plusieurs mois ; elle est même tenue en échec par un certain nombre d'entre elles, qui se laissent légèrement entamer, mais qui, au fond, résistent avec énergie.

§ 211. — L'intensité des contractions myopiques n'est pas à comparer à celle des contractions hyperopiques. Schnabel, après avoir soumis à l'influence prolongée de l'atropine des yeux de différents types, était arrivé à cette conclusion que l'abaissement de réfraction, obtenu par ce moyen, se chiffrait au maximum, chez les myopes, par une dioptrie, et chez les hyperopes par trois quarts de dioptrie. Une différence si minime dans les résultats n'était pas de nature à modifier les idées de cet auteur. Mais il était tombé vraisemblablement sur une série heureuse et avait pleine confiance — comme beaucoup de nos jours — dans l'efficacité de ce réactif (§ 177).

§ 212. — Il est probable que le meilleur moyen de mesurer complètement les contractions myopiques serait d'hypnotiser les sujets et de leur suggérer l'idée qu'ils peuvent et qu'ils doivent voir au loin.

C'est un moyen auquel nous avons eu recours. Au préalable, nous nous étions assuré, avec l'aide et l'obligeant concours du professeur Pitres dont tout le monde connaît la compétence en cette matière, qu'il est possible chez des sujets hypnotisés, ainsi que l'avait annoncé Fontan, de fixer l'accommodation à un point déterminé. Manifestement nous avons rendu myopes de jeunes emmétropes que, quelques instants après, nous transformions en presbytes.

Si l'on peut commander à un muscle ciliaire normal, il paraît aussi aisé de donner des ordres à ce même muscle devenu le siège d'un spasme. Voici deux faits qui prouvent la possibilité du phénomène.

Le premier cas de guérison d'un spasme myopique par la suggestion est relatif à une jeune hystérique d'une vingtaine d'années qui, atteinte d'amblyopie nerveuse à l'œil droit, possédait, à gauche, une myopie de 3 dioptries. Sans verre, la vision de cet œil était de 1/5. Après suggestion, elle put lire facilement, sans lunettes, toutes les lettres du tableau d'épreuves placé à 5 mètres. La myopie avait donc disparu. Cet état persista un certain temps ; mais, au bout d'une demi-heure, le spasme avait fait sa réapparition et avec une intensité plus grande, car la vision 1/10, sans verre, était devenue impossible.

Le second fait a été observé chez une jeune fille de 11 ans, nerveuse, mais sans tare hystérique. La myopie de l'œil droit était de 20 dioptries avec $V = 1/2$; celle de l'œil gauche de 16 dioptries avec $V = 1/2$. Quinze jours d'atropinisation n'ayant en rien modifié la situation, nous pensâmes à la suggestion, à laquelle nous eûmes recours à quatre reprises différentes. Dans toutes ces séances, il nous fut impossible d'obtenir plus que le premier degré d'hypnose : sommeil, impossibilité d'ouvrir les paupières, diminution de la sensibilité ; mais le bras tendu, avec ordre formel de le maintenir en place, n'y restait pas. C'est dire que nous avions affaire à un sujet chez lequel il ne fallait pas fonder de grandes espérances au point de vue de la destruction du spasme. Néanmoins, nous avons constaté d'une façon bien manifeste que deux fois, de chaque œil, la vision avait été de 1/10 et deux autres fois de 1/5 sans le secours d'aucun verre, alors que, quelques instants auparavant, il fallait respectivement pour chaque œil les concaves 6 et 4 dioptries pour obtenir cette vision de 1/10. Mais là s'arrêtèrent les résultats obtenus : l'amélioration visuelle ne persista que quelques minutes ; elle cessa aussitôt que nous vînmes à placer des verres devant les yeux.

Cette dernière observation contient deux faits importants. Elle montre :

1° Qu'il est possible d'agir, par la suggestion, sur des spasmes résistant à l'atropine ;

2° Que des états myopiques, accompagnés de lésions internes (déviation des vaisseaux rétiniens et croissant externe) et paraissant être de nature statique, peuvent relever en grande partie du dynamisme.

La suggestion est, pensons-nous, un excellent moyen de diagnostic du spasme myopique ; mais ce n'est pas, dans l'état actuel des idées, une méthode à laquelle on puisse avoir recours. Il existe encore trop de préjugés à l'égard de cette pratique.

§ 215. — Nous avons fait connaître, il y a trois ans, un mode d'examen qui nous révèle, sinon la totalité d'un spasme myopique, du moins sa majeure partie.

L'observation nous apprend qu'un myope pour passer de la vision 1/10 (celle que l'on possède quand on ne peut lire à 5 mètres que la première lettre du tableau d'épreuve) à la vision maxima (qui est souvent chez les myopes inférieure à 1/1) n'a besoin que du concave 1,75 et au plus de celui de 2 dioptries.

Nous appelons, pour simplifier le langage, *coefficient de correction* la force de réfraction nécessaire pour faire passer la vision de l'acuité 1/10 à l'acuité maxima. D'après ce que nous venons de dire, le coefficient normal serait égal, en chiffre rond et pour faire bonne mesure. à 2 dioptries; tout coefficient supérieur à ce chiffre est anormal.

Si un myope possède, sans verre, une vision de 1/10 et qu'il lui faille, pour arriver à l'acuité maxima, un concave de 5 dioptries, il réclame en trop 3 dioptries de réfraction. Pour expliquer le chiffre de 5 dioptries de myopie, on est forcément obligé de faire intervenir une augmentation progressive de réfraction se produisant pendant la durée de l'examen, augmentation qui ne peut avoir son point de départ que dans une contraction ciliaire et son siège dans un cristallin trop bombé.

Dans le cas supposé, le coefficient de correction, au lieu d'être de 2 dioptries, était de 5 dioptries; il était assez anormal. Il aurait pu l'être davantage (car nous en avons trouvé de 10, 12, 14 dioptries et plus), ou n'atteindre que 2,50 dioptries.

Nous avons fait le relevé des coefficients anormaux inscrits sur nos feuilles d'observations. Nous en avons trouvé 916 qui, classés d'après leur degré et l'âge des sujets. donnent lieu au tableau ci-dessous.

Tableau XI

COEFFICIENTS EN DIOPTRIES	10 à 15 ans	16 à 20 ans	21 à 25 ans	26 à 30 ans	31 à 35 ans	36 à 40 ans	41 à 45 ans	46 à 50 ans	51 à 55 ans	TOTAUX
2,5	124	4	37	28	29	22	20	17	9	328
3	64	49	16	24	15	2	4	7	6	178
3,5	31	34	25	22	15	11	4	3	12	157
4	29	20	16	5	2	3	4			79
5	26	11	7	6	3	8				61
6	15	8	3	10	7	4				47
7	17	8	5	2						32
8	8	3	3							14
9	2	2								4
10	3	5								8
12	4	1								5
14	3									3
TOTAUX	326	172	114	97	71	50	32	27	27	916

En jetant les yeux sur ce tableau, on voit que plus de la moitié (60,9 pour 100) des coefficients anormaux se rencontre de 10 à 20 ans, et, plus des 3/4 de 10 à 30 ans (77,4 pour 100), tandis que, de 30 à 50 ans, il s'en présente moins de 1/5 (19,6 pour 100).

D'autre part, on voit que les coefficients anormaux de 2,50 à 5 dioptries (compris) sont beaucoup plus fréquents que ceux mesurant de 7 à 14 dioptries. Ces derniers ne représentent que 7,2 pour 100 des cas; ils sont tout particulièrement propres à l'adolescence.

Parfois divers phénomènes montrent bien la nature dynamique de la partie anormale du coefficient de correction : le chiffre représentant ce coefficient peut varier d'un jour à l'autre ou dans la même séance; tel verre, qui tout à l'heure procurait une certaine vision, ne la donne plus au bout de quelques instants. Ces faits n'indiquent-ils pas que la crampe augmente à mesure que la vision s'exerce?

La fréquence des coefficients anormaux est très grande chez les myopes pris en bloc; nous l'estimons à environ 85 pour 100.

Étant donné un coefficient de correction, on a la mesure de la myopie spasmodique en retranchant deux dioptries du chiffre représentant ce coefficient.

Les coefficients anormaux ne représentent pas toujours l'intensité totale du spasme. Cela se conçoit. On part de ce principe que toute la myopie mesurée au moment où le sujet lit la première lettre du tableau (acuité 1/10) est de nature statique. Or, c'est là une pure supposition : rien n'affirme que le spasme, se manifestant pendant le passage de la première ligne à la deuxième et de la deuxième à la troisième, etc., ne commence pas à se produire dès la fixation de la première lettre et même avant cette fixation.

§ 214. — La méthode des coefficients, certainement la meilleure pour diagnostiquer la présence et l'intensité du spasme myopique, ne doit pas faire négliger les autres modes d'examen. Tous sont utiles : ce que l'un ne révèle pas sera démontré par l'autre. Ainsi, supposons un myope avec une acuité de 1/10 sans verre et capable de passer à la vision de 1/1 à l'aide seulement du verre 2 dioptries. Dans ce cas, la méthode des coefficients semble écarter l'idée du spasme, et pourtant il peut se faire que toute la myopie soit uniquement spasmodique; ce qui sera indiqué soit par l'examen objectif, soit par l'atropine.

§ 215. — Le spasme qui accompagne les myopies axiles n'est pas un élément indifférent, il est la cause de la progression de l'allongement antéro-postérieur. Les observations suivantes prouvent surabondamment le fait :

1° Dans les myopies légères et qui restent telles, on ne rencontre pas des coefficients correcteurs anormaux;

2° Dans les myopies progressives, les coefficients sont d'autant plus anormaux que les myopies sont plus fortes;

3° Les coefficients les plus élevés se voient dans la période de la vie où la myopie est généralement plus progressive;

4° Inversement, à l'époque de la vie où la myopie est beaucoup moins progressive, le spasme diminue.

§ 216. — Le spasme ciliaire préside non seulement à la progression de la myopie, mais aussi à sa genèse.

Nous en trouvons la preuve dans ce fait *que ce spasme se rencontre d'une façon constante dans toutes les myopies de la jeunesse et de l'adolescence.*

Pour soutenir la thèse en question, nous nous présentons avec une statistique de 500 cas. C'est là un chiffre plus que suffisant pour asseoir une théorie.

Dans ces cas, l'intensité du spasme a été trouvée :

de 0,50 Dioptr.	102 fois.	de 4 Dioptr.	12 fois.
— 1,0 —	67 —	— 5 —	9 —
— 1,5 —	31 —	— 6 —	9 —
— 2,0 —	24 —	— 7 —	6 —
— 2,5 —	18 —	— 8 —	6 —
— 3,0 —	14 —	— 9 —	2 —

Nous avons éliminé de cette statistique les sujets de plus de 15 ans, pour le motif qu'à partir de cet âge, ainsi que cela a été établi plus haut, les nouveaux cas de myopie sont fort rares. Si nous voulions être fixé sur la constance du spasme générateur de l'allongement axile, il fallait aller à sa recherche dans des cas récents.

Autant sa présence est instructive dans des myopies statiques en formation, autant son absence a peu de valeur dans des myopies constituées depuis longtemps et qui restent stationnaires. En recherchant le spasme chez des enfants de 8 à 15 ans, nous étions certain de le découvrir. A un âge plus avancé, on risquait d'arriver après sa disparition, bien qu'il abandonne difficilement les organes dont il a modifié la structure.

§ 217. — La théorie que nous soutenons n'est pas nouvelle. Avant nous, Hosch, Schiess, Hock, Chisolm et autres ont avancé que le spasme précède, prépare, fait progresser la myopie axile. Mais, à l'appui de cette idée, nous apportons des preuves d'une valeur bien supérieure à celle des faits fournis par nos devanciers.

Ils mettaient en avant la *grande fréquence* du spasme, nous proclamons *sa constance*.

Le spasme vu par nos confrères était d'une tonicité minime, le nôtre est souvent tenace, parfois tétanique, ne se détend pas généralement dans la chambre noire, résiste à des doses massives d'atropine, ne donne pas lieu à une myopie apparente, mais à une myopie qui a tous les dehors d'un état statique.

Le spasme mesuré par Schiess et les autres se chiffrait au maximum par 2 ou 3 dioptries, celui que nous accusons peut atteindre des chiffres doubles, triples et plus.

§ 218. Certains auteurs veulent voir dans le spasme qui accompagne la myopie statique, non sa cause productive, mais une de ses conséquences. Une telle interprétation ne nous paraît pas juste. En effet, l'observateur attentif sait trouver le spasme d'une tonicité plus ou moins accentuée chez la majeure partie des candidats à la myopie. Ott, après avoir constaté des crampes accommodatives chez 22 sujets, en a trouvé, deux ans après, 20 atteints de myopie.

Il nous est assez souvent arrivé de surprendre le flagrant délit chez des sujets à la veille de devenir myopes. Au début d'une lecture, ils pouvaient lire à une certaine distance, ce qu'ils étaient dans l'impossibilité de faire après quelques moments d'application des yeux, surtout s'ils s'étaient exercés à voir dans le voisinage de leur *punctum proximum*. Il suffisait d'un repos, d'une durée variable selon les cas.

pour que la vision fût de nouveau possible au point primitif.

Mais peut-on qualifier de crampe un phénomène qui se résout aussitôt, ou presque aussitôt, que l'œil cesse de fixer un objet? Nous le pensons. Il peut y avoir crampe accommodative sans contraction tétanique prolongée du ciliaire. Le phénomène consiste alors, ainsi que le dit Hock, en une « activité exagérée et spasmodique de ce muscle pendant l'acte visuel ».

CHAPITRE XVIII

CAUSES DE L'HYPEROPIE ET DE LA MYOPIE

L'étiologie de l'hyperopie est peu connue. — Les causes du rapprochement occasionnent parfois la myopie : lumière insuffisante ; mobilier mal proportionné ; écriture anglaise; fines impressions : astigmie. — Influence de la durée du travail; de l'insuffisance des exercices physiques. — La prédisposition est souvent héréditaire. — En quoi consiste-t-elle? — Arrêt de développement. — Insuffisance musculaire. — Abaissement de la voûte orbitaire. — Brièveté du nerf optique. — Critique de ces théories. — La prédisposition réside dans le tempérament. — Le spasme myopique constitutionnel rend compte de toutes les myopies. — La myopie n'est pas une providentielle adaptation de l'œil aux travaux des lettrés.

§ 219. — Certains auteurs pensent que l'hyperopie d'un léger degré est la forme de l'œil normal et que l'emmétropie constitue la première étape de la myopie.

Nous ne saurions nous ranger à cet avis. L'œil emmétrope, faisant converger sur la rétine le foyer des rayons parallèles, est bien l'œil idéal; c'est vers ce type que convergent tous les efforts de la nature. La meilleure preuve que l'on puisse donner, c'est la fréquence relativement plus grande de la réfraction emmétropique comparée à celle de chacun des divers degrés hyperopiques ou myopiques. Chez les adultes, les emmétropies réelles se présentent dans la proportion de 30 pour 100 (Herrenheiser). Quel est le degré hyperopique capable de réunir une aussi forte proportion d'yeux? Peut-on comprendre, du reste, que l'œil hyperope soit le rêve de la nature, alors qu'il y a le plus grand avantage à être emmétrope? Avec un tel œil, une bonne vue au loin est assurée à tous les âges, et la vue rapprochée, à accommodation égale, peut s'exercer de plus près et cela pendant plus d'années.

§ 220. — Pour quel motif l'œil hyperope à la naissance n'acquiert-il pas chez tous, avec les années, la longueur nécessaire pour revêtir la forme emmétropique?

On a émis l'idée que les causes transformant l'emmétropie en myopie sont celles qui font passer de l'hyperopie à l'emmétropie. Ce serait à l'absence de ces causes que serait due la persistance de l'hyperopie. Cette opinion ne nous paraît pas fondée. Les phénomènes qui conduisent à la forme emmétropique sont d'essence biologique; leur intervention cesse d'ordinaire lorsque le but visé est atteint. La preuve, c'est que l'emmétropie est le degré de réfraction le plus stable. Dans la myopie, c'est autre chose; tout dépend du caprice du tempérament, de l'état de la santé, de la nature des occupations. Il n'y a pas d'objectif; telle myopie s'arrête presque dès son début, telle autre a une marche incessante.

La plupart des auteurs considèrent l'œil hyperope comme un organe incomplètement développé. La réfraction hyperopique serait celle de tous les yeux qui présentent une malformation du côté de l'iris, du nerf optique, ou un amoindrissement de volume accompagné ou non d'un arrêt de développement de l'orbite, de la face ou même du crâne. Dans les cas moyens d'hyperopie, la face offre peu de relief; l'aplatissement est surtout prononcé au niveau de la racine du nez, du front, des bords orbitaires. La petitesse de l'œil serait liée à un manque de profondeur de l'orbite. Le rapport entre la conformation du crâne et la forme de l'œil est surtout frappant dans certains cas d'asymétrie du crâne et de la face; l'œil seul hyperope ou présentant l'hyperopie la plus forte se trouverait du côté le moins développé.

Batten a émis sur l'hyperopie et la myopie une opinion qui ne nous paraît pas justifiée en ce qui concerne la première de ces anomalies. « Elles sont, dit-il, les signes extérieurs et visibles d'un état intérieur et vasculaire. L'arrêt de développement de l'œil hyperope correspond à un développement défectueux d'autres organes...; il y a un système cardio-vasculaire hyperopique. Batten aurait l'impression que les hyperopes se développent plus lentement que les myopes. Chez les jeunes hyperopes, le pouls est, selon lui, accéléré, très impressionnable et sujet à des variations rapides. Il aurait constaté des intermittences qui disparaîtraient par l'usage de verres correcteurs. Il aurait vu descendre les pulsations de 120 à 80 à la suite d'instillations d'atropine.

Nous ferons remarquer à notre confrère que les effets constatés par lui à la suite de l'emploi des verres correcteurs et de l'atropine ne témoignent pas de l'existence d'un système cardio-vasculaire spécial, mais d'une irritation réflexe engendrée par les contractions correctrices, irritation qui cesserait par les moyens employés[1].

§ 221. — L'étiologie de la myopie est mieux connue, bien qu'il existe encore des points obscurs.

La myopie scolaire est celle qui a donné lieu au plus grand nombre de recherches.

Des fort nombreux examens visuels pratiqués dans les écoles de tous les pays, il ressort, sans conteste, les faits suivants déjà signalés :

La myopie augmente en fréquence selon les exigences des établissements d'instruction; elle croît d'une manière constante des écoles de village, aux écoles élémentaires des villes et de celles-ci aux collèges, lycées et universités (§ 197).

Le nombre et le degré des myopies, dans chaque établissement, s'élèvent des classes inférieures aux supérieures (§ 197 et 203).

---

1. Si le fait est exact, on pourrait comparer ces phénomènes circulatoires à l'excitation cérébrale qui prive de sommeil certains hyperopes lorsqu'ils se livrent à des travaux assidus sans avoir recours aux verres dont ils ont réellement besoin.

§ 222. — Quelles sont les causes qui, dans le milieu scolaire, favorisent l'apparition de la myopie? On a accusé la contention des yeux sur les objets rapprochés et de petites dimensions, si souvent utilisés par les écoliers. Le danger a paru d'autant plus menaçant que la distance habituelle du travail était plus réduite. Ainsi, tout ce qui force les élèves à se rapprocher de l'objet du travail est considéré comme nuisible. On a surtout mis en avant l'éclairage insuffisant, un mobilier mal proportionné, des méthodes d'écriture incompatibles avec une bonne attitude, enfin l'emploi de livres imprimés trop finement.

A nos yeux, ces causes sont réelles, mais on a exagéré leur influence. A l'heure actuelle, il est possible de les apprécier à leur juste valeur. Depuis plusieurs années déjà, elles ont été signalées et bien des remèdes ont été mis en usage. Les hygiénistes ont assigné les distances minima auxquelles les écoliers, selon leur âge, doivent se tenir éloignés de leur cahier; les éditeurs se sont rendus au desiderata de la science et ont fourni des livres imprimés avec plus de soin, sur meilleur papier et en plus gros caractères; les architectes ont édifié, à grands frais, des écoles bien éclairées et bien aménagées. Dans certaines écoles de l'étranger, l'écriture inclinée, cause de rapprochement et de mauvaise tenue, a été remplacée par l'écriture droite.

§ 223. — Or, quel profit a-t-on retiré de toutes ces modifications? On est obligé de reconnaître que les résultats obtenus ont été bien minimes.

Florschüts, trois ans après la construction des nouvelles écoles de Cobourg, aurait vu tomber de 20 à 15 pour 100 le nombre des myopes; Van Hippel a trouvé 54,5 pour 100 de myopes dans celles de Giessen, alors que la moyenne était, d'après Cohn, de 40,5 pour 100 dans les anciens locaux scolaires. Si d'autres résultats heureux ont été obtenus et publiés, ils sont certainement en petit nombre. D'autre part, aucun travail, à notre connaissance, n'est venu annoncer la diminution de la moyenne des degrés de myopie propre à chaque classe. Même certains observateurs, parmi lesquels nous trouvons Mayweg et Just, affirment que les améliorations apportées à la construction et à l'aménagement des locaux scolaires n'a été d'aucune utilité.

Steffan a montré que le transfert d'un gymnase dans un palais scolaire n'a eu aucune influence sur la fréquence de la myopie. Nicati a trouvé le chiffre relativement élevé de 22,5 pour 100 de myopie parmi les élèves du petit lycée de Marseille, établissement bien construit, bien éclairé et établi en pleine campagne. Despagnet fait remarquer que le collège de Paris dans lequel il a rencontré 55,5 pour 100 de myopes (§ 197) est précisément une construction récente où le plus grand nombre d'améliorations ont été apportées.

C'est avec raison que Förster, dès 1885, pensait que les mauvaises conditions hygiéniques ne sont que des causes adjuvantes de la progression de la myopie. « Ce qui le prouve, dit cet auteur, c'est que, depuis dix ans qu'on a corrigé ces défauts, la proportion des myopies n'a fait qu'augmenter. »

§ 224. — A vrai dire, pour beaucoup d'élèves, les devoirs à l'école ne représentent pas la totalité du travail; une partie s'effectue dans la famille, à une lumière artificielle parfois insuffisante, et sur une table pas toujours proportionnée à la taille. Il faut tenir compte de ces faits et avouer que les heures d'occupation en dehors de l'école contribuent à compromettre un peu les résultats avantageux que les nouvelles installations scolaires auraient pu donner.

On doit également reconnaître qu'il ne suffit pas, pour que les enfants se tiennent bien, de les mettre dans des écoles modèles. Rester droit pendant toute une journée, c'est assurément beaucoup trop demander à certains élèves, qui, mous, indolents, très oublieux des conseils donnés, prennent en travaillant toutes les attitudes possibles et sont souvent vus comme couchés sur leur pupitre. Dès lors, rien d'étonnant que, chez ces sujets, la myopie se déclare en dépit des bonnes installations.

Mais ces concessions faites, nous devons faire remarquer qu'un très grand nombre d'élèves continuent, malgré tout, à se rapprocher outre mesure. Or, parmi ces sujets, la myopie fait des victimes.

§ 225. — Après Javal et Nordenson, nous avons accusé l'astigmie d'être un des facteurs de la myopie.

Tous ceux qui croient à l'influence d'un mauvais éclairage, de livres mal imprimés, ne peuvent hésiter à admettre l'action nuisible de l'astigmie qui, ainsi que nous l'avons montré, agit également par le rapprochement.

L'astigmie est plus active parce que le rapprochement qu'elle nécessite est plus constant.

En effet, si les sources lumineuses manquent d'intensité, ce n'est qu'exceptionnellement. Pendant la journée, les places qui se trouvent au fond d'une classe de construction défectueuse ne sont pas toujours mal éclairées. Et, si la lumière artificielle laisse à désirer, la mauvaise tenue, qui en est la conséquence, ne dure que quelques heures au plus. Un éclairage insuffisant n'agit donc que d'une façon intermittente, tandis que le rapprochement dû à l'astigmie est de tous les moments.

De même, un bureau mal adapté à la taille de l'enfant n'est pas une cause perpétuelle de rapprochement.

Si, pendant le temps consacré aux devoirs, la position est forcément mauvaise, lors des leçons et pendant la durée des classes, une attitude tout autre est généralement conservée.

De son côté, l'écriture anglaise, quelle que soit sa pente, n'entraîne pas pendant tout le temps qu'on la trace l'inclinaison de la tête. L'écolier ne se penche d'ordinaire qu'au moment où arrive la fatigue des muscles du cou. Et c'est pour prévenir cette fatigue que l'on conseille l'écriture droite, qui permet de prendre une attitude où la tête est en équilibre stable, sans l'intervention de la contractilité musculaire.

Enfin, tous les livres scolaires ne sont pas mal imprimés,

9 et, depuis longtemps déjà, ceux qui imposent le rapprochement sont l'exception.

On le voit, l'éclairage, le matériel, l'écriture, la lecture, n'agissent donc que passagèrement; l'astigmie, au contraire, intervient d'une façon permanente.

Diverses raisons cliniques nous portent à incriminer l'astigmie.

1° La myopie choisit pour s'installer les enfants qui ne corrigent pas spontanément leur astigmie; elle survient tout particulièrement à la suite des maladies qui portent atteinte aux contractions partielles (§ 113).

2° Chez les jeunes myopes, comme du reste chez les vieux, les contractions partielles spontanées sont presque toujours absentes : l'astigmie subjective se rencontrant, on se le rap- pelle, chez 97 pour 100 des myopes (§ 175).

3° A partir de 1 dioptrie (comprise), l'astigmie, tant cor- néenne que subjective, est plus fréquente chez les myopes que chez les autres sujets : la première, dans une proportion à peu près double (53 au lieu de 25,7 pour 100); la seconde, dans plus des 4/5 des cas (57,6 au lieu de 10,9 pour 100).

4° La fréquence et l'intensité des astigmies cristalli- niennes atteignent également des chiffres plus élevés chez les myopes (§ 171).

5° Les hauts degrés de myopie sont tout particulièrement accompagnés d'astigmie. C'est Chauvel qui nous a signalé le fait. Ses chiffres montrent une progression constante de la proportion de l'astigmie cornéenne à mesure que le degré de la myopie augmente.

Myopie.	Astigm. cor.	Myopie.	Astigm. cor.
0 à 1 Dioptr.	60,1 0/0	4 à 6 Dioptr.	72,6 0/0
1 à 2 —	63,0 —	6 à 9 —	75,8 —
2 à 3 —	61,5 —	< 9 —	84,5 —
3 à 4 —	65,0 —		

Il est incompréhensible que cette proportionnalité crois- sante de 60 à 84 pour 100 n'ait pas frappé Chauvel et ne l'ait pas amené à une conclusion autre que celle-ci :

« L'astigmatisme régulier, déjà fréquent dans les faibles degrés de la myopie, se montre plus souvent encore dans les myopies élevées, mais il n'existe aucun rapport entre le développement des deux amétropies; elles coïncident fréquemment et n'ont aucune action l'une sur l'autre. »

6° Ce qui prouve que l'astigmie est un facteur causal tout au moins de la myopie spasmodique, c'est que, dans les cas de guérison de spasme, nous avons observé des rechutes deux fois plus fréquentes chez les sujets qui n'avaient pas fait usage de cylindres correcteurs. Parlent également dans le même sens, les myopies confirmées qui, jusqu'alors progressives, ont vu leur marche s'arrêter presque subitement, dès que les cylindres ont fait cesser l'obligation du rapprochement.

Mais, tout en étant persuadé que l'astigmie joue un rôle dans la production et l'aggravation de la myopie, nous ne la considérons pas comme seule coupable : elle constitue une des causes occasionnelles et rien de plus. Les cas où il n'existe pas la moindre astigmie, et ceux où elle est minime, ne sont pas exceptionnels; pour ces faits, l'effort correcteur ne peut être invoqué. D'autre part, on rencontre des sujets, plus nombreux que nous ne l'avons cru tout d'abord, chez lesquels la myopie apparaît ou augmente bien que l'astigmie soit exactement neutralisée par un verre cylindrique, et que rien ne laisse à désirer dans les conditions du milieu scolaire. Ces faits relèvent certainement d'une ou plusieurs autres causes.

§ 226. — Certains hygiénistes, après avoir constaté l'inefficacité des améliorations apportées dans les écoles, estiment que la myopie serait plutôt due aux longues heures consacrées au travail et aux programmes trop chargés. C'est aussi notre avis. Les statistiques montrent d'une façon indéniable que le nombre des myopes augmente proportionnellement au temps consacré à l'étude.

Aux faits déjà cités (§ 221), ajoutons les deux recherches suivantes qui sont également concluantes :

Seggel, chez 1600 soldats, a rencontré la myopie :

Chez les paysans.	2	pour 100
Chez les journaliers.	4	—
Chez les artisans.	9	—
Chez les négociants, imprimeurs.	44	—
Chez les volontaires d'un an (longues études).	58	—

De son côté, Tscherning est arrivé au pourcentage suivant :

Journaliers, paysans, marins.	2,4	pour 100
Artisans divers.	5,2	—
Artisans à travail rapproché.	11,6	—
Artistes, ingénieurs, architectes.	13,3	—
Négociants.	15,7	—
Professions libérales.	32,3	—

Tout travail rapproché, étranger à l'école, vient ajouter son action nuisible : Buschbeck a constaté, chez les enfants occupés à enfiler les aiguilles dans les ateliers de tricotage mécanique et allant en même temps à l'école, plus de myopes (5,47 pour 100 en sus) que chez ceux ne s'adonnant pas à cette occupation.

§ 227. — Il y a en outre une cause connexe, d'une grande importance à nos yeux et sur laquelle nous venons d'attirer l'attention. Elle réside dans l'insuffisance des exercices physiques auxquels se trouve condamnée la majeure partie de nos écoliers. Les observations relevées à ce sujet sont encore en petit nombre, mais elles sont très significatives.

Ainsi, on voit qu'en Angleterre, en France, en Allemagne, le nombre des myopes est directement en rapport avec les heures consacrées à l'étude et inversement avec celles réservées à la gymnastique.

	Nombre de Myopes.	Heures de travail.	Heures de gymnastique.
Angleterre	20 0/0	16,500	4,500
France	24,2 —	19,000	1,500
Allemagne	55,0 —	20,000	650

De même, les résultats publiés par Van Hippel sont instructifs.

Depuis 1879, le collége de Giessen, nouvellement construit, répondait à toutes les exigences hygiéniques. En 1881, le pourcentage des myopies était, d'après Van Hippel, de 27,6 pour 100. En 1884, un décret ministériel rendit impossible le surmenage des élèves. Les travaux d'application furent restreints; l'enseignement n'eut lieu que le matin et fut interrompu par des récréations assez longues, etc. Le résultat heureux de ce nouvel état de choses ne se fit pas attendre longtemps. En 1889, Van Hippel constata que la proportion des myopes, au lieu d'être de 27,6 pour 100, n'était plus que de 17 pour 100, et trouva une acuité visuelle meilleure.

Il convient de rapprocher de ces faits ceux observés par Motais à l'École des arts d'Angers et au Prytanée militaire. Ils témoignent, eux aussi, des heureux effets des exercices physiques sur la myopie. Motais a constaté que, à l'École des arts d'Angers, la myopie n'augmente pas pendant les trois ans de séjour, et que, au Prytanée militaire, elle est inférieure aux autres lycées. Il a trouvé, notamment, que la proportion des myopes, à la Flèche, était, en rhétorique et en philosophie, de 26 pour 100, tandis que cette proportion atteignait, pour ces deux mêmes classes, 46 pour 100 dans les colléges et lycées du centre ouest de la France. Cependant, dans ces deux établissements, les conditions d'hygiène oculaire sont déplorables; mais les études sont d'une heure, une heure un quart au plus, et coupées par des travaux manuels et des exercices physiques. Il convient d'ajouter que, au Prytanée militaire, la moyenne de l'instruction est égale à celle de nos lycées ordinaires.

Rappelons que, chez les jeunes filles qui s'adonnent à fort peu de mouvements, qui passent souvent leurs récréations à travailler à des ouvrages manuels, à des exercices de piano, ou qui se livrent à des jeux d'esprit, la myopie scolaire, à égalité de programme, se montre plus fréquente que chez les garçons et atteint rapidement des degrés plus élevés.

Rappelons également que, dans les écoles de la campagne, les élèves qui mènent une existence plus conforme aux lois de la nature présentent toujours une proportion beaucoup moindre de myopie que ceux des écoles des villes dont cependant les programmes d'études sont les mêmes.

Depuis que nos recherches nous ont montré la présence constante du spasme ciliaire dans toute myopie commençante ou en voie d'évolution, depuis que nos lectures nous ont appris que les exercices physiques contribuent à abaisser la proportion des myopes, nous n'avons laissé passer aucune occasion de recourir à ces exercices pour mettre à la porte tout spasme myopique voulant s'installer ou déjà installé dans un œil. Or, depuis trois ans que nous agissons de la sorte, nous ne nous rappelons pas avoir échoué chez aucun de nos jeunes malades. Dans ce laps de temps, nous avons bien préservé une vingtaine d'élèves d'une myopie sûrement menaçante.

Il ne suffit pas de faire faire de l'exercice aux élèves des deux sexes aussitôt qu'ils fréquentent les maisons d'instruction. Il convient de ne pas les admettre avant un certain âge, et, ce qui revient au même, de ne pas commencer trop tôt dans les familles à les faire lire et écrire. Javal, après avoir examiné les yeux de 525 élèves d'une belle école libre de Paris, où les conditions d'éclairage des classes et la disposition des bancs et des tables sont d'une perfection vraiment exceptionnelle, a partagé les enfants de chaque classe en deux catégories d'égal nombre, comprenant, d'une part, les plus jeunes, et, d'autre part, les plus âgés. Il s'est trouvé ceci : que, dans les petites classes, le plus grand nombre des myopes appartenait à la moitié la plus jeune. Nous avons fait la même remarque par deux fois différentes, à la suite d'examens visuels pratiqués chez de jeunes écoliers. Il découle également des observations de Vignes que, dans une même classe, les élèves plus âgés que la moyenne de leurs camarades, ceux, en d'autres termes, dont l'instruction a été retardée, soit volontairement au début, soit par leur peu d'aptitude, ont présenté une réfraction inférieure à celle de leurs camarades. Ne trouve-t-on pas dans ces divers résultats la preuve évidente qu'il ne faut pas donner trop tôt les premières leçons?

C'est donc au moyen de mesures hygiéniques raisonnables que la fréquence de la myopie pourra être diminuée, et, dans la grande majorité des cas, son degré être tenu dans des limites modérées.

§ 228. — De l'avis presque unanime, toutes les causes occasionnelles seraient inactives s'il n'existait pas une prédisposition liée à l'hérédité ou dépendant d'une autre cause.

Il règne la plus grande divergence parmi les auteurs sur la fréquence de l'hérédité. Tandis que Querenghi, Widmarck, Deeren, Knies, nient l'influence héréditaire, que Cohn ne l'admet que dans la proportion de 5 pour 100, Durr dans celle de 30 à 45 pour 100, Straumann et Schmidt-Rimpler dans celle de 56 pour 100, Motais, après une enquête sérieuse, l'a trouvée dans 65 pour 100 des cas.

Selon lui, la myopie est transmise par le père à la fille (86 pour 100) et par la mère au fils (79 pour 100).

La myopie héréditaire se distinguerait de la myopie acquise par :

a. Son apparition plus précoce ;
b. Son développement plus rapide ;
c. Une moyenne plus élevée de son degré ;
d. Des complications plus fréquentes et plus étendues.

§ 229. — En quoi consiste la prédisposition, qu'elle soit ou non héréditaire?

Les avis sont bien partagés. Arlt et Pflüger admettent une prédisposition, sans pouvoir se prononcer sur sa nature.

Galezowski et autres, tout en la localisant dans l'œil, ne disent pas en quoi elle consiste. D'autres invoquent un manque de résistance congénitale du fond de l'œil, constitué, soit par un arrêt de développement, soit par un amincissement primitif de la sclérotique, soit par une conformation oblongue de l'œil.

L'idée d'un arrêt de développement est due à V. Ammon. Cet auteur prétend que la sclérotique pendant la première époque de la vie fœtale présente en bas une ouverture qui se fermerait à l'époque où le globe de l'œil exécuterait un mouvement de rotation de dedans en dehors. Le germe de l'ectasie staphylomateuse dépendrait donc de la fermeture incomplète de la fente scléroticale. Cette théorie, quelque savante qu'elle soit, a rencontré de sérieuses objections et n'est acceptée à l'heure actuelle que par fort peu d'oculistes.

L'amincissement primitif de la sclérotique est une pure hypothèse qu'aucune donnée anatomique n'est venue confirmer. Il en est de même de la prétendue conformation oblongue du globe. On supposait que les yeux prédisposés présentaient la forme d'un œuf à grand axe antéro-postérieur. Si, dans un tel organe, disait-on, la tension oculaire vient à augmenter, son effet se fera sentir, conformément aux lois de l'hydrostatique, à l'endroit qui offre le plus de surface. c'est-à-dire au pôle postérieur qui est le plus courbe. Imbert, que ses connaissances spéciales rendent bon juge en la question, n'est pas de cet avis : à ses yeux, la résistance serait d'autant plus grande que la courbure est plus accentuée.

§ 250. — Selon certains, la prédisposition résiderait dans une insuffisance des muscles droits internes ou dans l'obstacle apporté à la convergence par suite d'une insertion anormale des muscles obliques (§ 15.) Dans ces deux circonstances, l'acte de la convergence ne pourrait s'effectuer qu'avec effort et obligerait le sujet à se rapprocher beaucoup de l'objet. Dans ces conditions, les muscles moteurs exerceraient sur le globe oculaire une compression énergique dont le résultat serait d'augmenter la tension intra-oculaire, laquelle, à son tour, amènerait la déformation antéro-postérieure de l'organe.

Giraud-Teulon, le défenseur ardent de cette théorie, a oublié un point important, c'est de montrer chez les candidats à la myopie une fréquence beaucoup plus grande de l'insuffisance musculaire; Hoffmann et Ulrich ont essayé de l'établir. Leurs recherches sont loin d'avoir entraîné la conviction.

On a fait à cette théorie deux objections très sérieuses :

1° Si la convergence est une cause de myopie, celle-ci devrait se rencontrer fréquemment dans le strabisme interne, qui, on le sait, est fort rare chez les myopes (§ 138);

2° Si la myopie est causée par la convergence, comment se fait-il qu'elle se déclare dans le cas de vision monolatérale où la convergence n'est pas utilisée?

§ 231. — Pour Stilling, Cohen, Révolat, la prédisposition à la myopie serait constituée par un abaissement de la voûte orbitaire qui aurait pour conséquence d'augmenter la surface d'enroulement du muscle oblique sur le globe de l'œil. Ce serait là l'origine d'une compression anormale[1].

Weiss proteste contre la manière de voir de Stilling. Il aurait rencontré chez des hypéropes et des emmétropes une brièveté du diamètre vertical de l'orbite, et, au contraire, une hauteur normale chez des myopes.

Schmidt-Rimpler est également arrivé à des résultats directement contraires à ceux de Stilling. Il a trouvé que la moyenne de l'ouverture orbitaire était plus élevée chez les myopes que chez les autres sujets et que cette disposition particulière de l'orbite était même antérieure à l'apparition de la myopie.

---

1. Cohen a pratiqué des mensurations sur le cadavre et aurait trouvé qu'en Allemagne, la terre classique de la myopie, le diamètre vertical de l'orbite serait plus petit qu'en Alsace. Les mensurations, au nombre de 20 seulement, sont-elles suffisantes pour établir un fait général?

D'ailleurs, ainsi que le fait observer Magnus, la théorie de Stilling a été proposée d'une façon analogue par Desmarres. Si réellement l'oblique supérieur était l'unique cause de la myopie de travail, sa ténotomie serait le vrai moyen prophylactique. Cependant, les opérations faites dans ce sens par Desmarres et bien d'autres n'ont pas eu ce résultat. Du reste, l'oblique jouerait-il un rôle dans la genèse de la myopie, ce ne serait pas un rôle dominant, à l'exclusion de toute autre cause, comme Stilling le veut.

§ 232. — Weiss place la prédisposition dans une brièveté du nerf optique. Si ce nerf a une longueur suffisante, il ne saurait exercer, dans le mouvement de convergence, des tractions sur le globe ; lorsque, au contraire, cette portion est courte, il tiraille ce dernier et le déforme.

Malgré toutes ses recherches, Weiss n'a pas établi cette théorie sur une base certaine. Il aurait fallu qu'il prouvât non les variations de longueur du nerf d'une façon générale, mais sa brièveté chez les myopes en particulier.

Weiss, en outre, raisonne comme si les premières lésions de la myopie se trouvaient localisées dans le trou sclérotical qui donne passage au nerf optique. Le microscope ne nous a rien révélé en ce point ; les premières traces du processus myopique se montrent au contraire à l'intérieur, sur la papille ou dans son voisinage, et non sur les gaines du nerf au niveau de leur point de jonction avec le globe.

Enfin, la théorie de Weiss est passible du reproche adressé à la théorie de la convergence. Les tiraillements d'un nerf trop court, en effet, ne peuvent se produire que s'il y a convergence. Or, celle-ci n'existe pas si la vision est monolatérale.

§ 233. — La prédisposition, d'après Javal, serait tout particulièrement constituée par l'astigmie, qui infligerait à la myopie son hérédité indiscutable. Comme on l'a vu plus haut, nous croyons à l'influence de l'astigmie, mais seulement en tant que cause occasionnelle. S'il en était autre-

17

ment, le travail scolaire conduirait à la myopie tous les astigmes qui ne corrigent pas. Il faut donc chercher une autre cause prédisposante.

§ 234. — Pour nous, la prédisposition, loin d'être constituée par un état spécial de l'œil ou de ses annexes, résiderait dans l'état général du sujet, dans son tempérament.

Cette idée a déjà été formulée par divers ophtalmologistes. Gillet de Grandmont dit, par exemple, « que la myopie est un état de déchéance oculaire provenant directement d'une déchéance vitale générale ». Batten est plus explicite. « Il croit que la myopie est due à un état cardio-vasculaire caractérisé par un pouls lent, par des hémorrhagies spontanées (nasales, utérines, rectales), par des congestions capillaires, par des affections cardio-vasculaires. » Il y a, pensons-nous, un fonds de vérité dans l'opinion de Batten, mais cet auteur n'a pas indiqué le lien qui unit la myopie à cet état général.

Nous avons dit qu'un spasme ciliaire accompagne toute myopie statique et qu'il en est la cause immédiate (§ 216). Or, si la mise en activité de la fonction accommodative provoque chez des sujets la contracture du muscle qui préside à cette fonction, c'est que leur système nerveux subit les influences d'une cause générale morbide. Le spasme des paupières, et le spasme du muscle droit interne qui conduit au strabisme, révèlent l'existence d'un état nerveux général. Il en est de même du spasme qui engendre une myopie fonctionnelle.

L'existence, chez les myopes, du nervosisme constitutionnel est une supposition que confirme pleinement l'observation. Qu'on examine avec soin leur manière d'être, leurs mouvements, leur sensibilité, leur caractère, on ne tardera pas à reconnaître que leur système nerveux présente une excitabilité morbide toute spéciale. Si l'on pousse plus loin l'interrogatoire, comme nous l'avons fait chez beaucoup de nos malades, on arrivera à cette autre conclusion que les divers phénomènes morbides présentés par les myopes, entachés ou non d'hérédité, relèvent, chez la plupart, de l'arthritisme.

Chez les jeunes myopes, on ne trouve d'ordinaire aucun phénomène révélateur, si ce n'est parfois la migraine ou les épistaxis. Mais, en recherchant quelles sont les maladies présentées par les parents, on aura bientôt acquis la certitude de l'existence fréquente de l'arthritisme chez les myopes.

§ 255. — La théorie qui rend le tempérament responsable du spasme myopique nous satisfait à bien des points de vue. Elle nous explique les intensités si différentes présentées par le spasme, les marches si diverses de la myopie toujours en rapport avec l'état général. Le sujet a-t-il une bonne santé, son spasme sera léger et la déformation axile consécutive peu accentuée. Est-il, au contraire, faible ou débile, le spasme sera fort et engendrera un allongement prononcé du globe.

L'état général nous explique ces myopies malignes et précoces qui surviennent chez les enfants en dehors du milieu scolaire, et chez lesquels il est impossible d'accuser ni la convergence ni la tension accommodative d'être la cause provocatrice du spasme.

Chez ces sujets, nous ne pouvons constater la présence du spasme avant l'apparition de la déformation. Ils sont alors trop jeunes ; mais, lorsqu'ils sont d'âge à être examinés, la portion dynamique de leur myopie est telle qu'il est difficile de ne pas admettre que chez eux la myopie spasmodique a précédé et engendré la myopie axile. Vu leur prédisposition au spasme myopique, il suffit d'une cause minime pour le faire apparaître. L'allongement rapidement prononcé résulte de l'intensité du spasme toujours en relation avec l'état général.

L'affaiblissement d'un organisme par le surmenage ou par la maladie nous explique les myopies tardives. La plupart de celles qui surviennent pendant l'adolescence reconnaissent une de ces deux causes. Jusque-là, la santé avait réduit la diathèse au silence ; celle-ci profite d'une résistance moindre de l'organisme pour reprendre ses droits et faire sentir ses effets. Le spasme avant-coureur apparaît, et, à sa suite, l'allongement du globe d'ordinaire restreint quand il survient tardivement.

Notre dynamisme myopique explique toutes les variétés de myopie, leurs particularités de début et de marche, ce que ne peut faire dans leur rigorisme anatomique aucune des théories que nous avons examinées. Il est impossible de se rendre compte avec la théorie de Stilling, par exemple, pourquoi chez un élève la myopie apparaît à tel âge, et, plus tard chez son compagnon d'études, alors que l'un et l'autre sont adonnés aux mêmes travaux, vivent dans le même milieu, et présentent la même ouverture orbitaire. On ne voit pas également pourquoi la myopie progresse plus vite chez les uns que chez les autres.

Tandis que nous ne fournissons qu'une seule explication pour toutes les myopies, les auteurs des théories que nous combattons invoquent, pour les divers degrés, des causes diverses. C'est ainsi que Stilling fournit des explications différentes pour les myopies légères, moyennes et fortes. Ce serait l'allongement physiologique du globe sous l'influence de la croissance qui conduirait aux faibles degrés. Pour les moyens, représentant une adaptation de l'œil aux travaux que la culture intellectuelle impose, il fait intervenir l'abaissement de la voûte orbitaire et la compression du globe par l'oblique supérieur. Quant aux myopies fortes, que caractériserait une grande distension de tous les diamètres de l'œil, elles seraient dues à une hydrophtalmie résultant d'une tension glaucomateuse sans refoulement du nerf. Stilling pense que cette absence de refoulement dépendrait d'une évolution très lente et de l'existence d'une filtration compensatrice[1].

Selon nous, les myopies légères sont, pour la plupart, des myopies spasmodiques. Celles avec distension de tous les

1. L'auteur, dit avec raison Magnus, paraît oublier que l'hydrophtalmie congénitale, considérée généralement comme le type du glaucome infantile, présente toujours un refoulement typique du nerf optique.

diamètres sont fort rares, si nous nous en rapportons aux nombreuses mesures de rayons de courbure cornéenne que nous avons prises. Il y a donc nombre de myopies dépassant 6 dioptries sans la moindre hydrophtalmie qui, malgré leur degré et leurs altérations, ne doivent pas être séparées au point de vue étiologique des myopies moyennes. Ce qui le prouve, c'est qu'on trouve assez fréquemment les différents types représentés par les membres d'une même famille. La parenté des myopes ne prouve-t-elle pas celle de leur myopie ? Il n'est pas exceptionnel non plus de rencontrer, chez la même personne, des myopies de degrés bien différents. Est-il admissible que la myopie d'un œil soit d'une nature autre que celle du congénère? Si à chacune de ces divisions correspondait une étiologie différente, il serait fort rare de rencontrer de tels faits. Du reste, Stilling lui-même est obligé d'avouer qu'il n'y a pas de limites bien définies entre les diverses myopies. Parmi les plus faibles, on trouverait des cas qui portent tous les caractères de la myopie délétère, et, parmi les fortes, des yeux qui paraissent sains.

§ 236. — L'influence des races n'est autre chose que l'influence des tempéraments propres à ces races. La misère physiologique, souvent le seul héritage des familles par trop nombreuses, vient accroître la prédisposition diathésique.

Ce qui se passe chez les jeunes filles ne révèle-t-il pas le rôle joué par l'état général? Jusque vers 10 ou 11 ans, la myopie est moins fréquente que chez les garçons; mais, de 12 à 15 ans, l'apparition des règles, amenant avec elles des désordres dans la santé, est la cause d'une augmentation du nombre des myopes chez les jeunes filles. A partir de 15 à 16 ans, elles ne sont pas sensiblement plus atteintes que les garçons, mais elles présentent des moyennes myopiques plus élevées.

A la vérité, on doit tenir compte que, dans leurs heures de loisirs, les jeunes filles s'occupent d'ordinaire à des ouvrages manuels et à des exercices de musique. Mais il faut également se rappeler qu'elles ne se livrent pas assez aux exercices physiques; d'où il résulte que le spasme myopique se montre facilement et sévit fortement chez elles.

Les myopies monolatérales consécutives à un traumatisme sur le globe trouvent dans le spasme myopique une explication satisfaisante. Tous les traumatismes oculaires ne sont pas suivis de myopie. Si certains, même peu violents, y conduisent, c'est qu'ils atteignent des sujets prédisposés par tempérament.

Les myopies qui surviennent à l'occasion d'une conjonctivite ou d'une kératite n'ont-elles pas la même origine? L'inflammation oculaire provoque le spasme et celui-ci la déformation axillaire. La fréquence des myopies accompagnées de taies a frappé divers observateurs, et particulièrement Nicati (5,8 pour 100) et Manguis (15 pour 100). Ces myopies ont été mises uniquement sur le compte du rapprochement nécessaire pour voir sous un plus grand angle visuel. N'y a-t-il pas lieu d'appliquer au myope avec taie la cause qui provoque la myopie dans les cas où l'inflammation a guéri sans laisser de tache cornéenne? En d'autres termes, le spasme n'a-t-il pas là encore ses droits d'auteur à réclamer?

§ 257. — En résumé, la théorie que nous défendons n'est pas la théorie dite de l'accommodation, mais celle du spasme ciliaire. L'action causale ne résulte pas d'un phénomène physiologique, mais de l'activité morbide d'un organe.

Les causes de cette activité sont, en somme, celles de la myopie. Elles sont de deux sortes : les occasionnelles, parfois peu appréciables, et les prédisposantes, héréditaires ou non.

A l'école, les causes occasionnelles résident dans une application voisine trop prolongée, aidée ou non d'une installation défectueuse ou d'une conformation asymétrique des cornées. En dehors de l'école, elles peuvent être constituées par une occupation rapprochée, une affection oculaire, un traumatisme.

La cause prédisposante résulte d'un état général (natif ou

engendré par la maladie ou l'insuffisance des exercices physiques) qui conduit au spasme ciliaire. Le travail scolaire, les occupations rapprochées, les affections cornéennes, les traumatismes, qui chez un sujet sans prédisposition ne provoquent aucun spasme myopique, agissent tout autrement chez les prédisposés.

Une fois constituée, la myopie trouve dans l'intensité des causes prédisposantes et occasionnelles le motif d'une progression variable.

Tenant compte de ces divers facteurs étiologiques, nous voyons dans la myopie une maladie constitutionnelle, souvent diathésique, qui serait pour les organes de la vue ce que l'emphysème est pour les organes de la respiration : un spasme initial engendre, dans les deux cas, tous les désordres consécutifs.

§ 238. — Quelques oculistes considèrent l'état myopique comme le résultat d'une évolution physiologique. L'œil s'allongerait pour s'adapter à la vision des objets rapprochés. La myopie constituerait alors un type créé par la nature dans le but d'harmoniser l'œil aux occupations des races civilisées.

Cette conception, dérivée de la théorie de Darwin, est, au premier abord, bien séduisante; nous la qualifions de dangereuse et d'inexacte. Dangereuse, en ce sens que, si elle venait à se généraliser, elle écarterait des mesures prophylactiques efficaces. Est-il admissible, en effet, qu'on se mette en lutte avec la nature lorsque celle-ci s'efforce de bien faire? Inexacte, car l'allongement axile n'a rien de commun avec le transformisme. Dans les phénomènes d'évolution, la nature ne procède pas comme elle le fait dans la myopie; elle agit lentement, peu à peu, pour modifier la forme d'un organe. Il faut plusieurs générations pour qu'une différence survienne; de plus, la modification, une fois créée, se reproduit d'après des lois déterminées. Chez les myopes, les choses se passent tout autrement. Que de sujets, sans la moindre *vue courte* parmi leurs ancêtres, qui, presque d'emblée — dans l'espace de quelques années seulement — présentent la déformation antéro-postérieure au grand complet ! En outre, que de personnes atteintes de myopie qui donnent naissance à des êtres qui en sont exempts !

Malgré ces considérations, nous pourrions voir dans la myopie des lettrés une évolution physiologique si le degré de l'allongement axile s'arrêtait de telle sorte que leur *punctum remotum* coïncidât avec la distance ordinaire des occupations. En face d'une adaptation parfaite, il faudrait désarmer. Mais constatons-nous cette adaptation idéale qui dispenserait pour ainsi dire de toute accommodation ? Hélas ! non. Chaque jour nous voyons des lettrés avec des myopies de 8, 10, 12 dioptries et même plus, par conséquent, bien supérieures au type que les théoriciens ont rêvé pour eux.

Bien que les myopes proclament fièrement l'excellence de leur vue et la faculté de voir des détails qui échappent au commun des mortels, il est absolument certain que leurs yeux perdent par le fait même de la myopie une partie plus ou moins grande de leur force visuelle. En présence de tels faits, peut-on considérer la myopie, même peu progressive, comme une providentielle adaptation de l'œil aux exigences de l'école? Est-il possible de prendre pour un organe approprié aux cultures de l'esprit un œil dont la fonction est amoindrie et dont les tissus sont altérés? Non ! Avec beaucoup de raison, la presque généralité des oculistes voient dans la myopie axile une maladie sur laquelle viennent presque toujours se greffer, tôt ou tard, des complications plus ou moins sérieuses.

CHAPITRE XIX

MÉCANISME PRODUCTEUR DE LA MYOPIE

Le spasme myopique engendre une tension de la choroïde et une pression intra-oculaire qui sont les causes de l'allongement axile. — Pourquoi l'ectasie se localise-t-elle au pôle postérieur ? — Croissants et contractions partielles. — Explication des divers phénomènes concomitants. — Critiques des théories de l'accommodation, de la traction du nerf optique, de la compression du globe.

§ 239. — En vertu de quel mécanisme le spasme du muscle ciliaire fait-il passer le globe de la forme sphéroïdale à celle d'un ovoïde à grand axe antéro-postérieur ?

La contraction, à plus forte raison, la contracture du ciliaire engendre simultanément l'apparition de deux phénomènes : une tension choroïdienne et une pression intra-oculaire anormale.

§ 240. — La tension de la choroïde sous l'influence de la contraction du ciliaire est si évidente que Brüke, lors de la découverte de ce muscle, lui donna le nom de tenseur de la choroïde.

Après ce que nous avons dit sur l'anatomie de ce muscle (§ 49 et 178), il n'est pas difficile de comprendre cette action. Les fibres méridiennes ont un point fixe au niveau de la cornée ; leur contraction doit avoir pour effet d'attirer en avant la choroïde.

A vrai dire, ce mouvement est limité aux parties antérieures de cette membrane. L'expérimentation a démontré que des aiguilles implantées à la région de la macula restaient immobiles pendant le passage d'un courant électrique faisant contracter le muscle ciliaire. Les liens divers qui unissent assez solidement le segment postérieur de la choroïde à la sclérotique s'opposent à un mouvement plus étendu.

§ 241. — Quant à la pression intra-oculaire, elle s'explique aisément. Lorsqu'un organe creux se contracte, sa capacité diminue ; s'il contient un fluide, ce fluide se trouve comprimé. En outre, la contraction du muscle ciliaire n'est pas sans apporter une gêne dans la circulation des veines de la choroïde. Par suite de cette stase veineuse, la sécrétion des liquides intra-oculaires et la pression interne de l'œil doivent augmenter nécessairement (Meyer).

Il existe des expériences qui prouvent l'augmentation de pression sous l'influence de la contraction ciliaire. Ainsi, l'atropine, qui paralyse l'accommodation, diminue dans les yeux normaux la pression intra-oculaire ; l'ésérine, de son côté, qui contracte et contracture même le ciliaire, augmente cette pression.

Les partisans d'une des théories que nous combattons avancent que la tension intra-oculaire est due à la compression du globe par la musculature externe. Nous attendons encore les preuves de cette action. Ce que nous avançons repose, au contraire, sur des faits réels au sujet desquels l'accord des expérimentateurs est unanime.

Qu'on ne nous oppose pas les heureux effets de quelques sections tendineuses pratiquées sur les muscles de l'œil. Ces opérations, effectuées sur des yeux myopes, ont pu arrêter la marche progressive du mal. Mais, là, on était en présence d'organes allongés, forcément soumis à des compressions musculaires, notamment à celle du droit externe. Rien ne montre l'existence d'une semblable compression dans un œil qui n'est pas encore myope.

§ 242. — Lorsque la durée de l'accommodation est modérée, lorsque celle-ci s'effectue normalement, la traction choroïdienne et la pression intra-oculaire n'ont aucune conséquence fâcheuse ; il en est tout autrement dans le cas de surmenage de cette fonction, soit par un travail quotidien trop prolongé, soit par un rapprochement excessif. Alors les fibres méridiennes du muscle ciliaire, tendues, contracturées d'une façon presque permanente, exercent des tractions du côté de leur insertion.

Ces tractions ont des conséquences diverses selon les sujets. Chez les uns, elles provoquent des tiraillements fibrillaires qui se communiquent peu à peu, de proche en proche, jusqu'aux limites postérieures de la choroïde, donnant lieu à l'irritation rétinienne (§ 142), aux exsudats (§ 143), aux taches pigmentaires, à l'atrophie du tissu choroïdien constituant le croissant papillaire (§ 144). Chez d'autres, ces tractions engendrent un véritable déplacement en masse du segment postérieur de la choroïde. Ce n'est pas un transport immédiat de la partie antérieure de cette membrane, analogue à celui que Hansen et Woelker ont produit à l'aide de l'électricité ; c'est un glissement qui s'opère avec lenteur. Ces tractions ne triomphent qu'insensiblement des liens cellulo-vasculaires et nerveux unissant la choroïde à la sclérotique. Ce déplacement est indiqué par l'agrandissement de l'anneau sclérotical (§ 141), par l'empiètement de la rétine sur la surface de la papille (§ 149) et enfin par les directions anormales que prennent parfois les vaisseaux rétiniens (§ 148).

L'agrandissement de l'anneau sclérotical est dû à un mouvement général, en dehors, de l'anneau choroïdien, qui, dans sa nouvelle position, laisse voir une plus grande surface du tissu sclérotical. L'empiètement du tissu rétinien sur la papille suppose forcément un glissement sous-jacent de la choroïde. Cette membrane portée en dehors entraîne avec elle la couche la plus interne de la lame criblée (qui est la continuation de son tissu), et en même temps le bord interne de l'anneau choroïdien (§ 141). La présence du bord concave de cet anneau sur la papille amène forcément celle d'un pli rétinien dont elle est comme coiffée.

La direction anormale présentée par les gros vaisseaux de la rétine prouve également que la choroïde est soumise à des tractions. Nous avons signalé deux directions caractéristiques : dans l'une, les vaisseaux ascendants et descendants, au lieu de présenter la direction normale, sont fortement rapprochés les uns des autres (§ 148); dans l'autre, au contraire, ils se trouvent plus écartés, et même les branches descendantes suivent un trajet presque vertical dans la première partie de leur parcours (§ 180). Nous expliquons la disposition ramassée des vaisseaux par un glissement horizontal de la choroïde et de la rétine sur la sclérotique, et la direction verticale par une attraction dans ce sens de ces mêmes membranes. Les déplacements choroïdiens sont relativement rares; et, comme ils se rencontrent d'ordinaire dans les myopies devenues rapidement élevées, il est présumable que la condition de leur manifestation est le très jeune âge. Alors les liens qui unissent la sclérotique à la choroïde sont plus lâches. Cette dernière ainsi que la rétine peuvent obéir aux tractions qui les tiraillent dans certains sens.

§. 243. — Ce n'est pas, chez le myope, la distension du globe oculaire qui provoque l'apparition des divers phénomènes que nous venons d'étudier. La pigmentation, l'exsudation, le croissant, l'agrandissement de l'anneau sclérotical, l'empiètement rétinien, la disposition vasculaire anormale, tout cela peut en effet se rencontrer chez des sujets qui n'offrent pas le moindre allongement axile. Mais ces phénomènes sont alors peu accentués; c'est dire que, si l'ectasie ne les provoque pas, elle les augmente sûrement.

Ces lésions sont bien dues à des tiraillements ciliaires; car leur emplacement, qui n'est pas livré au hasard, correspond précisément au point assigné, *a priori*, par la théorie. Ces localisations ont lieu vis-à-vis des méridiens où les tractions ciliaires sont les plus fortes.

L'examen des lésions légères qui marquent le début de la myopie est particulièrement intéressant à ce point de vue. Où théoriquement ces lésions doivent-elles siéger? Évidemment

ß à l'extrémité des méridiens correspondants aux contractions
partielles, et, en plus, au niveau du segment péri-papillaire
le moins distant du muscle ciliaire.

Dans l'œil symétrique, les tiraillements dus à l'accommodation ou au spasme myopique présentent partout la même
intensité ; il en est autrement dans un œil asymétrique.
Du côté du méridien astigme ou perpendiculairement à ce
méridien, il existe des contractions partielles soit astigmogènes, soit correctrices. Aux extrémités de ces contractions,
le tiraillement choroïdien sera forcément plus énergique et
il est tout naturel que les lésions se trouvent à ce niveau.

Le nerf optique étant situé à 5 millimètres au dedans de
l'axe de l'œil et à 1 millimètre au-dessous, il en résulte que
l'influence des tractions du muscle ciliaire doit tout particulièrement se faire sentir vers les régions les moins éloignées,
c'est-à-dire en dedans du nerf et à sa partie inférieure.
C'est précisément en ces points qu'apparaissent les premières
lésions, à savoir : la rougeur de la papille et le reflet
rétinien (§ 142).

Les croissants devraient avoir ces mêmes lieux d'élection.
C'est ce qui arrive pour les inférieurs ; mais on rencontre les
horizontaux, non à la partie interne du nerf ainsi que l'idée
théorique émise l'indique, mais à la partie externe. Nous
ferons bientôt connaître le motif de cette localisation (§ 248).

§ 244. — Le plus généralement, ainsi que nous l'avons
dit, les croissants siègent à l'extrémité des contractions correctrices.

Les faits qui établissent d'une façon indéniable le rapport
causal existant entre le croissant et les contractions correctrices sont les suivants :

1° Les cas où, chez une même personne, on constate dans
un œil une astigmie cornéenne verticale accompagnée d'un
croissant horizontal, et, dans l'autre, une astigmie horizontale avec croissant vertical ; ces relations sont des plus
suggestives (fig. 53 et 54) ;

2° Les astigmies cornéennes horizontales presque toujours

offrant la résistance maxima. Cette portion répond au pôle postérieur également distant des attaches du ciliaire. C'est en ce point que la coque oculaire commence à céder et que se montre la partie culminante de la distension staphylómateuse (fig. 57).

Telle est l'explication que nous croyons devoir substituer

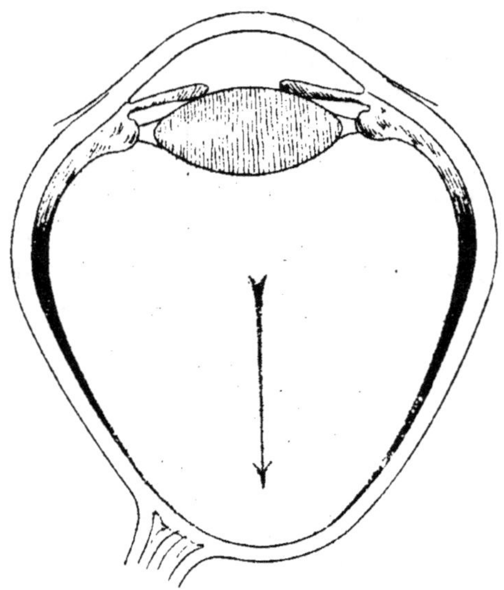

Fig. 57. — Schéma d'un œil myope destiné à montrer la résistance qu'apporte le muscle ciliaire à la tension interne et le point où se concentrent tous les efforts réactionnels de cette tension.

à celle généralement admise et qui fait dépendre la résistance de la présence immédiate des muscles externes. D'après cette théorie, l'absence de protection de la part de ces muscles, du côté de l'hémisphère postérieur, prédisposerait à la distension, et le défaut de la cuirasse résulterait de ce que des filets nerveux et vasculaires traversent la sclérotique au niveau du pôle.

Nous voulons bien admettre que cette dernière disposition anatomique puisse contribuer dans une certaine mesure au développement staphylomateux, mais nous nous refusons à croire qu'elle soit le motif de la localisation de l'ectasie. Il y a d'autres régions de la sclérotique, perforées pour le passage des vaisseaux et nullement protégées par la musculature externe, qui ne se laissent distendre en aucune façon par la pression. Si le pôle postérieur cède, c'est que, à son niveau, nous le répétons, se trouvent accumulées toutes les forces réactionnelles dues à la tension intra-oculaire.

§ 248. — Bien que la région particulièrement pressée par le contenu liquide de l'œil corresponde à la macula, ce n'est pas en ce point que se montrent d'ordinaire les premières lésions sous la dépendance des tiraillements engendrés par la traction et, bientôt après, par la distension de la choroïde.

Il est évident que cette membrane, en se distendant, doit forcément exercer des tractions de toutes parts et notamment du côté de la papille.

Ces tiraillements associés à ceux dus aux contractions partielles du ciliaire sont la cause de la localisation en dehors du nerf des croissants horizontaux (§ 245).

Le même fait explique la direction oblique en dehors des croissants dans les cas d'astigmies cornéennes de l'œil droit sur 155 degrés et de l'œil gauche sur 45 degrés (§ 245). Dans ces astigmies, les croissants, s'ils obéissaient à la loi ordinaire (croissants au bout de la contraction correctrice), devraient siéger au niveau du segment inféro-interne des papilles. Ils sont situés obliquement en dehors parce que le tiraillement choroïdien dû à la pression interne au niveau du pôle postérieur vient renforcer la contraction astigmogène; le tout constitue une force supérieure aux tiraillements résultant des contractions correctrices.

Si ces explications sont vraies, et tout nous porte à le croire, la localisation de presque toutes les variétés de croissants résulterait de la combinaison de deux facteurs : traction musculaire, pression au niveau du pôle postérieur. Seules, parmi les cas ordinaires, les astigmies obliques de l'œil droit sur 45 degrés et celles de l'œil gauche sur 155 degrés seraient produites uniquement par la traction musculaire. Cette même cause suffirait aussi pour donner naissance aux croissants exceptionnels qui se rencontrent directement ou obliquement en bas, et à ceux qui siègent parfois à la partie interne de la papille.

Ce serait également à l'influence combinée de la traction musculaire et de la pression au niveau du pôle postérieur, rapidement aidé par la distension de l'organe, que les croissants externes devraient leurs dimensions plus étendues.

§ 249. — Pour expliquer les lésions des membranes du fond de l'œil, certains auteurs admettent une congestion et même une inflammation de ces membranes ; d'autres, leur défaut de nutrition et leur ramollissement. Nous n'invoquons aucun de ces états. Nous pensons, en effet, que les tractions et pressions, subies par la coque oculaire à ce niveau, suffisent pour amener les rougeurs, les exsudats, les modifications anatomiques qui caractérisent l'atrophie choroïdienne : tout au plus, serions-nous porté à admettre une résistance moindre des tissus propre au jeune âge ou à la constitution des sujets.

§ 250. — La formation de l'espace inter-vaginal (§ 151) tiendrait à l'évolution staphylomateuse, aidée des dispositions anatomiques différentes des deux couches de la sclérotique. Les couches internes, se continuant sans interruption au niveau du trou optique, sont fatalement vouées à l'allongement sous l'influence de la distension. Les couches externes, au contraire, que rien ne retient du côté de l'anneau sclérotical, glissant sur les internes, s'en séparent et attirent à elles la gaine externe du nerf ; d'où un élargissement plus ou moins prononcé de l'espace compris entre les gaines du nerf optique.

L'obliquité de la papille (§ 150) résulterait de deux phénomènes : du glissement de la choroïde en dehors vers la macula et du rejet en dedans de la masse du nerf optique par suite du développement ectatique du globe. Le glissement de la choroïde attirerait en dehors et en avant le bord interne de la papille, tandis que le bord externe serait porté en arrière par le refoulement du nerf.

Ainsi donc, dans notre théorie, l'association de deux facteurs, dus à une même cause, explique non seulement la distension ectatique du globe, mais l'ensemble des phénomènes qui caractérisent tout spécialement la myopie. Existe-t-il une conception qui puisse satisfaire aussi complètement l'esprit, qui fasse de tous les éléments caractéristiques de la myopie une unité aussi naturelle et aussi complète ?

§ 251. — La théorie accommodative, ne faisant intervenir que la traction, n'embrasse qu'une partie des faits. Elle explique à peu près les premières altérations pigmentaires (rougeur du nerf, reflet de Weiss, atrophie choroïdienne), mais elle reste muette vis-à-vis de la distension et des lésions s'y rattachant. Cela se comprend : il est impossible de faire saisir comment une traction agissant d'arrière en avant peut avoir pour effet l'ectasie du pôle postérieur.

§ 252. — La théorie de la traction du nerf optique (§ 252) n'explique pas tous les phénomènes; elle rend plus ou moins compte de l'apparition du croissant au bord temporal de la papille, de l'obliquité du nerf, de l'agrandissement de l'espace inter-vaginal, de l'allongement de l'œil, mais elle ne donne pas la raison des déviations vasculaires ni des croissants, si ce n'est des externes.

Paulsen croit que le croissant en bas est dû à une traction subie par le nerf quand on lève les yeux. Ce serait pour ce motif que ce croissant deviendrait fréquent chez les marins qui regardent souvent le ciel. Cette explication ne saurait être la vraie : que d'écrivains soumis à des mouvements contraires qui présentent des croissants inférieurs!

D'après la théorie de la traction du nerf, l'obliquité de ce dernier, l'espace inter-vaginal et l'ectasie auraient une origine autre que celle que nous avons décrite. Le tiraillement du nerf se communiquerait à son extrémité intra-oculaire : celle-ci éprouverait par cela même une rotation autour de son axe vertical, de telle sorte que son bord temporal s'éloignerait de la paroi bulbaire tandis que le bord opposé serait enfoncé dans l'intérieur du globe. Tel serait le mécanisme engendrant l'obliquité. Les membranes fixées au bord externe du nerf suivraient bientôt celui-ci vers la ligne médiane, la gaine externe en premier lieu. Elles se détacheraient de la gaine interne et c'est ainsi que se produirait l'élargissement triangulaire de l'espace inter-vaginal (Landolt).

Cette lésion serait à son tour la cause de l'ectasie. L'espace inter-vaginal élargi, la mince couche de la sclérotique qui reste n'offrirait plus assez de résistance à la pression intra-oculaire ; elle céderait et deviendrait staphylomateuse.

Nous n'avons jamais compris que les tractions exercées par le nerf fussent capables d'élargir l'espace inter-vaginal ; nous ne comprenons pas davantage que l'élargissement de cet espace puisse être la cause de l'ectasie. On ne saurait invoquer comme cause du développement staphylomateux un phénomène exceptionnel dont l'apparition est consécutive aux lésions qu'il est accusé d'engendrer. L'espace inter-vaginal ne se rencontre, en effet, que dans les myopies d'un degré assez élevé.

§ 255. — La théorie de la compression du globe oculaire par la musculature externe (§ 251) est loin de satisfaire l'esprit. Elle expliquerait tant bien que mal l'ectasie, le croissant externe et la traction de la choroïde en dehors. Elle interprète la formation des croissants anormaux par des tiraillements que le muscle grand oblique exerce sur le nerf optique, tiraillements bien difficiles à comprendre malgré tous les efforts de Stilling. Quant à la congestion de la moitié de la papille, à la production de l'arc argenté, à la déviation des vaisseaux rétiniens, on ne s'est pas préoccupé d'en chercher les raisons, qui, du reste, auraient échappé.

Les auteurs ne s'entendent pas sur le muscle ou les muscles qui comprimeraient le globe. A l'heure actuelle, le droit interne n'est plus en cause; mais tous les autres le sont. Durr, Fuchs, Motais, incriminent le droit externe qui, en plus de son action déformante, comprimerait une des grosses veines à sa sortie de l'œil, engendrant ainsi un trouble circulatoire intra-oculaire. D'autres accusent l'oblique inférieur ; Stilling, on s'en souvient, l'oblique supérieur et le droit interne.

Schneller, après Arlt, invoque divers faits pour prouver que, pendant la convergence, sous l'influence de la compression par les muscles moteurs de l'œil, l'organe visuel est réellement allongé. Il aurait constaté un rapprochement du *punctum proximum* tant dans la divergence du regard que dans la convergence. Ce rapprochement ne tiendrait pas, d'après lui, à un effort supplémentaire de l'accommodation, mais à un *allongement de l'axe* sous l'influence des pressions exercées par le muscle. Il fait également observer que, d'après Coccius, certains opérés de cataracte emploient, pour la vision de près, des verres moins forts que ne l'indique le calcul basé sur les verres dont ils se servent pour la vision de loin. Il voit là encore une preuve indirecte d'un allongement axile sous l'influence de la convergence.

Les faits mis en avant par Schneller ne nous ont pas convaincu. Ce n'est que fort rarement que nous avons pu noter la même accommodation dans la divergence que dans la convergence. Les quelques faits positifs ne prouvent rien ; car, en même temps qu'il y a divergence dans l'œil examiné, il y a convergence dans le congénère. Les mouvements accommodatifs dont ce dernier est le siège doivent entraîner la manifestation d'un semblable phénomène dans l'œil en divergence. La possibilité de voir de près serait donc due à un effort accommodateur et non à un allongement axile. Les faits de Schneller seraient probants s'ils avaient été observés chez des sujets privés d'un œil.

Quant aux observations chez les cataractés, elles peuvent parfaitement s'expliquer par ce fait que, dans la vision de près, la ligne du regard traverse obliquement le verre dont la réfraction se trouve alors augmentée.

Pour toutes ces raisons, nous nous refusons à croire à l'allongement sous l'influence de la musculature externe. Bien que les preuves ne nous aient pas été fournies, nous ne nions pas pour cela d'une façon absolue une augmentation de tension survenant lors de l'acte de la convergence, et, à la longue, une déformation de l'organe sous l'influence de cette tension. Mais qu'on le remarque, la déformation en question est bien différente de celle instantanée admise par Schneller. Tout en admettant la possibilité d'un accroissement de tension intra-oculaire sous l'influence de la convergence, nous ne saurions attribuer à cette cause qu'un rôle secondaire dans le développement de l'ectasie. On ne peut placer en première ligne un facteur qui n'existe pas dans l'universalité des cas : ainsi que nous l'avons déjà dit, il ne peut être question de compression musculaire dans tous les exemples où la vision est mono-latérale.

§ 254. — A toutes ces théories, nous adressons les reproches que Magnus formule à l'égard de celle de Stilling : « Elles sont forcées, peu naturelles, mécaniquement peu compréhensibles » ; nous ajouterons : « incomplètes ».

Une théorie, pour être acceptable, doit tenir compte de tous les éléments morbides qui caractérisent le début du mal, et se trouve dans l'obligation de justifier par elle-même, sans détour, tous les effets constatés. Nous espérons qu'on reconnaîtra à notre théorie ces qualités essentielles.

CHAPITRE XX

PROPHYLAXIE ET TRAITEMENT DES AMÉTROPIES

Hygiène des hyperopes et des astigmes. — Traitement de l'astigmie.
— Prophylaxie de la myopie. — Unions entre myopes. — Éducation
physique de l'enfance: ni lire, ni écrire avant sept ans. — Hygiène
oculaire des écoliers. — Augmentation des heures consacrées aux
exercices physiques. — Diminution des programmes. — Hygiène de
la myopie. — La plupart des myopes doivent lire avec des verres. —
Myopies graves entraînant le changement d'occupation. — Opération
des très fortes myopies. — Les obligations de la presbytie chez les
myopes.

§ 255. — Nous avons dit quelque part que l'hygiène de
l'œil se résume en celle du muscle ciliaire; c'est ce que
nous allons essayer de démontrer dans ce chapitre.

Les causes de l'hyperopie étant inconnues, nous n'avons
pas à traiter sa prophylaxie. Son traitement est uniquement
palliatif. Il convient de maintenir, autant que possible, la
force des contractions correctrices du ciliaire et de neutraliser, à l'aide de verres convexes, l'hyperopie manifeste plus
un quart de la latente. On ne s'écartera de cette ligne de
conduite, pour ordonner à la manière des Américains le
verre correspondant au degré de l'anomalie, que si la contraction est manifestement une cause d'asthénopie ou de
névrose. Il faut se rappeler que le port de verres forts est très
fatigant dans le principe et que parfois même on ne peut
s'y habituer (§ 128).

§ 256. — Jusqu'à ces derniers temps, le traitement de

l'astigmie résidait uniquement dans le port de verres cylindriques ou de verres toriques[1]. C'est là encore le principal traitement. Nous en avons fait connaître deux autres qu'il importe d'appliquer toutes les fois que l'occasion se présentera. On doit s'efforcer, d'une part, de provoquer le retour des contractions partielles correctrices par une médication tonique, et, d'autre part, de faire disparaître les astigmies cornéennes ou cristalliniennes récentes à l'aide d'instillations d'atropine. En ce qui concerne la guérison d'astigmies cornéennes, les deux cas que nous avons publiés l'année dernière prouvent la possibilité du fait et engagent à essayer ce traitement (§ 181).

Au sujet de l'emploi des verres cylindriques, voici quelques conseils pratiques :

Ne jamais s'en servir sans les avoir fait vérifier, car des erreurs peuvent facilement se glisser dans leur fabrication ou leur montage ;

Les tenir à une faible distance des yeux dans la plus parfaite rectitude ;

Faire remettre par l'opticien qui a exécuté l'ordonnance les verres qui viendraient à abandonner la monture ;

Ne pas se laisser rebuter par la fatigue que ces verres engendrent parfois les premiers jours, cette fatigue disparaissant assez rapidement ;

Se faire examiner, de temps à autre, pour rechercher si les verres utilisés ne doivent pas être remplacés ;

Y penser surtout si les yeux fatiguent ou si l'acuité diminue : il survient, en effet, des changements qui modifient le chiffre de l'astigmie statique ou dynamique.

---

1. Les verres toriques sont ceux dont une des surfaces est un segment de la zone équatoriale d'un tore. Tout le monde connaît le tore, le gros anneau que l'on place à la base des colonnes, dont le profil en saillie forme une demi-circonférence. La surface de cet anneau a sa courbure la moins forte dans le sens horizontal et la plus forte dans le sens vertical. Les verres toriques paraissent présenter sur les verres sphéro-cylindriques l'avantage d'être plus périscopiques. On voit, en effet, à peu près aussi bien à travers les bords qu'à travers le centre (Bull).

§ 257. — On peut arriver, grâce à une bonne hygiène, à restreindre le chiffre des myopes et le degré de leur anomalie.

Aux yeux de certains, notre impuissance vis-à-vis des causes prédisposantes serait telle, que toute la question pratique se résumerait à écarter les causes d'ordre extérieur. Selon nous, la prophylaxie doit être plus générale et avoir en vue les diverses causes, et, en première ligne, la cause prédisposante. Celle-ci réside dans une manière d'être constitutionnelle, souvent transmise par les parents, et d'autant plus menaçante que le père et la mère sont l'un et l'autre myopes. On doit donc éviter les unions qui donneraient naissance à des enfants presque fatalement voués à la myopie et d'ordinaire à une myopie grave. Et même, convient-il de proscrire les mariages entre sujets entachés d'arthritisme quand le degré d'imprégnation héréditaire est fortement enraciné ; ce faisant, on préviendra bien des myopies, et, en plus, une foule d'affections graves inhérentes à cette diathèse. Au point de vue des prédispositions morbides transmises aux enfants, c'est surtout les unions tardives qu'il faut craindre : les premiers-nés d'une famille échappent à des myopies dont la manifestation est presque fatale chez ceux qui surviennent pendant la période de sénilité.

§ 258. — Le meilleur moyen de détourner des écoliers la myopie et les diverses autres maladies engendrées par le surmenage, c'est de soumettre les jeunes enfants à une hygiène propre à leur âge. Ils seront ainsi prêts à supporter le mieux possible la longue épreuve scolaire si contraire au parfait développement de leur organisme. Si, à partir de 7 ans révolus, le grand souci est de meubler l'intelligence, avant cet âge, tous les soins doivent être donnés au corps qu'il importe de rendre fort et robuste. Il est mal à propos de fatiguer les enfants par une instruction trop hâtive, de développer trop tôt leur mémoire, d'exciter outre mesure leur imagination ; on joue avec leur santé à venir en voulant en faire des petits prodiges pour émerveiller l'entourage.

Ainsi que le fait remarquer Levillain, « la première enfance est l'âge des jeux et des promenades, à l'exclusion absolue de tout travail imposé et surtout pénible, c'est l'âge des gambades surveillées, des plaisirs, des exercices entre gamins du même âge. »

Aussi, voudrions-nous que les enfants ne touchent ni livre ni plume jusqu'à 7 ans accomplis ; que l'école maternelle soit supprimée en tant qu'école, et borne pour ainsi dire son rôle à garder les jeunes enfants et à leur donner l'éducation physique modèle. Déjà la commission, chargée en 1883 par le ministre d'un rapport sur l'hygiène scolaire, a émis le vœu que les cours normaux pour préparer les directrices de ces écoles maternelles soient institués autant que possible en dehors des écoles d'instruction. Cela montre clairement le désir des hommes compétents de voir ces directrices être plutôt des mères de famille que des pédagogues.

En agissant de la sorte, on ne sera pas nuisible à l'instruction ultérieure des enfants. « Bien des instituteurs expérimentés, dit Javal, assurent que le passage par certaines écoles maternelles est plus nuisible qu'utile aux progrès des élèves ; le peu qu'ils y ont appris est plus que compensé par la mauvaise habitude de considérer la classe comme un lieu d'amusement et de flânerie ; plus on réduira la durée des classes dans l'école maternelle, mieux cela vaudra pour la santé des enfants ; nous l'affirmons d'autant plus hardiment que cette réduction paraît tout au moins inoffensive au point de vue des études ultérieures. »

Dans ces écoles, le règlement impose encore par jour deux ou trois heures de classe ; mieux vaudrait, à notre avis, les supprimer complètement. C'est presque en jouant que la première éducation intellectuelle doit être donnée. La directrice reprendra les fautes de langage, racontera la vie des grands hommes, donnera quelques leçons orales de géographie, fera faire des exercices de chant, qui développeront les poumons et seront un excellent passe-temps. Certaines écoles maternelles pourraient être pourvues d'une surveillante connaissant une langue étrangère qu'elle ferait parler aux enfants comme cela se pratique dans les familles riches. Il en résulterait aucune fatigue intellectuelle et les enfants utiliseraient ainsi leur grande facilité d'assimilation, tout en emmagasinant pour l'avenir des connaissances profitables à leur pays et à eux-mêmes.

Les écoles maternelles, sur lesquelles nous fondons de grandes espérances pour améliorer l'état physique des enfants, doivent donc avoir de vastes cours inondées de soleil et pourvues d'ombrage en certains endroits, ou, tout au moins, de préaux couverts. Les bâtiments auront de grandes salles, bien aérées, bien ventilées. Les enfants, qui trouveront dans ces locaux une hygiène supérieure à celle de la demeure de leurs parents, devront y arriver de bonne heure et en partir tard.

Il y a un autre motif pour retarder l'instruction jusqu'à 7 ans révolus. Avant l'entrée à l'école, il est bon de soumettre l'enfant à un examen visuel de manière à corriger, s'il y a lieu, les vices de réfraction. Or, un tel examen est généralement difficile avant cet âge.

C'est seulement pendant la dernière année passée à l'école maternelle qu'on apprendra à lire aux enfants, et cela uniquement à l'aide de tableaux suspendus à la muraille.

§ 259. — Les premiers enseignements de l'école primaire doivent être assujettis à diverses mesures ayant toutes pour but d'écarter les motifs d'un rapprochement préjudiciable. Voici une série de conseils des plus pratiques.

L'enseignement de l'écriture, pendant le premier trimestre, n'aura lieu qu'à la craie; on passera ensuite au crayon noir et mou; pour tous les élèves, l'encre ne sera admise qu'à partir de la seconde année.

Abandon de tous les systèmes de réglage des ardoises et des cahiers, à l'exception des lignes horizontales;

Il ne faut pas pousser l'enseignement de l'écriture jusqu'à vouloir faire des enfants de vrais calligraphes; une écriture agréable à l'œil, courante et lisible suffit;

Il convient de supprimer le travail sur canevas, le tressage, la couture sur étoffe à jour, la piqûre, etc.

Les hygiénistes fixent à 35 centimètres la distance à laquelle les enfants doivent tenir leurs livres et cahiers. C'est peut-être trop demander aux enfants de petite taille. En tout cas, pour ces derniers, dans la première année d'école, la distance du travail ne devra jamais être inférieure à 25 centimètres.

Pour que la tenue de l'écolier soit irréprochable, il ne

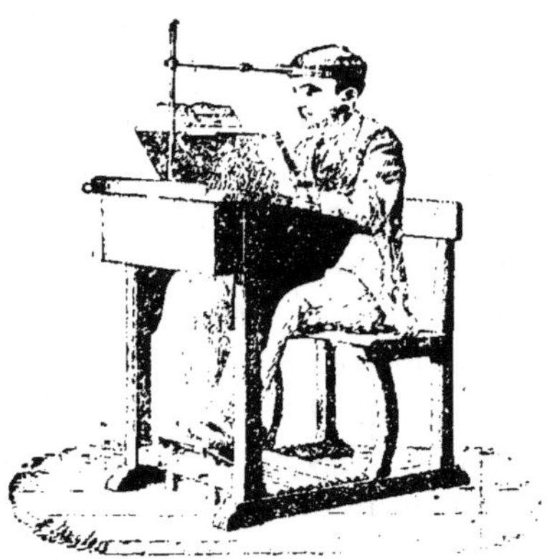

Fig. 58. — Tuteur de Nicius contre la myopie. Ce tuteur, qui a pour but d'empêcher l'enfant d'incliner la tête et de s'approcher trop près de son livre et cahier, se trouve chez Delagrave, rue Soufflot, 15.

suffit pas que la tête soit éloignée de l'objet, il faut en outre qu'elle soit droite, de manière à éviter la congestion des organes visuels.

Si, malgré les conseils donnés et les précautions prises, les élèves continuent à se rapprocher outre mesure, il convient de faire usage d'un appareil maintenant le front à une bonne distance. Les appareils de Nicius, peu utilisés bien à tort, donnent d'excellents résultats.

Les salles de classe et d'étude, pour être bien éclairées, doivent être disposées de telle sorte qu'un œil placé au niveau de la table, à la place la moins favorisée, puisse voir directement le ciel dans une étendue verticale de 50 centimètres au moins, à partir de la partie supérieure des fenêtres. Il ne faut pas compter sur la lumière réfléchie par les murs voisins; la source lumineuse doit être le ciel.

La table de travail ne sera pas placée en face et encore moins à l'opposé du jour. La fenêtre sera à gauche de cette table; dans cette position, la main qui tient la plume ne fait pas ombre sur le papier. On peut cependant travailler sur une table placée dans l'embrasure d'une fenêtre, car alors la lumière vient d'en haut et non pas d'en face.

Dans la salle d'étude, les rideaux et tentures doivent être remplacés par des stores, en étoffe unie, de couleur verte ou bleue, qui empêchent la pénétration de rayons directs. Une disposition de stores recommandée est celle dans laquelle le rouleau, placé à la partie inférieure de la fenêtre, se manœuvre de bas en haut. En le relevant partiellement, on se ménage l'arrivée de la lumière diffuse venant d'en haut, et on se préserve des rayons réfléchis par les objets voisins; lorsque le soleil donne sur l'élève, on n'a qu'à lever entièrement le store.

L'éclairage artificiel pour ne pas être insuffisant doit permettre le travail aux distances indiquées plus haut. La meilleure lumière est donnée par une lampe basse placée sur chaque bureau et munie d'un abat-jour ne permettant pas de voir la source lumineuse. La lampe à incandescence donne une excellente lumière; de plus, elle ne dégage ni chaleur rayonnante ni gaz délétère.

La hauteur du banc doit toujours être proportionnée à la taille de l'élève. Un bon siège est celui qui élèvera l'enfant assez haut pour lui permettre, le corps étant droit, de frôler avec son coude le bord de la tablette du bureau. Si, dans les mouvements d'avant en arrière imprimés au bras fortement plié, le coude est arrêté par ce bord, le siège est trop bas : il n'y a pas une distance suffisante entre les yeux et la surface du pupitre. Si le coude, au contraire, est plus élevé que le bord de la tablette, cette dernière est trop basse : elle oblige l'écolier à se pencher en avant, ce qu'il faut éviter. Une tête inclinée tend à se rapprocher peu à peu davantage et ne tarde pas à être beaucoup trop voisine du papier. La tête, pour conserver une attitude stable, doit être droite. Dans cette position, aucun muscle de la nuque n'est mis à contribution, la fatigue vient moins vite. Il faut adapter le bureau à l'élève et non l'élève au bureau. Si, dans les écoles, cette loi hygiénique n'a pas encore reçu partout son exécution, cela tient à la dépense assez considérable qu'entraîne la transformation de l'ancien mobilier. Mais, dans la famille, où l'on est moins arrêté par une question de cette nature le pupitre modèle s'impose.

L'éloignement horizontal entre le siège et la table doit être tel qu'un fil à plomb passant par le rebord de la tablette rencontre le siège, ou tout au moins touche son bord antérieur. Un siège trop distant entraîne l'inclinaison du corps en avant.

L'inclinaison du plan du bureau sera de 12 à 15 degrés de façon à faciliter l'attitude droite de l'enfant en même temps que les mouvements nécessaires du bras.

En écrivant, la tête et la moitié supérieure du corps doivent être droits, le bassin et les épaules parallèles au bord de la table, les pieds reposant sur une barre transversale ou sur un plancher incliné, le dos soutenu par un dossier montant jusqu'aux reins, les bras un peu et également écartés du corps, les avant-bras seuls et non les coudes appuyant sur la tablette. Dans cette attitude, on n'a pas à craindre la déformation de la taille et le corps a peu de tendance à se pencher en avant. Les bras, peu distants du thorax et fléchis presque à angle droit, agissent à la manière de contreforts : ils maintiennent le corps en place.

Le cahier sera droit en face de l'écolier, mais à la condition que l'écriture elle-même soit droite. Avec l'écriture anglaise, en effet, cette position du cahier entraînerait l'obliquité de la tête qui tend toujours à placer la ligne passant par les deux yeux perpendiculairement aux traits pleins de l'écriture. L'écriture anglaise avec cahier droit a également pour conséquence une déviation latérale de la colonne vertébrale à concavité droite, le coude droit se creusant forcément une place dans le flanc droit. Ce fait observé par Fahrner lui a fait dire : « On laisse tordre les enfants pour que leur écriture ait une pente oblique. » L'écolier doit donc mettre en pratique la formule de George Sand : « Écriture droite sur papier droit, corps droit ». Un de nos maîtres bordelais, M. Bussereau, est l'auteur d'une méthode appréciée d'écriture droite, dans laquelle, d'après nos conseils, les modèles sont des aphorismes d'hygiène oculaire.

Comme une écriture trop fine entraînerait le rapprochement des yeux, un minimum de dimension a été fixé. Pour les commençants, la hauteur des lettres courtes ne sera pas inférieure à 5 millimètres ; dans la suite, ces mêmes lettres ne mesureront jamais moins de 2 millimètres.

On ne doit admettre dans les écoles aucun livre qui, tenu verticalement et éclairé par une bougie placée à un mètre, ne reste pas parfaitement lisible pour une bonne vue à la distance d'au moins 80 centimètres. En d'autres termes, les livres classiques ne doivent pas être imprimés plus fin qu'en huit interligné à un point ; il ne doit pas y avoir plus de sept lettres par centimètre courant de texte. Des caractères moindres ne sont admissibles que par exception et pour des notes de peu d'étendue. (Javal.)

Ce livre dont les caractères sont du *neuf* interligné à un point répond donc largement aux *desiderata* de l'hygiène.

§ 260. — Mais ces précautions, sur lesquelles on a beaucoup insisté, sont tout à fait insuffisantes si en même temps on ne donne pas aux exercices physiques une place importante.

La statistique a montré, on se le rappelle (§ 227), que la myopie fait d'autant moins de victimes dans les écoles que les heures consacrées à la gymnastique sont plus nombreuses. L'essai pratiqué à Giessen et qui a fait passer les myopies de 27,6 à 17 pour 100 doit être imité. Il n'est pas douteux que c'est à la diminution des heures de travail et à l'augmentation des exercices physiques que cet heureux résultat doit être imputé. C'est un règlement analogue à celui de La Flèche qu'il faudrait pour tous les élèves de nos lycées. En outre, les récréations devraient être uniquement employées au jeu, les lectures proscrites de même que les punitions constituées par des pensums. Les enfants ne devraient faire aucun devoir les dimanches et jours de fête. Les vacances ne devraient être presque uniquement utilisées qu'aux diverses distractions physiques de la campagne, à des voyages à pied, à des exercices gymnastiques, à l'équitation, à la vélocipédie, à des excursions de montagne, etc. Le bord de la mer, si utile aux enfants lymphatiques, est généralement trop excitant pour les myopes ou les candidats à la myopie.

§ 261. — Un autre vœu, qui, du reste, est la conséquence presque forcée de ceux déjà exprimés, concerne le remaniement des programmes d'études trop souvent accrus, et presque jamais déchargés. En outre, nous désirerions, avec beaucoup d'hygiénistes, une instruction plus pratique.

Lœwenthal prétend avec raison qu'on offre à l'enfant affamé de science une nourriture indigeste pour lui, soit en qualité, soit en quantité. Le seul résultat positif est de changer la soif d'apprendre en dégoût pour l'école. Ce dégoût n'est souvent qu'un des signes extérieurs décelant un trouble dans la santé de l'enfant.

En attendant les modifications dans les programmes, il incombe aux professeurs de diminuer le travail des enfants par le choix de livres abrégés, par la proscription des devoirs inutiles et donnés uniquement pour employer le temps, par la suppression de ces éternelles dictées.

C'est surtout le programme d'instruction des jeunes filles que nous désirons voir remanier. Rappelons-nous que, chez elles, la myopie marche plus vite et qu'elle est plus souvent dangereuse. Faisons donc des efforts pour les en préserver. Que l'on restreigne le travail scolaire ; que les heures de récréations ne soient jamais consacrées aux ouvrages manuels ; qu'on s'efforce surtout de faire une place plus grande aux exercices physiques. Que de maux divers trouvent leur origine dans la vie trop sédentaire des jeunes filles !

§ 262. — La cause première du spasme myopique, précurseur de toute myopie axile, dépendant surtout de l'état général, il convient de diriger les soins du côté de la santé afin de l'améliorer par tous les moyens thérapeutiques et hygiéniques en notre pouvoir.

Le nervosisme étant accentué par toutes les maladies qui débilitent l'organisme, il convient de ne permettre la reprise du travail scolaire qu'après le retour complet des forces. Nous avons souvent désiré des maisons de convalescence annexées aux écoles où l'on ferait séjourner, après leurs maladies, les enfants dont les parents, pressés de retourner au travail, se débarrassent le plus tôt possible en les renvoyant chez l'instituteur. Ce dernier, exigeant d'eux la besogne commune, devient ainsi la cause involontaire de l'apparition de la myopie ou de sa progression.

La prédisposition au spasme variant selon les individus, on devra proportionner le travail scolaire au tempérament et même le retarder chez les enfants des myopes, surtout chez ceux procréés par des parents âgés, et, en général, chez tous les petits débiles. Il faut considérer les heures passées à l'école comme des moments de fatigue non seulement pour les yeux, mais encore pour tout le système nerveux; l'état de surexcitation cérébrale augmente certainement le nervosisme. Il serait aussi à désirer, pour les myopes ou les candidats à la myopie, la création d'établissements d'instruction secondaire où l'on s'occuperait autant de la santé du corps et de celle des organes visuels que de la culture de l'intelligence.

§ 263. — Il est à souhaiter qu'un oculiste soit attaché aux divers établissements scolaires. Il aurait pour mission de faire chaque année des examens d'ensemble de la réfraction des élèves, de prescrire les verres correcteurs des anomalies visuelles, d'indiquer, après une maladie, le moment de la reprise du travail, de surveiller les signes avant-coureurs de la myopie, d'instituer à la moindre menace le traitement prophylactique, enfin de renseigner les jeunes gens qui se préparent à une école sur leur aptitude visuelle à la profession pour laquelle ils se destinent.

Jusqu'à ce qu'on ait mis à la tête de chaque école un oculiste compétent, — c'est pour l'État un devoir qui résulte de ce qu'il a rendu l'instruction obligatoire — les parents doivent faire examiner les yeux de leurs enfants dans les diverses circonstances que nous venons d'indiquer. « Au sujet du choix de la profession, il existe, ainsi que le fait remarquer Trousseau, une grande incurie chez les parents qui, d'emblée, sans examen visuel, décident que leur enfant est apte à faire un bon marin ou un bon ingénieur, lui font faire de longues et minutieuses études, et sont un jour profondément stupéfaits et affligés de voir que le jeune candidat est refusé pour sa vue, ou que, si parfois il est accepté, il se voit plus tard obligé de renoncer à la position qui lui a coûté tant de peines. »

§ 264. — Les myopies du bas âge sont assez souvent une conséquence des inflammations de la conjonctive ou de la cornée. Au traitement de ces ophtalmies, il convient d'ajouter un collyre d'atropine, pour lutter contre le spasme ciliaire concomitant. On prolongera, après guérison, l'usage de ce médicament, en tenant compte de la gravité du cas et du degré de susceptilité nerveuse de l'enfant, surtout si les parents sont myopes. La même précaution doit être prise à la suite d'un traumatisme ayant agi sur le globe de l'œil ou dans son voisinage immédiat.

Si, malgré toutes les précautions, le spasme myopique apparaît, il convient de le traiter immédiatement; car, s'il est facile de le combattre à son début et lorsqu'il est encore léger, il n'en est pas toujours de même s'il remonte à quelque temps (§ 207). Aux instillations d'atropine on adjoindra un traitement tonique et antispasmodique.

§ 265. — La myopie axile confirmée nécessite l'emploi des verres concaves. L'usage intelligent de ces verres constitue la base de l'hygiène des myopes. Jamais des verres bien choisis et utilisés conformément aux prescriptions ne peuvent être une cause d'aggravation du mal. Souvent, au contraire, ils en modèrent les allures ou l'arrêtent complètement. Le temps est passé où des plaidoiries en faveur de ces verres étaient nécessaires : leur cause est gagnée depuis bien des années.

Lorsque la myopie est légère, l'accommodation puissante, l'œil sain, on conseille souvent une seule paire de verres. Alors, en effet, il n'y a généralement aucun inconvénient à ce que les verres qui corrigent sensiblement la myopie soient gardés pendant la durée du travail.

A ces verres on associe des cylindres, pour peu qu'il existe de l'astigmie. Or, comme cette anomalie cohabite au moins chez 95 pour 100 des myopes, et que la détermination des cylindres correcteurs exige des connaissances spéciales, il en résulte que les myopes doivent toujours prendre l'avis d'un oculiste compétent avant d'acheter les verres dont ils doivent faire usage.

On doit attacher une grande importance à la parfaite correction de l'astigmie des myopes. Les efforts partiels de l'accommodation sont une cause réelle d'augmentation de la myopie. Le port des cylindres tout à fait appropriés est le meilleur moyen optique à notre disposition pour enrayer la progression du mal, pour conserver la force visuelle et écarter les diverses complications. Dans les myopies légères, bien des sujets se refusent à se servir de verres pour voir de près. Nous n'y voyons aucun inconvénient, s'ils ne sont pas astigmes. Dans le cas contraire, même avec une astigmie de 0,50 dioptrie, nous leur faisons une obligation de se servir tout au moins de verres cylindriques. Si ces verres ne leur procurent pas une vision plus éloignée, ils apportent le calme désiré du côté du muscle ciliaire.

Dans les myopies fortes, ou même dans les moyennes, lorsque l'accommodation est faible, il faut craindre l'emploi continuel des verres entièrement correcteurs. Ces verres, forçant l'accommodation à rentrer en jeu, ne sont pas sans avoir des inconvénients. Si, dans la vision éloignée, l'image rétinienne va se former sur la rétine, dans la rapprochée, elle se porte en arrière et cela d'autant plus que l'objet est plus voisin. Le muscle ciliaire a donc à se contracter pour maintenir cette image au niveau du plan rétinien. Tant que l'accommodation est forte, l'inconvénient est minime ; mais, lorsqu'elle est affaiblie, l'effort nécessaire pour triompher du verre congestionne l'organe, engendre une fatigue oculaire analogue à celle qui caractérise la presbytie, et peut devenir l'origine d'accidents graves du côté de la choroïde et de la rétine. On doit alors employer des verres plus faibles pour la vision rapprochée. Il convient même pour le piano d'en avoir une troisième paire permettant de voir sans effort à une distance de 60 à 80 centimètres.

Les verres de près sont calculés pour permettre la vision à environ 33 centimètres, de manière à ce que le sujet ne soit pas dans l'obligation de transgresser la double loi de l'éloignement et de la rectitude de la tête. Muni de ces verres, le myope ne doit jamais placer l'objet de l'attention à une distance moindre, sous peine d'imposer un surplus de travail à l'accommodation et d'aggraver sa myopie.

§ 266. — L'hygiène bien appliquée n'arrête pas toujours la marche de la myopie, surtout pendant l'évolution de la croissance. Tant que la progression s'effectue insensiblement, que la myopie n'augmente dans une année que d'une demi ou de trois quarts de dioptrie, il n'y a pas lieu de s'en préoccuper outre mesure ; il faut seulement se montrer scrupuleux observateur des diverses prescriptions hygiéniques. Mais il n'en est plus ainsi, lorsqu'on vient à constater un progrès plus rapide, surtout si le degré myopique est déjà prononcé. Alors il faut interrompre les études : les yeux ont besoin de repos, le corps d'air, d'exercices et parfois de médicaments. Il ne faut pas hésiter à prendre une telle résolution, elle sera souvent efficace. « Toutes les fois, dit Giraud-Teulon, qu'un changement radical a été introduit dans le genre de vie du sujet, et que ce changement a consisté dans le passage d'une vie de travail assis à une existence libre, au grand air, la plupart des myopies qu'il nous a été donné de mesurer se sont arrêtées, par exemple, à la fin des études de l'Université ou des hautes écoles, chez des sujets qui ont quitté les bancs pour la vie active. »

On proscrira aux adultes myopes convalescents de maladies graves ou débilitantes les lectures prolongées qui leur font passer le temps, mais qui aggravent sûrement leur myopie. De même, les myopes souffrant de peines morales qui énervent si puissamment l'organisme devront chercher dans les sorties et les promenades les distractions qu'ils demandent trop souvent à un travail oculaire.

§ 267. — Une des causes de progression des myopies fortes réside, ainsi que Javal l'a signalé, dans les variations d'accommodation qui accompagnent la lecture. Supposons un œil situé bien en face du livre, le commencement et la fin de chaque ligne sont plus éloignés de lui que le milieu, il faut alors que le lecteur pour passer du commencement au milieu de la ligne, fasse un effort d'accommodation et relâche cette dernière pour aller du milieu à la fin.

Ces variations d'accommodation augmentent très rapidement à mesure que la lecture se fait de plus près, et que les lignes à lire sont plus longues.

D'après ce que nous avons dit plus haut sur le mécanisme de l'accommodation, il n'est pas étonnant que la série des saccades imprimées à la choroïde par le muscle ciliaire des myopes ait pour effet d'augmenter progressivement leur infirmité. Si l'on veut bien songer qu'il est facile de lire cent lignes par minute, et, que, dans ces conditions, le muscle ciliaire est obligé de se contracter six mille fois par heure, on sera peu surpris de la rapidité avec laquelle les myopies fortes continuent à progresser.

Comme les variations accommodatives sont d'autant plus prononcées que le livre est plus rapproché, on comprend l'importance qu'il y a à se servir de verres qui transportent le *punctum remotum* à 33 centimètres.

C'est très vraisemblablement pour atténuer l'intensité de ces variations que les myopes s'ingénient à écrire très fin. Ce faisant, ils rassemblent un grand nombre de lettres dans un petit espace. Dans ce même but, ils recherchent les petits formats qui limitent la longueur des lignes.

Pour prévenir ces variations accommodatives, il faut imiter la conduite des myopes dont l'œil demeure immobile en face du livre. Grâce à une rotation du cou ou à des mouvements exécutés par la main qui tient le livre, la distance qui sépare l'organe du mot visé reste toujours la même.

§ 268. — Depuis quelques années, divers oculistes ont pratiqué l'extraction ou provoqué la fonte du cristallin chez des myopes d'un degré excessif, dans le but, en supprimant les contractions (§ 96), d'améliorer la force visuelle, de permettre une vision plus lointaine et de prévenir les progrès de l'ectasie et les complications. Les très bons résultats obtenus à l'aide de la fonte du cristallin nous portent à recommander cette opération dans les myopies dépassant 15 dioptries chez les sujets âgés de moins de 30 ans. Quant aux extractions, nous croyons qu'on ne doit y avoir recours qu'avec une grande réserve et beaucoup de prudence.

§ 269. — Quand, vers les 45 ans, la presbytie (recul progressif avec les années du punctum proximum) se fait sentir, on doit penser à diminuer la force des concaves dont le sujet se sert pour voir de près. C'est là une obligation formelle pour tous ceux qui, jusqu'alors, portaient d'une façon permanente les verres à peu près correcteurs de leur myopie.

Les verres de la vision rapprochée se calculent en retranchant le numéro du verre de la presbytie correspondant à leur âge, de celui du verre concave qu'ils utilisent pour voir au loin. Inutile de dire qu'avec le progrès de la presbytie, il conviendra de diminuer la force des verres de près. Ces changements doivent s'effectuer d'ordinaire tous les 18 mois.

Les verres de loin ont parfois besoin d'être modifiés chez l'adulte. Cela n'a lieu que si le spasme accommodatif vient à diminuer.

§ 270. — Chez les vieillards, les modifications qui se passent du côté du cristallin (§ 194) nécessitent rarement un changement dans les verres utilisés par la vision distante, et cela pour deux raisons : les verres employés sont rarement ceux qui neutralisent la myopie. et, d'autre part, la modification sénile du cristallin est inférieure à l'écart qui existe entre la force du verre porté et celle du verre correcteur. En conséquence, le chiffre de la myopie, après modification sénile, est encore supérieur à la force des verres utilisés pour la vision lointaine.

Nous voici arrivé à la fin de la tâche que nous nous étions imposée. Nous nous sommes efforcé de mettre en relief l'influence du tempérament dans chacune des anomalies visuelles. L'hygiéniste et le thérapeute qui oublieront ce fait, ne se trouveront pas suffisamment armés; dans la lutte contre le mal, il y aura des points faibles qui assureront le triomphe de l'ennemi.

TABLE ANALYTIQUE DES MATIÈRES

Pages.

TABLE ALPHABÉTIQUE DES MATIÈRES

(Les chiffres renvoient aux paragraphes.)

A

dissement, 147. — sclérotical : sa position, 140 ; sa constitution, 141 ; son agrandissement, 242, 243.

ANTIMÉTROPIE, 205.

ASPECT. — des amétropes, 50, 220.

ASTHÉNOPIE. Définition et étymologie, 102. Ses causes, 103. — hyperopique, 104 à 107, 255. — astigmique, 108 à 114. — nerveuse, 103, 115 à 117. — musculaire, 103, 118 à 120.

ASTIGMATISME. Définition, étymologie et siège, 20 (V. Astigmie).

ASTIGMIE. Étymologie, 21. Degrés de l'—, 23. Classification, 24. Direction, 54, 55. Symétrie dans la direction de l'—, 171. Direction la plus fréquente, 171, 172. Notation, 52. Diagnostic, 51 à 55, 56. Contractions partielles correctrices de l'—, 49, 50, 176. Vision dans l'—, 68 à 70. Mécanisme de la vision, 71. — préférable, 72. Influence de l'— sur les caractères hébraïques (72), gothiques 75. Acuité dans l'—, 88, 92, 94. Amblyopie dans l'—, 89, 90, 91, 96 à 98. Prophylaxie de l'amblyopie dans l'—, 101. Asthénopie due à l'—, 108 à 117, 120. Ophtalmies liées à l'—, 121 à 123. Relations entre la migraine vulgaire (124 à 126), la migraine ophtalmique (127) et l'—. Épilepsie et —, 128. Variations dans la valeur dioptrique de l'—, 163, 178. Statistique générale de l'— cornéenne, 166, 167. Statistiques de l'— cornéenne des non-myopes et des myopes, 168, 169. Statistiques de l'— verticale, horizontale, oblique, 171. Fréquence de l'— horizontale dans la myopie, la cataracte et le glaucome, 171. Fréquence relative de l'— cristallienne, 172. Statistique de l'— cristallienne, 172. Statistique de l'— subjective, 173. — dans myopie monolatérale, 205. Agents producteurs de l'— cristallinienne (61, 177) et de l'— cornéenne (61, 174, 175, 178 à 180). Étiologie de l'—, 163, 164, 181 à 185. — associée et par surcorrection, 185. Relations entre l'— et la myopie, 225, 233. Relations entre l'— et diverses lésions de la myopie, 243. Relations entre l'— et les croissants, 179, 244, 245. Traitement de l'—, 255, 265. Guérison de l'—, 125, 163, 181.

ASTIGMOMÈTRE, 21.

ASTIGMOGÈNE. (V. Contractions.)

ASYMÉTRIE, 24.

ASSOCIÉE. Astigmie —, 185.

ATROPINE. Son action sur accommodation, 50, 241 ; sur les contractions générales dans l'hyperopie, 50, 107, 195, 205 ; sur les contractions spasmodiques dans la myopie, 177, 184, 207, 210, 264 : sur les contractions partielles dans l'astigmie, 53, 177, 181, 255. — dans l'asthénopie, 107, 117. — dans le strabisme convergent, 154. — dans les ophtalmies amétropiques, 122, 125. — dans la migraine et l'épilepsie,

H

I

K

L

N

O

T

V

Z

28025. — PARIS, IMPRIMERIE LAHURE

9, rue de Fleurus, 9.

CHATEL-GUYON SOURCE Gubler

CONSTIPATION

Obésité, Dyspepsie, Congestions, etc.

Pour Commandes et Renseignements : 5, rue Drouot, PARIS

PREND GEMME LABISSE

EAU DE PIN GEMMÉ CONCENTRÉE

Affections des voies respiratoires, de la gorge des reins, de la vessie

VENTE EN GROS : 5, rue Drouot, PARIS

Aux Étudiants et Docteurs

Une Caisse  *Une Caisse*

GRATIS *FRANCO*

Sur simple demande adressée à la Cie DE POUGUES

PARIS — 22, Chaussée-d'Antin, 22 — PARIS

LA MEILLEURE EAU PURGATIVE

La seule approuvée par l'Académie de Médecine, exerçant, outre l'effet purgatif, une **action curative sur les organes malades.**

ROYAT GOUTTE RHUMATISME

Affections de l'estomac, des voies respiratoires et de la peau

CASINO — THÉATRE — CERCLE

Commandes et Renseignements : **5, rue Drouot, PARIS**

ANTISEPSIE

DES

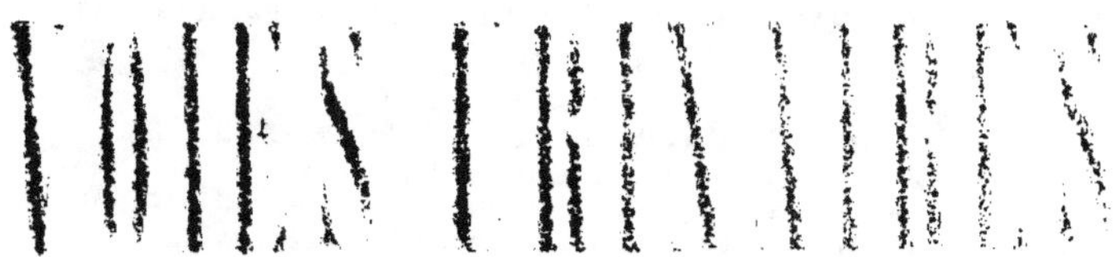

PAR LES

CAPSULES SALOLÉES

DE

LACROIX

Ces capsules renferment le **SALOL** à l'état
de dissolution, c'est-à-dire sous la forme la
plus active et la mieux assimilable des pré-
parations antiseptiques préconisées dans les
affections bacillaires.

SANTAL SALOLÉ — OLÉO-SALOL
EUCALYPTOL ET TÉRÉBENTHINE SALOLÉS
ESSENCE DE TÉRÉBENTHINE SALOLÉE
COPAHU SALOLÉ

[illegible] par le Dr A. AUVARD, accoucheur des hôpitaux. 1 vol. in-32 colombier, illustré de 100 gravures, dont 54 en couleurs et 11 aquarelles reproduites en chromotypographie, reliure d'amateur, peau pleine souple, tête dorée.. 8 »

[illegible] par le Dr A. AUVARD, accoucheur des hôpitaux. 1 vol. in-32 colombier, illustré de 100 gravures, dont 29 en couleurs et 1 aquarelle reproduite en chromotypographie, reliure d'amateur, peau pleine souple, tête dorée. 8 »

[illegible] (*Traitements anciens et nouveaux*), par le Dr F.-P. GUIARD, ancien interne des hôpitaux, avec une préface du professeur GUYON. 1 vol. in-8° carré, reliure d'amateur, peau pleine..... .... 8 »

[illegible] publié sous la direction du Dr A. AUVARD, accoucheur des hôpitaux. Cet ouvrage se compose de 7 volumes format in-16 carré, reliure d'amateur, peau pleine souple, tranches dorées, qui sont répartis de la façon suivante :

TOME Ier. — *Indications thérapeutiques*, par le Dr A. AUVARD 6 50

TOME II. — *Thérapeutique générale et hygiène*, par le Dr E. CAUBET 4 50

TOME III. — *Médications locales*, avec 35 figures dans le texte, par le D^r DE KERVILLY 4 50

TOME IV. — *Opérations*, avec 112 figures dans le texte, par le Dr PERLIN... 7 50

TOME V. — *Électricité*, avec 20 figures dans le texte, par le Dr TOUVENAINT....................................... 4 50

TOME VI. — *Massage*, avec 64 figures dans le texte, par le D^r D'HOTMAN DE VILLIERS................................. 4 50

TOME VII. — *Hydrothérapie et eaux minérales*, par le Dr OZENNE.. 4 50

Les sept volumes réunis en un élégant carton............. 33 »

[illegible] par le Dr E. DOYEN. 1 vol. in-16 double couronne, broché, tête dorée.................... 1 50

[illegible] par le Dr JOAL, du Mont-Dore. 1 vol. in-16, cartonné toile...................... 3 50

[illegible] par le Dr MARTHA, ancien interne des hôpitaux.. 4 »

[illegible] par M. MAURICE ARTHUS, préparateur à la Faculté des sciences, docteur ès sciences. 4 »

[illegible] par M. HELD, professeur à l'École de pharmacie de Nancy............................. 4 »

www.ingramcontent.com/pod-product-compliance
Lightning Source LLC
LaVergne TN
LVHW021512170726
843501LV00004B/836